反复生病
轻松搞定

谢文英 / 编著

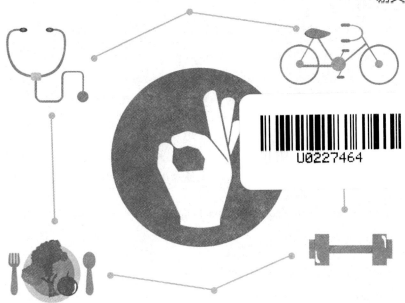

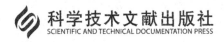

科学技术文献出版社
SCIENTIFIC AND TECHNICAL DOCUMENTATION PRESS

·北京·

图书在版编目（CIP）数据

反复生病轻松搞定/谢文英编著. —北京：科学技术文献出版社，2016.3
ISBN 978-7-5189-0746-5

Ⅰ.①反…　Ⅱ.①谢…　Ⅲ.①常见病—防治　Ⅳ.①R4

中国版本图书馆 CIP 数据核字（2015）第 237659 号

反复生病轻松搞定

策划编辑：孙江莉　责任编辑：孙江莉　杨　茜　责任校对：赵　瑗　责任出版：张志平

出 版 者	科学技术文献出版社
地　　址	北京市复兴路 15 号　邮编 100038
编 务 部	（010）58882938，58882087（传真）
发 行 部	（010）58882868，58882874（传真）
邮 购 部	（010）58882873
官方网址	www. stdp. com. cn
发 行 者	科学技术文献出版社发行　全国各地新华书店经销
印 刷 者	北京建泰印刷有限公司
版　　次	2016 年 3 月第 1 版　2016 年 3 月第 1 次印刷
开　　本	710×1000　1/16
字　　数	284 千
印　　张	21.25
书　　号	ISBN 978-7-5189-0746-5
定　　价	28.00 元

FOREWORD 前言

　　每个人从呱呱坠地开始，就注定了和衣、食、住、行打一辈子交道，提高生活品质是每个人的生活追求。但生活中总会有一些疾病困扰我们，尤其是一些反反复复总不好的疾病。比如感冒、发热、便秘等常见病，并不是什么严重的疾病，也不难治，可是却缠绵难愈，犯了治，治好了又犯，甚至是一边治一边犯。

　　还有一些疾病，比如风湿病、颈椎病等，这类病的病程一般比较长，反复发作，时好时坏，时轻时重，患者的思想情绪也往往会随着病情的进退而转化。

　　总之，这些不大不小的疾病，严重地困扰着我们，让我们生活不得安宁。其实，生病并不可怕，可怕的就是反复生病，难以痊愈。

　　也许，你会说，这有什么难的，现代医学技术这么发达，还有什么搞不定的。你说得没错，在现代医学高度发展的今天，感冒了用几粒小小的药片来治疗相关的症状，牙痛了吃几片止痛药就可以止痛，已是人尽皆知的常识。在生活中人们也已经习惯于用不同的药物来治疗各种疾病，一生病第一时间想到的就是吃药，然而，"是药三分毒"，并非所有的药物都是有益于人体的。也许，你在付出巨额药费的同时，因为药品的不良反应不知不觉地患上了其他疾病。

　　不仅如此，在如今这个看病难的时代，看个病起个大早，等上一天，都不是什么新鲜事了。再者，去医院看病，路费、挂号费、治疗费、住院费、饭费等，少则几百元，多则几千甚至数万元。昂贵的医疗费用已超出了普通人常见病和多发病的承受范围。

　　于是，生病了，不去医院排长队，不用看护士的脸色，不让自己的血汗钱花在医院里，轻松治好病，成了我们每个人的梦想。为了实现这

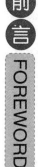

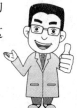

001

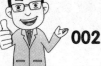

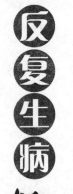

反复生病轻松搞定

个梦想，越来越多的人开始阅读各种流行健康养生类书籍，读得多了，发现书中有很多不知之处，于是又买了医学教材来学习，结果发现太难读了，太复杂了，导致心灰意冷，失去了信心。

怎么办呢？难道有病不看吗？当然不行！

如果你看了本书，掌握一些健康知识，日常生活中的一些反复发作的疾病，就能够轻松搞定。

本书囊括感冒、咳嗽、哮喘、偏头痛、失眠、便秘等内科疾病，颈椎病、肩周炎、腰痛等关节疾病，小儿发热、厌食症、遗尿症等儿科疾病，以及常见的妇科病、男科病，还有口臭、口腔溃疡、牙龈出血、耳鸣等其他常见疾病，共计50多种。每一种都是生活中的常见疾病，也是很容易反复发作的疾病，虽然只是微不足道的小病，但会影响您的健康，不容忽视。

针对每种病症，这里有常见病的基本知识，这里有全面详尽的调养方法，这里有日常起居的保健常识，这里有心理调适的最佳方法，这里有食疗和日常锻炼的全面指导。

本书适合广大读者自学自用，无论是否有医学知识，均可一看就懂、一用就灵。

编　者

CONTENTS 目 录

第一章　挺挺，注定了常见疾病反复发作

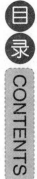

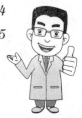

反复生病 轻松搞定

第二章 肠胃疾病要想不反复，不仅仅是吃几片药

目录 CONTENTS

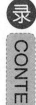

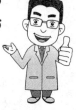

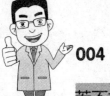

反复生病 轻松搞定

第三章　要想关节不再疼痛，你要有坚持下去的决心

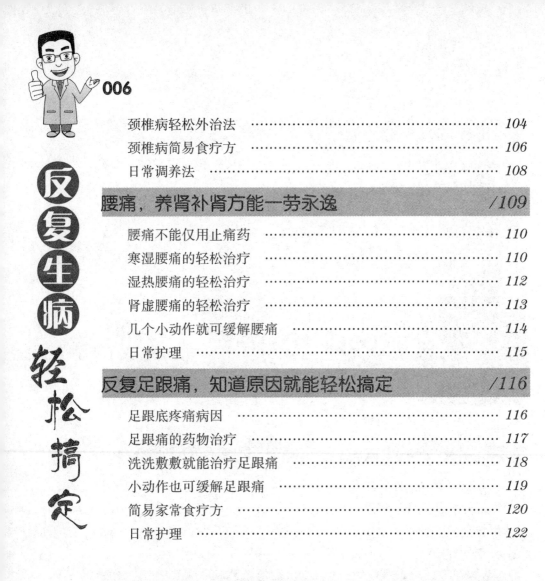

第四章 不要让难以启齿的妇科病，让你总是难以启齿

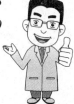

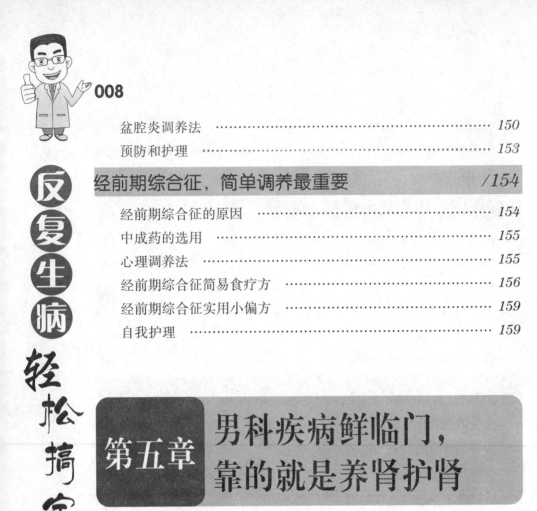

反复生病轻松搞定

第五章　男科疾病鲜临门，靠的就是养肾护肾

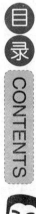
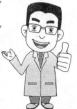

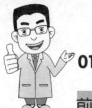

反复生病轻松搞定

第六章　小儿疾病不反复，要用就用这几招

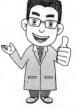

第七章 常保耳聪目明口腔清新，就这么简单

目录 CONTENTS

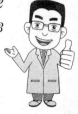

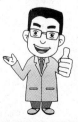

挺挺，注定了常见疾病反复发作

　　稍有不慎，人们就可能染上感冒、发热等病症。虽说这些常见的病症属于小病，但也是让人最头痛的病症，因为在患上这些病症后，即使不怎么治疗也很快就有所好转，但用不了多久有可能会再次病发。其实，对于这些常见的病症，只要掌握正确的方法，就能有效地防止这些疾病反复发作。

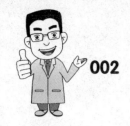

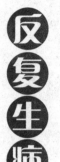

反复生病 轻松搞定

感冒虽属小病症，
不分风寒、风热难根治

感冒，俗称"伤风"，是最常见也是最容易复发的病症之一，尤其在春、冬两季病发率尤为高。在日常生活中，稍有不慎，我们就会患上这种病症，并出现头痛、鼻塞、流涕、打喷嚏、流泪、恶寒、发热、周身不适或伴有轻微咳嗽等症状。而这种病症来得也快，去得也快，在一般的情况下服用几片感冒药，甚至是不服用任何的药物症状就会消失。但过不了多久，又会出现相同的症状。

或许是因为这种病症属于常见的病症，也是小病症等原因，不少人对于这种疾病所采取的一种态度，就是在病症出现时吃点感冒胶囊之类的药物。诚然，在服用这些药物后，症状可能会很快减轻或者消失，但用不了多久，又会感冒。对于这种小病症，我们大多数的人虽然感到烦恼，但却又感到无奈，只能在病症发作时采取相应的方法进行治疗。

事实上，感冒这种病症，虽说是小病，但不停地复发，不仅仅病发时出现的症状让我们感到难受，还会给日常的生活以及工作带来影响。更为重要的是感冒看起来似乎并不能给身体带来多大的伤害，但老得感冒，就像是拿一把小锉刀在锉大树，即便这棵树再粗壮也终有一天会被锉倒。

对任何的一种病症，即便是再小的病症，我们都不能掉以轻心，都应该想办法治愈它。那么，面对感冒这种极为常见，也极易复发的病症我们是不是有更好的办法应对，轻松地治愈它，并且不让它轻易复发呢？

要想 感冒不复发，就得知道患感冒的原因

　　为什么人会患感冒呢？在我国的传统医学中认为，患这种病症是由于人体内正气不足，以至于腠理不密，风邪乘虚而入，侵入人体所致。不少的中医典籍中都对此病症的病因便做了详细的论述，如《素问·骨空论》中说："风从外入，令人振寒，汗出，头痛，身重，恶寒。"《类证治裁·伤风》中说："惟其人卫气有疏密，感冒有浅深，故见症有轻重……凡体实者，春夏治以辛凉，秋冬治以辛温，解其肌表，风从汗散；体虚者，固其卫气，兼解风邪，恐专行发散，汗多亡阳也。"而对于这种病症为什么容易复发，又应当如何的解决，《证治汇补·伤风》就给出了明确的答案，即"如虚人伤风，屡感屡发，形气病气俱虚者，又当补中，佐以和解，倘专泥发散，恐脾气益虚，腠理益疏，邪乘虚人，病反增剧也。"

　　说了这么多什么意思呢？按照现在医学的说法，那就是人们之所以患感冒跟自我的体质与抵抗力有关。当人的体质变弱，抵抗力减退后，当气候发生变化，突然变冷或者是变热后，如果不加以注意，风邪便会乘虚侵入，影响到肺卫的正常功能，因功能失调而导致卫表不和，肺失宣肃，引起身体的不适，出现头痛、脑热等感冒症状。

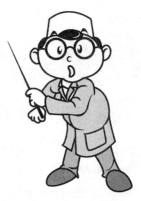

　　说到底，我们之所以患感冒跟自我的体质与抵抗力有着莫大的关系，这也就是为什么有的人很容易患感冒，而有的人却很难患感冒。我们要想摆脱感冒的反复侵染，在治疗的过程中，就要想办法提升自我的正气——增强自我身体的体抗力。

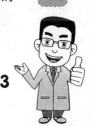

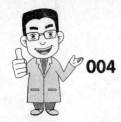

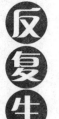

反复生病 轻松搞定

有时候 感冒难好，在于是不是服对了药

得了感冒怎么办？这似乎不是一个难回答的问题，很多的人在出现感冒症状后，会选择服用感冒胶囊、银翘片等常用药物。有时候，服下几片药后症状便立刻有所好转，而有的时候药是吃了不少，但症状却不见好转。为什么会这样呢？这是因为感冒主要分为风寒、风热两种，只有对症服药才能达到药到病除的效果。我们很多的人在服用感冒药后并没有什么效果，就是药不对症了。

既然如此，那么怎么才能辨别感冒是风寒还是属于风热，又如何轻松地搞定它呢？事实上，要想辨别风寒感冒和风热感冒，有一个最为简便的方法，那就是看喉咙是不是为肿痛，如果除了出现头痛、鼻塞、流涕、喷嚏、流泪、恶寒、发热等感冒症状外，再加上咽喉肿痛就多为风热感冒；倘若有上述症状，咽部虽然有些不适但没有红肿热症状，就多为风寒感冒。

风寒 感冒的轻松治疗

一、常见中成药的选用

对于风寒感冒，如果鼻塞流涕严重，可选择服用中成药清热感冒冲剂、加速效感冒胶囊；每次冲剂2袋，胶囊2粒，就能起到较好的治疗效果，但提醒大家注意的是，如果一直高热不退，就应到医院就诊。

二、简便食疗方

生姜红糖饮

方剂组成 生姜适量，红糖或白糖适量。

配制方法 生姜切成细末后，冲开水一杯，而后加入适量红糖或者白糖。

服用方法 趁热一次饮尽。

皮蛋葱花粥

方剂组成 大米300克，皮蛋2个（约140克），葱、盐适量。

配制方法 大米淘洗干净，加适量水以大火煮沸，煮沸后转小火煮至米粒熟软。皮蛋剥壳，切成小块，加入粥中煮约15分钟，加盐调味，吃前撒上葱花。

服用方法 温热服用。

大葱生姜红糖汤

方剂组成 大葱、生姜各15克，红糖或白糖适量。

配制方法 大葱、生姜切成细末，冲开水一杯，而后加入适量红糖或者白糖。

服用方法 趁热一次饮尽。

生姜炒米粥

方剂组成 生姜30~50克，大米50克。

配制方法 先将生姜切成细末，备用。然后将大米放入锅中略炒，再加上生姜末共同熬煮成粥，待熟后加入食盐及葱。

服用方法 趁热食用。

葱白豆豉粥

方剂组成 大米75克，葱白50克，豆豉、盐各适量。

配制方法 大米淘洗干净，加适量水以大火煮沸，转小火煮至米粒软透。葱白洗净，切段，和豆豉一同加入粥中，续煮10分钟，加盐调味即可。

服用方法 温热服用。

风热 感冒的轻松治疗

一、常见中成药的选用

可选用银翘解毒丸、羚翘解毒丸、银翘解毒口服液、板蓝根冲剂等，均有不错的治疗效果。

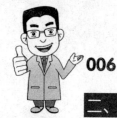

反复生病轻松搞定

二、简便食疗方

生梨冰糖饮

方剂组成 生梨 2 ~ 3 个，冰糖适量。

配制方法 先将生梨洗净，然后连皮切碎，加冰糖蒸煮。

服用方法 吃梨喝汤。

萝卜白糖汤

方剂组成 白萝卜 250 克，白糖少许。

配制方法 将白萝卜洗净切片，加水三杯，煎至两杯，加白糖少许。

服用方法 分次服用，趁热服下一杯，半小时后再服一杯。

菊花茶

方剂组成 菊花（最好是选用杭菊）30 克。

配制方法 泡水。

使用方法 趁热，当茶服用。

绿茶竹叶饮

方剂组成 绿茶 8 克，淡竹叶 10 克。

配制方法 将淡竹叶放入锅内，加适量清水，小火煎煮 25 分钟，再加入绿茶，稍煮，取汁即可。

服用方法 代茶饮。

白菜大葱芦根汤

方剂组成 白菜根 20 克，大葱根 12 克，芦根 15 克。

配制方法 将白菜根、大葱根、芦根均洗净，放入锅内，加适量清水，煎煮取汁，即可。

服用方法 趁热食用。

日常 生活多注意，感冒就会少降临

事实上，无论药物、方剂治疗感冒效果如何神奇，但不管怎么说生病都不是什么好事，都会对人体健康造成一定的影响。从上面的叙述中，我们已经知道了感冒病发的原因，因此，我们在日常生活中加以注意，就能够有效地降低感冒发生的概率，让感冒不会重复发生。怎么做呢？以下就是我们在日常生活中需要注意的地方。

（1）在平时注重体育锻炼，增强自我的体质，提升自我的抵抗力。

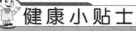

（2）注意气候变化，尤其是在春秋两季，应根据气候及时增添或减衣物。

（3）多开窗通风，让阳光照进室内，确保室内空气的流通。

（4）注意休息，避免过度疲劳，并在平时多喝开水。

（5）在感冒多发季节，尽量少去公共场所。

发热，
并不是吃退烧药就可以治愈的

发热是临床最常见的症状，也是机体的一种防御反应，也可以说这是疾病的一种信号。发热又叫发烧，是指体温升高超过正常范围。一般认为，健康人的体温保持在 36.2 ～ 37.2℃。如果体温超过 37.3℃，即可称为发热。发热的首要体现就是体温上升，体温介于 37 ～ 38℃ 为低热，超过 38℃ 为高热。发热时会伴有头痛、头昏及全身关节疼痛等症状。

其实，轻度发热对人体危害并不大，但一旦出现高热，或持续长时间发热不退，则会影响正常的新陈代谢，使体内调节功能失常，对肝、肾、脑组织等主要器官造成损害，影响身体健康。

相信每个人都有发热的经历，额头滚烫、头晕目眩，严重时不仅浑身疼痛，全身无力，甚至意识模糊。在生活中，很多人一出现发热，不问青红皂白，就赶紧吃退烧药。不一会儿，烧退下去了，可是一两个小时后，又发热了。也就说，吃退烧药，不能从根本上退烧，常常会使发热反复发作。那么，怎样才能轻松彻底地来退烧呢？首先，我们要知道发热的原因，对症治疗。

发热 的原因

我们的身体好好的，为什么会突然发热，体温上升呢？发热的原因，一般来说，可能是感染细菌、病毒、寄生虫等的结果，也可能是组织损伤、炎症、移植排斥反应、恶性病、肿瘤的继发性后果。

中医认为发热的病因极为复杂，通常可分外感发热和内伤发热。外感发热并持续数小时以上不退者，或体温下降后，又逐渐升高，或伴有恶寒、寒战、口渴喜饮、舌红苔黄、脉数等症。起病急，一般在3日之内，病程较短，为2周左右。内伤发热起病缓慢，病程较长，多为低热，或自觉发热，表现为高热者较少，不恶寒，或虽有怯冷，但得衣被则温。常兼见头晕、神疲、自汗、盗汗、脉弱等症。

发热不一定要吃退烧药。因为发热是疾病的常见症状，它可能是由多种原因引起的，如病毒感染、细菌感染、伤风、感冒等，所以，退烧药最好在明确原因之后使用。

反复 低热轻松治疗

所谓低热，是指体温在37.5～38℃。低热时间短，对人体影响相对小一些，比如感冒引起的低热，一般1周之内会恢复正常。但很多时候，低热总是反复难以治愈，让人烦恼不已。对于低热，我们应该怎么办呢？

一、 最好不要用药

很多人一发热就马上吃退烧药，希望这样能把体温降下来。其实，这种做法是非常不科学的。医生提醒，退烧药要分情况服用，体温超过38.5℃再吃退烧药。发热的患者往往吃不下饭，喝水也少，如果过早服用退烧药，容易导致虚脱、胃黏膜受伤，甚至胃出血。此外，退烧药有一定的不良反应，如药疹、胃肠道反应、血液系统反应及对肝肾功能的损害等，都十分常见。

二、 物理降温

当体温低于38.5℃时，最好的退热方法就是物理降温，它没有化学药物的毒副作用，非常安全而且操作简单。

1. **冷敷** 脸盆内放冷水和冰块，浸湿毛巾，拧干放于所需部位，通常为前额、颈部、手脚心等。当冷敷毛巾达到体温时，应换一次，持续15～20分钟。也可将冰块包在布袋里，放在额头上。

2. **温水擦身** 将患者的衣物解开，用37℃的温水擦全身，如此可使患者皮肤的血管扩张，体热散出。

3. **热水澡** 有时候，泡个温水澡是最舒服不过了。它同样也可以缓解发热的症状。

4. **冰枕** 出现38.5℃以上的高热时，可以将冰枕枕于颈后，以利用较低的温度作局部散热。一岁以下的婴儿不要使用此法。

5. **酒精擦浴** 用30%～50%的酒精（用75%的酒精兑等量温水），或40～50度的烧酒擦浴，可按头颅、手臂外侧至手背，又从腋下、臂内侧至手心的顺序进行；下肢也同样如此。半小时为宜，不宜连续使用。

三、 简易食疗方

桑菊杏仁粥

方剂组成 桑叶、菊花、杏仁、桔梗、连翘各12克，甘草3克，芦根14克，粳米120克。

配制方法 将上7味药水洗净，煮汁，去渣。将洗净的粳米煮粥，

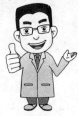

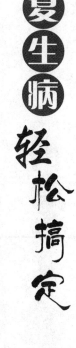

待粥将熟时，加入上药汁，再煮1~2沸即可。

服用方法 每日2次，温热分服。

蜜饯黄瓜

方剂组成 黄瓜5根，蜂蜜100克。

配制方法 将黄瓜洗净，剖开去瓤，切成条，放入铝锅内，加水少许，煮沸后即去掉多余的水，加入蜂蜜，调匀后再煮沸即成。

服用方法 随量食用。

地黄粳米粥

方剂组成 生地黄汁50毫升，粳米100克，姜适量。

配制方法 用粳米加水煮，煮沸后加入地黄汁和姜，煮成稀粥即可。

服用方法 空腹食，不宜长期食用。

蜜饯李脯

方剂组成 鲜李子、蜂蜜各适量。

配制方法 将剥皮、去核、洗净的李子放砂锅中，加入蜂蜜和适量的水，煮熟，收汁即可。

服用方法 随意食用。

高热 不用怕

通常体温超过39℃为高热，一般表现为面色潮红、皮肤烫手、汗多、呼吸和脉搏增快等。高热是一个信号，表示身体内部存在疾病。高烧非常耗损体力，如果连续几天高热，人就会明显消瘦。如发热过高，体温超过41℃，这种长时间的持续高热会使人体各个系统和器官的功能以及新陈代谢发生严重阻碍。其实，高热也不用害怕，在进行物理降温的同时，适当地服用一些退烧药，注意饮食，就可以轻松退烧。

一、 常用退烧药的选用

当体温超过38.5℃时，在医生指导下选用退烧药，常用的药物有：

1. **布洛芬** 用于感冒、支气管炎、喉炎、腮腺炎等感染和非感染性疾病的发热。该类药物退热快，用药后 1 小时降温而且平稳，降温持续时间可达 8 小时。

2. 萘普生 奈普生有显著的解热、抗炎、抗风湿作用，主要用于风湿、类风湿的发热镇痛，其疗效可靠而安全。

3. 安乃近 用于感冒、支气管炎、喉炎、腮腺炎、肺炎等感染和非感染性疾病的发热。但安乃近具有较强的退热作用，但有时会使体温下降过快，出汗过多而引起虚脱，特别是婴幼儿更应注意。

4. 泰诺系列 这类药物退热效果明显，在推荐剂量下，不良反应很少，对胃粘膜刺激小，不引起胃出血，是各类患者，包括儿童、孕妇、老年人的首选药物。

5. 常用的中药 感冒发热可选用荆防败毒散、九味羌活丸（风寒感冒）、银翘解毒丸、羚羊感冒片、板蓝根冲剂（风热感冒）等，双黄连口服液、柴胡口服液、清开灵口服液及注射液等也有一定的降温效果。

二、简易食疗方

金银花大青叶饮

方剂组成 金银花 15 克，大青叶 10 克，蜂蜜 50 毫升。

配制方法 将金银花和大青叶水煎 3～5 分钟后去渣，在汤液中加入蜂蜜搅匀饮用。

服用方法 热重不退者每日可服 3～4 剂。

西瓜汁

方剂组成 西瓜适量。

配制方法 将西瓜取瓤，去子，用洁净纱布绞挤汁液。

服用方法 代水大量饮用。

丝瓜猪肉羹

方剂组成 丝瓜、瘦猪肉各 250 克。

配制方法 丝瓜洗净，切块，猪肉切片。烧滚水适量，放入丝瓜滚片刻，加入猪肉片，滚熟，酌加食盐调味。

服用方法 佐餐食用。

五汁饮

方剂组成 梨、荸荠、藕、鲜芦

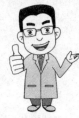

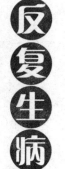

根各 100 克，麦冬 500 克。

配制方法 将上述五物分别绞碎如泥，用布拧汁或榨挤汁。若麦门冬及芦根不易挤汁时，可在绞碎后加等量凉开水，浸润半分钟后再挤汁。

服用方法 五汁混合随量饮用。

不吃药，也可轻松退烧

1. **生吃大葱** 取大葱 2 棵（10～15 克），食醋 10～15 克。空腹生吃大葱，用食醋送服，一般一次便好，此方退烧止咳有特效。

2. **生姜敷贴法** 生姜一小块（约 10 克），捣成糊状，敷在手腕处的高骨上，或直接切片贴在高骨处，用医用纱布裹住后，贴上胶布固定，一般 40 分钟左右就可以退烧。

3. **芭蕉根退烧** 发高烧取芭蕉根 1 把，用 180 毫升水煎至一半，为 1 次剂量，代茶频饮，有效。

4. **生姜汁和白糖** 取生姜捣烂，取汁半酒盅，加白糖适量，睡觉时服，可退烧。

5. **涂搽法** 葱白 30 克，生姜 30 克，精盐 6 克，共捣烂如泥，再加白酒 1 盅调匀，用纱布包裹，涂搽前胸、后背、手心、足心、腋窝，后覆被安睡，半小时后热退汗出。

6. **按摩脚心** 先搓脚心，把热往脚下引，把脚搓热了再搓小腿，小腿搓热了再搓手、手臂、后背，最后是耳朵。按摩时要轻、要慢。如果还持续发热，可连续多喝几次生姜红糖水再按摩。

日常护理

发热时，在用以上方法进行退烧的同时，还要注意生活细节上的护理，这样才能更快、更彻底地退烧，使发热不再反复。

（1）发热时请卧床休息，以便恢复体力，早日康复。

（2）要注意补充水分，喝大量的白开水及果蔬汁，其中果蔬汁含丰富的维生素及矿物质，尤其是甜菜汁及胡萝卜汁。

（3）发热患者饮食宜选择清淡而易于消化的流食或半流食，如汤汁、稀粥等。

（4）尽量避免穿过多的衣服或盖厚重的棉被，因为这样会使得身体不易散热。

（5）保持室内空气流通和清新。

（6）宜吃富合维生素及纤维素的蔬菜瓜果；忌吃油腻、辛辣、难以消化的食物。

别把咳嗽当小病，
找不准病因便会成大疾

相信在日常生活中，每个人都有过咳嗽的经历。作为一种生理现象，咳嗽是气管遭受某种刺激所引起的保护性反射动作，能清除呼吸道内的分泌物，以及进入气道内的异物。可见，咳嗽对人体具有一定的保护作用，但是这种保护作用有一定限度，如果一个人持续、频繁地咳嗽，就是病理现象了，必须要加以控制。比如有的人感冒之后，就会出现整日不停、反复发作的咳嗽，长此以往，对身体有很大的伤害，需要积极治疗。

咳嗽是一种非常常见的呼吸道病症，许多人认为咳嗽只是小毛病，

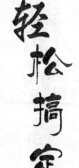

觉得是着凉了，多穿点衣服，多喝点水，吃点止咳药，挺挺也就过去了。殊不知，若咳嗽次数频繁，会造成胸痛、腹痛，并且妨碍睡眠休息，给患者带来诸多苦恼。并且长时间的剧烈咳嗽，可能会造成神志昏迷，或者因肺部穿孔而引起气胸。

一般来说，轻微的咳嗽比较容易治愈，若拖延日久，反复发作，可导致疾病发展、变化，甚至引起其他病变，所以对咳嗽，我们不可掉以轻心，而应尽快查明病因，抓紧治疗。

为什么咳嗽了，一定要知道

咳嗽虽然不是一种严重的疾病，但是反复发作，长期不好会影响我们的工作和生活，会给患者带来极大的痛苦。久咳不愈不仅给患者带来了身心痛苦，也加重了家庭经济负担。要想根治咳嗽，使其不再反复，我们就要知道自己为什么咳嗽，也就是要找准病因。

一般来说，感冒引起的上呼吸道感染、肺炎、喉炎等疾病常会伴有咳嗽的症状，此外，气候变化、精神不振、剧烈运动、食物过敏等也会引起咳嗽。因此，单用止咳药、祛痰药是不能彻底解决问题的，我们要做的是就是查清引起咳嗽的原因，针对病因治疗。

中医学认为，咳嗽的病因有内外之分。内因多为肝火、脾虚、痰湿，外因为六淫外袭。内因所致，多属内伤咳嗽，属慢性病。外因所致，多属外感咳嗽。无论内因和外因，皆与肺有关，临床均以咳嗽为主症。

自我诊断，对症止咳

中医认为，咳嗽主要分为外感咳嗽和内伤咳嗽。外感咳嗽，又有寒热之分，风寒咳嗽多发于春、冬两季，主要症状是咳嗽声重、气急、咳痰稀薄色白如泡沫状，且头痛，鼻塞，流清涕，怕冷畏寒等。严重者会有气喘的现象。治疗风寒咳嗽，重在祛风散寒，宣肺止咳。

而风热咳嗽多发于夏、秋季，主要表现为：咳嗽频剧、咳声粗亢，痰色黄稠，量少，咳痰不爽，常伴有发热、头痛、头晕、鼻流黄涕等症。治疗风热咳嗽，重在疏风清热，润肺止咳。

内伤咳嗽最常见的，是痰湿咳嗽和痰热咳嗽，痰湿咳嗽其主要表现为咳嗽痰多，痰出咳平，咳痰色白或呈灰色，常伴有神疲乏力、身重困倦、饮食减少、恶心呕吐等症。治疗痰湿咳嗽，重在健脾燥湿、化痰止咳。

痰热咳嗽常见症状为咳而气喘、痰多色黄黏稠、不易咯出、口鼻气热、口苦咽干、咽痛喉肿、胸痛胸闷。治疗痰热咳嗽，重在清肺泻火，化痰止咳。

现在，我们知道了不同类型咳嗽的症状，就可以一一对照，自我诊断，看看自己属于哪种咳嗽，然后对症治疗，就能轻松搞定。

风寒 咳嗽轻松治疗

一、 常见中成药的选用

重要的是能促进排出气管内之痰，和减少气管内的分泌，中成药可选用杏苏止咳糖浆、小青龙口服液等。

二、 简便食疗方

蜜饯萝卜梨

方剂组成 白萝卜1个，梨1个，蜂蜜50克，白胡椒7粒。

配制方法 将白萝卜、梨洗净切碎，放入碗中，加入蜂蜜和白胡椒，装锅蒸熟为度，将白胡椒拣出即可。

反复生病轻松搞定

服用方法 吃萝卜和梨。

生姜粥

方剂组成 生姜 3 片，大米 30 克。

配制方法 将生姜洗净，切碎，同大米煮为稀粥服食。

服用方法 每天 1 ~ 2 剂，连续 3 ~ 5 天。

萝卜葱白汤

方剂组成 萝卜 1 个，葱白 6 根，生姜 15 克。

配制方法 萝卜加水 3 碗煮熟，再放葱白、生姜煮剩一碗汤即可。

服用方法 汤渣顿服。

风热咳嗽轻松治疗

一、常见中成药的选用

热咳的治疗主要从镇咳兼清肺热、治疗细菌感染着手，若有浓痰者则佐以排痰之药剂。中成药可选用止咳枇杷露、蛇胆川贝液、三蛇胆川贝露等。

二、简便食疗方

贝母粥

方剂组成 贝母 5 克，大米 30 克，白糖适量。

配制方法 将贝母入锅，加清水适量，浸泡 5 ~ 10 分钟后，水煎取汁，加大米煮粥，待熟时调入白糖即可。

服用方法 温热食用。

枇杷饮

方剂组成 生枇杷叶、鲜芦根各 10 克。

配制方法 枇杷叶去毛，洗净烘干，鲜芦根切片，一同入锅加水适量，用大火煮沸，小火熬煮 20 ~ 30 分钟即成。

服用方法 温热顿服。

枇杷粥

方剂组成 枇杷 15 克，菊花、生石膏各 10 克，粳米 300 克。

配制方法 枇杷洗净，与菊花、生石膏用布包好，然后放入锅中，加水煎煮，再加入粳米煮粥即可。

服用方法 温热食用。

痰热 咳嗽轻松治疗

一、常见中成药的选用

止咳枇杷颗粒，止咳橘红丸，二母清肺丸等，对于痰热咳嗽有很好的疗效，但是需要注意的是，风寒咳嗽的人不宜服用这些中成药。

二、简便食疗方

荸荠海蜇汤

方剂组成 荸荠、海蜇头各 60 ~ 120 克。

配制方法 将荸荠洗净，去皮切片，海蜇漂洗干净，切碎，共置锅内，加水煮汤服食。

服用方法 每日 1 剂，2 ~ 3 次分服。

秋梨白藕汁

方剂组成 秋梨、白藕各等量。

配制方法 秋梨去皮、核，白藕去节，切碎，取汁。

服用方法 频服汁液。

芦根粥

方剂组成 鲜芦根 150 克，竹茹 15 克，生姜 3 克，粳米 50 克。

配制方法 先煎前二味药取汁，入米煮粥，待熟时加生姜，稍煮即可。

服用方法 温热食用。

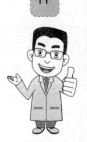

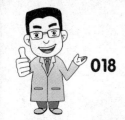

反复生病轻松搞定

痰湿 咳嗽轻松治疗

一、常见中成药的选用

二陈丸，半夏天麻丸，桂龙咳喘宁胶囊等有健脾化湿的功效，对于痰湿咳嗽有很好的疗效。

二、简便食疗方

橘皮粥

方剂组成 鲜橘皮 30 克，大米 100 克。

配制方法 鲜橘皮洗净，切丝，与大米加水同煮粥。

服用方法 温热服用。

薏仁粥

方剂组成 薏苡仁 50 克，粳米 100 ~ 200 克。

配制方法 薏苡仁，粳米共煮成粥。

服用方法 常饮服。

日常 护理

咳嗽常常与气候的变化、饮食、情志有密切关系，如果只是吃药，不注意生活细节，那么咳嗽必然反复难治愈。因此，当我们患有咳嗽时，在用以上方法治疗的同时，还要注意以下几点：

健康小贴士

咳嗽时滥用抗生素非但改善不了症状，反而会促使细菌产生耐药性。

（1）要注意防寒保暖，忌食辛辣厚味的食物。

（2）保持室内空气新鲜，要戒烟。

（3）若咳嗽不止而影响睡眠时，应将枕头垫高 20 厘米，并侧卧而眠。

（4）平时应多喝水，以稀释痰液，有利于排出。

（5）休息可减轻病情，咳嗽患者要多休息，避免剧烈运动以及过度疲劳。

同样是上火，
病因不同灭火方法也不同

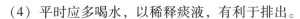
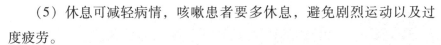

日常生活中，有的人经常会出现眼睛红肿、眼屎多、咽喉疼、牙龈肿痛、口舌生疮，鼻子出血、大便干燥、小便发黄等症状，其实这就是上火的表现。上火了怎么办？很多人认为上火不是什么大病，于是就自己到药店买点降火药，来败火。结果怎么样呢？有人药到火除，有人病情略有好转，有人却是"火上浇油"。为什么呢？这是盲目用药的结果。同样是上火，病因不同，部位不同，灭火的方法也不同，因此不能一概而论。

中医认为，在人体内有一种看不见的"火"，它能产生温暖和力量，提供生命的能源。而上火也就是人体阴阳失衡后出现的内热症。引发"上火"的具体因素很多，如中暑、受凉、伤风、情绪不佳、缺少睡眠等都会引起"上火"。

尤其现在的人精神压力大，经常熬夜、吃辛辣刺激性的食物，这些都会使身体上火的机会增加。一旦上火就会给工作和生活带来诸多不便。当然，去火就要针对原因做出相应调理，否则药吃了不少，火也下不去。

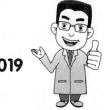

019

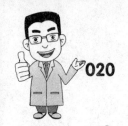

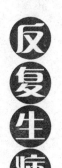

火有 虚实，对症治疗可轻松去火

中医认为，"火"可以分为"实火"和"虚火"两大类，有些人上火了，就吃一些降火药，但效果并不好，这主要是没有弄清楚自己上的火是实火还是虚火，盲目治疗，效果自然就好不到哪里去。要想上火不复发，彻底降火，我们就首先要回辨别实火和虚火，然后对症治疗。

实火的发生，多是因为气候突然变化，空气干燥，沙尘，或者吃辛辣食物所致，精神过度刺激、脏腑功能活动失调亦可引起实火。实火一般表现为牙疼、喉痛、口舌生疮、口渴、便秘、鼻出血等。实火来得快，去得也快，因此治疗方法也要相对简单一些。实火的治疗原则是清热解毒、泻实败火，常用中成药有三黄片、黄连上清丸、牛黄清胃丸、清热解毒口服液等。另外，有了实火要调整自己的心情，还可通过饮食进行调节。

那么什么是虚火呢？虚火多因内伤劳损所致，如久病精气耗损、劳伤过度，可导致脏腑失调、虚弱而生内热，内热进而化虚火。虚火主要表现为身体消瘦、食欲不振、口干舌燥、五心烦热、面红口苦，盗汗自汗，腰腿酸软无力，容易失眠，萎靡不振等。虚火的治疗原则是补中益气、滋阴降火，常用中成药有六味地黄丸、知柏地黄丸等。

其实，要判断自己是实火还是虚火，方法很简单。一般情况下，如果你的身体一直很健壮，平时吃得好睡得香，那么你所上的火多半都是实火；如果你的体质比较虚弱，平时比较爱生病，那么你所上的火多半就是虚火。

从中医角度来讲，上火除了有实火和虚火之分外，按脏腑又可以分为心火、肾火、胃火、肝火等，不同脏腑的"火"也要区别对待。

去心火，静心安神是关键

心火通常是因晚睡、熬夜，加上吃辛辣、油腻食品等不良生活习惯，使得热邪侵入身体所致。其主要表现为面红、口渴喜饮、心中烦热、失眠、反复口腔溃疡或腐烂等。

一、中成药的选用

牛黄清心丸（片）、安宫牛黄丸，具有清热开窍、镇心安神的作用，去心火有不错的效果。

二、简易食疗方

赤小豆粥

方剂组成 赤小豆 50 克、粳米 100 克。

配制方法 先将赤小豆煮开，再下粳米共煮为粥。

服用方法 每日 2 次，早晚服用。

冰糖莲子汤

方剂组成 莲子 30 克（不去莲心），栀子 15 克（用纱布包扎）。

配制方法 加冰糖适量，水煎。

服用方法 吃莲子喝汤。

西瓜皮小豆饮

方剂组成 西瓜皮干品、赤小豆、冬瓜皮、玉米须各 30 克。

配制方法 将以上材料分别清洗干净，入砂锅，加适量的水，先用大火煮沸，再改用小火煎成汁液，去渣取汁。

服用方法 代茶饮。

竹叶蒲公英绿豆粥

方剂组成 淡竹叶、蒲公英各 10 克，绿豆、粳米各 30 克，冰糖适量。

配制方法 先将蒲公英、淡竹叶洗净之后放入锅中，加水煎汁；之后将绿豆、粳米一同放入锅中熬粥，调入药汁、冰糖即可。

服用方法 吃粥，每天 3 次。

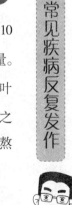

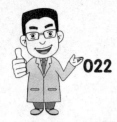

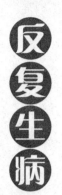

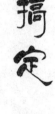

反复生病轻松搞定

胃有火，不妨排毒去火

胃火主要是因嗜酒、嗜食辛辣等饮食不当引起的火气，从而产生了胃热。其主要症状是牙龈肿痛、大便干燥、胃疼、口臭、口渴和喜冷饮。一般轻度胃火盛者容易饥饿，当胃火上升至某一阶段时，就会变得什么都吃不下。

一、中成药的选用

胃火大的话，可以吃牛黄清胃丸，口服，1 次 2 丸，1 日 2 次。还可以用栀子金花丸、清胃黄连丸和清胃散，这些药都有清胃泻火，润燥通便的功效。

二、简易食疗方

苦瓜红糖饮

方剂组成 苦瓜根 60 克，红糖适量。

配制方法 将苦瓜根清洗干净，放入砂锅内，加水适量，先用大火煮沸，再改用小火煎煮汁液，去渣取汁，加红糖服用。

服用方法 代茶饮。

绿豆薄荷粥

方剂组成 绿豆 30 克，大米 100克，薄荷 10 克。

配制方法 将薄荷择洗干净切碎，加水煎煮 20 分钟，滤渣取汁，与大米绿豆一同煮粥，粥将成时兑入薄荷汁即可。

服用方法 温热服用。

百合绿豆粥

方剂组成 百合、绿豆、大米和冰糖各适量。

配制方法 将绿豆和百合煮 15 分钟后，再放入大米煮开后转小火，熬至粥黏稠合适后加入适量冰糖即可。

服用方法 温热服用。

肝有火，不妨清清肝

肝火多由外界刺激引起，睡眠不够或者睡眠质量不好，也会造成肝火上升。其主要症状是易怒烦躁、头痛头晕、耳鸣、眼干、口苦、两肋胀痛。

一、中成药的选用

龙胆泻肝丸，具有清肝胆，利湿热的功效，但是不能长期吃。舒肝散也是去肝火的中成药之一，对于口苦口干，头晕目眩，两胁疼痛患者疗效很好。

二、简易食疗方

鲜芹苹果汁

方剂组成 鲜芹菜 250 克，苹果 1 ~ 2 个。

配制方法 将鲜芹菜放入沸水中烫两分钟，切碎与青苹果榨汁。

服用方法 每次 1 杯，每日 2 次。

黄金蚬炖豆腐

方剂组成 豆腐 300 克，蚬 50 克，姜片 3 ~ 5 片，水 1000 毫升，盐适量。

配制方法 将新鲜蚬子洗净泥沙，吐沙之后和切好的豆腐块、姜片一同放入锅中，倒入适量清水盖满食材之后，放到电锅中，包上保鲜膜，外锅倒入 1 杯水，开关跳起后加上调味料食用。

服用方法 1 周吃 2 ~ 3 次，佐餐或点心食用。

芹菜叶粥

方剂组成 鲜芹菜叶 100 克，粳米 50 克，食盐适量。

配制方法 粳米淘净、煮粥，将鲜芹菜叶择洗干净，待粥将成时放入，开小火熬煮成粥，加食盐调味即可。

服用方法 温热服用。

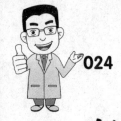
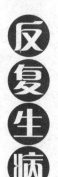

反复生病 轻松搞定

轻松 遏制肺火

肺火大多是由情绪波动、中暑、受凉、伤风、嗜烟酒、过食辛辣油腻食物、睡眠不足引起的。其症状主要表现为潮热盗汗、手足心热、口干、声音嘶哑、咳嗽无痰或痰少而黏，午后两颧发红等。

一、中成药的选用

可以用清肺抑火片或者牛黄上清，这两种药有清肺止嗽，降火生津的功效，很适合肺火旺的人服用。

二、简易食疗方

蜂蜜鲜藕汁

方剂组成 鲜藕 300 克，蜂蜜适量。

配制方法 把鲜藕洗净，切片，压取汁液，放入杯中，然后加入蜂蜜调匀服食。

服用方法 随意服用。

川贝炖梨水

方剂组成 梨数个，川贝适量，冰糖少许。

配制方法 选梨数个切块，加水500 毫升和川贝，煮开 20 分钟即可，加冰糖少许。

服用方法 饮汁吃梨。

莲子百合绿豆汤

方剂组成 绿豆100 克，莲子一把，百合1 个，冰糖、水适量。

配制方法 将绿豆放到清水中浸泡 2 小时以上，莲子洗净，百合洗净后掰成片；将泡好的绿豆放入锅中，倒入适量清水，开大火煮沸，煮至绿豆炸开后转成小火，倒入适量清水并加入莲子继续熬粥；开小火熬煮 10 分钟左右。调入适量冰糖、百合瓣，边煮边搅拌，至冰糖完全化之后关火，晾凉即可。

服用方法 佐餐食用。

生活 细节多注意，预防再上火

上火和日常的生活、饮食习惯有着密切的关系，在日常生活中多注意，就能使上火不再反复，还能预防上火。

（1）饮食均衡，忌过食辛辣及肥甘油腻。

（2）上火时不宜多吃水分低的食物，如油炸类、饼干、花生等，因为这些食物会提供火气。

健康小贴士

当上火的人不清楚自己是实火还是虚火，不知道哪一脏腑有"火"时，最好请医生进行诊治，切不可盲目用药，以免延误病情。

（3）吃水果不要吃太多热性水果，如荔枝、橘子、菠萝、桂圆、香橼等。

（4）尽量少吸烟、少饮酒，如果能够戒烟限酒最好。

（5）保持良好的心态，避免情绪波动过大，防止中暑、着凉，

（6）不要过多食用葱、姜、蒜、辣椒等辛辣之品。

按按 手足耳，轻松把火除

很多人一生病，即使只是头疼脑热、上火的小毛病，首先想到的就是求医，要么直接去医院就诊，要么去药店买药。他们觉得如果不这么做，病情就会加重，就不能彻底治愈。其实，身体上火了，有时候按按、揉揉就能轻松去火。

1. **按虎口** 如果出现牙疼耳鸣、眼睛红肿、鼻出血、咽喉肿痛、便秘口干等上火症状，不要急着吃药，不妨按按虎口，也就是第一、二掌骨之间，合谷穴就在这个位置。按摩方法很简单，也比较方便，没有

反复生病轻松搞定

固定的次数，有空的时候按一按就可以了。无论是坐车的时候，还是看电视、躺在床上休息的时候，都可以按摩。

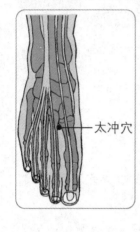

太冲穴

2. 按摩太冲穴 如果出现易怒、目赤肿痛、咽痛咽干、头痛等肝火旺的症状，不妨按按太冲穴。太冲穴位于大足趾和第二个足趾之间的缝隙向上1.5厘米的凹陷处。方法是先用温水泡脚15分钟左右，然后用大拇指从下向上推揉3分钟即可。

3. 按摩脚趾缝 如果有口臭、便秘、咽喉肿痛、牙痛、腹胀等不适，可以多按内庭穴。内庭穴是足阳明胃经的荥穴。荥穴可以说是热证、上火的克星。内庭穴在第二足趾和第三足趾之间的缝隙交叉处，每天早晚用大拇指点揉100次即可。

失眠原因各不同，
找对病因治好病

一般来说，睡眠时间会随年龄增加而缩短，且入睡时间较长，睡眠较浅，常睡眠中断，这是正常生理现象。如果一个人经常入睡困难，甚至彻底失眠，影响日常生活，那就是失眠了。

失眠是临床很常见的病症，几乎发生在每个人身上，主要表现为睡眠时间、深度的不足以及不能消除疲劳、恢复体力与精力，轻者入睡困难，时睡时醒，重则彻夜不眠。失眠常伴有头晕、头痛、记忆力减退、食欲不振、精神疲乏、易于激动、烦躁等。

失眠虽不是什么危重疾病，但却是人体健康的大敌，常常妨碍人们正常的生活、工作、学习和健康，并能加重或诱发心悸、胸痹、眩晕、头痛、中风等病症。所以，对于失眠，我们不能掉以轻心。

而治疗失眠的关键是找准失眠的原因，如果没有找对病因，不针对病因治病，那失眠就会反复不愈，患者只好不断地去医院，找不同的医生碰运气，浪费大量的时间和金钱。

你为 什么睡不着

现实生活中，失眠的人也越来越多，经常失眠的人容易烦躁易怒、精神不振、脏腑功能紊乱，这些都会加速人体的衰老。那么是什么原因造成的失眠呢？失眠是一件非常复杂的事，许多因素都会导致失眠。中医学认为，思虑过度伤及心脾；或久病之人，肾阴虚，心火旺；或消化不良、胃中有积滞等因素，都可以引起睡眠不佳。不同的原因会有不同的失眠状况，也必须用不同的方法对症治疗。

1. **胃不和**　中医理论中有"胃不和则卧不安"一说，也就是说饮食不当，脾胃功能失调可以影响到睡眠。若因为晚餐吃得太多，胃中不适引起的失眠，就要减少晚餐的进食量并要吃得清淡些。

2. **思虑过度**　一个人如果想事情想得太多，脾胃就会产生不和现象，而脾胃不和的人就会经常失眠。晚上可以喝些粥来充饥，这样既可以助消化，还可以健脾胃，有助于睡眠质量的提高。

3. **精神不佳**　强烈的精神创伤，精神负担过重，恐惧不安等造成的不良情绪，均会引起昼夜的节律失调，是失眠常见的原因。这就要求我们学会排解烦恼，遇事多从好的方面着想。

4. **环境因素**　有的人对环境的适应性强，有的人则非常敏感、适应性差。环境改变就会出现睡眠不好的情况。如乘坐车、船、飞机时睡

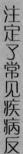

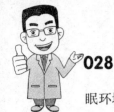
眠环境的变化；卧室内强光、噪音、过冷或过热都可能使人失眠。

5. 重大事件的冲击 如亲人离世，夫妻离异，失业，公司倒闭，股票起落及大地震，造成情绪不稳定、失落、惊慌，久久不能平静，以致夜夜难眠，但通常一两个月就会恢复，是短期的失眠，但少数也会演变成慢性失眠。

此外，身体虚弱，饮用茶、咖啡，心火过旺等也会导致失眠，所以一定要分清原因，不可擅自服药。失眠不很严重的人，可以试试下面的方法来进行自我治疗。

安眠药 不是解决方法

生活中，反复失眠发作，很多人难以承受，就会求助于安眠药。安眠药是不错，可以令人安然入睡，但经常服用有很大的负面影响。

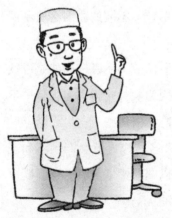

长期服用安眠药，会造成失眠症更加严重。因为吃惯安眠药的人一旦停止服药，会十分痛苦，不能入睡，即使睡着了也会频频做梦，睡得并不安宁。长期服用安眠药会对药物有依赖性，一旦停药，很难入睡，并且有极度烦躁的情绪，心里迫切想服用安眠药，就像上了瘾一样。

此外，由于中枢神经受到抑制，常服用安眠药还容易导致心血管、肠胃方面的疾病。很多人在长期服用安眠药后，会出现恶心、食欲减退，腹胀、便秘等现象，原因就在于此。

所以，失眠患者不要依赖安眠药。如果有必要服用安眠药，一定要遵医嘱。比如在服安眠药前，一定要向医生咨询服用次数、时间、药量以及持续服多少天等，不要自己更改服药剂量。

简单的失眠调养法

1. 中成药的选用

（1）香砂六君子丸、保济丸：具有益气健脾、和胃助消化的功效。因消化不良而失眠者，可以服用这两种药。

（2）柏子养心丸、养血安神糖浆、补血宁神片：具有补气养血、养心安神的功效。体质虚弱引起睡眠不佳者，可以服用这三种药。

（3）朱砂安神丸、丹栀逍遥丸：具有疏肝解郁、静心安神的功效。因情绪不好，肝火旺而心悸不宁、失眠多梦者，可以服用此药。

2. 足浴法

每晚睡觉前用温水泡脚，可以帮助人很快进入睡眠状态，这种方法尤其适合脑力工作者。具体方法是：用温水浸泡，水浸至小腿肚，两足轻轻揉擦，然后再慢慢加热水，泡到脚心发热、微微出汗就可以上床休息。需要注意的是，见效后还需要坚持。

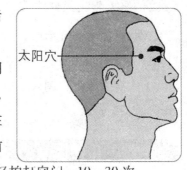

太阳穴

3. 按摩法

睡眠不好的人，可以用双手拇指指腹或中指指端揉两侧太阳穴，约 30 次。或者用两手拇指指腹或指端在颞部两侧（即头部两侧耳上部位）由前向后推揉，约 30 次。也可以用手掌根轻轻拍打囟门，10～30 次。

4. 饮食调养法

大枣葱白汤

方剂组成 大枣 20 枚，葱白 7 根。

配制方法 将大枣洗净，用水泡发，煮 20 分钟，再将葱白洗净加入，用小火煮 10 分钟。

服用方法 吃枣，喝汤，睡前服，连服数天。

注意 适用于心脾失眠、多梦易醒，醒后难以入眠、心悸健忘。

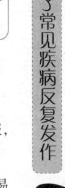

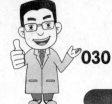
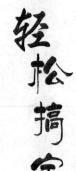

反复生病轻松搞定

猪肉百合汤

方剂组成 猪瘦肉 200 克，百合 30 克。

配制方法 猪瘦肉洗净，切块，与百合同入锅中，炖熟。可加适量调味品。

服用方法 吃肉喝汤。

龙眼莲子粥

方剂组成 干龙眼肉、芡实各 15 克，粳米 100 克，去心莲子 6 克，白糖适量。

配制方法 芡实煮熟去壳，捣碎成米粒状。粳米淘洗干净，放入锅中，加莲子、龙眼肉、芡实及清水，上火熬煮成粥，调入白糖。

服用方法 喝粥。

山楂饮

方剂组成 山楂 100 克，白糖 50 克。

配制方法 山楂炒热，不使焦苦，加入白糖，掺入清水，熬煮 20 分钟。

服用方法 临睡前温服。

注意 适用于因停食、消化不良而致辗转反侧，难以入睡者。

酸枣仁水

方剂组成 酸枣仁 15 克。

配制方法 将酸枣仁洗净，捣碎，加清水煎服。

服用方法 每晚睡前 1 小时服用。

枣仁百合汤

方剂组成 生枣仁、熟枣仁各 15 克，百合 30 克。

配制方法 先将枣仁加适量水煎片刻去渣，再加入百合煎煮至熟即可。

服用方法 吃百合，喝汤。

酸枣仁粥

方剂组成 酸枣仁 15 克，粳米 100 克。

配制方法 酸枣仁炒黄研末，将粳米洗净，加水煮粥，临熟，下酸枣仁末，再煮。

服用方法 空腹吃。

注意 适用于心悸、失眠、多梦患者。

简单 实用，教你几招催眠小偏方

每个人都希望有一个高质量的睡眠，但是总会有各种原因会导致反复失眠。下面介绍几种简便实用的催眠小偏方，让您快速轻松入睡。

（1）吴茱萸9克，研成细末，用米醋调成糊，敷于涌泉穴上，盖以纱布，再用胶布固定。

（2）睡眠不宁，可用少量风油精涂于两侧太阳穴、风池穴，头昏脑涨很快就会消除，渐渐入眠。

（3）取香蕉2根，牛奶250毫升。将香蕉与牛奶一起放入榨汁机榨汁即可。每晚睡前1小时饮用。本方可令兴奋的神经安定下来，促进睡眠。

（4）收集柏树叶，洗净晒干，撕成小片状装入布袋中，制作药枕。柏叶有一股清香味，枕在头下使人感到舒适，可起到镇静安眠的效果。

（5）把橙子、橘子或苹果等水果切开，放在枕头边，闻其芳香气味，便可安然入睡。

（6）在枕头旁边，放10克左右切成丝的生姜，就能催人入眠。

（7）睡前吃几片面包，这是因为吃面包后，胰腺就会分泌胰蛋白酶，对面包所含的氨基酸进行代谢，而其中五羟色胺的氨基酸代谢物能镇静神经，引人入睡。

自我 防治，轻松睡好觉

（1）如果因学习工作过于紧张忙碌所致，应适当自我调节，做到劳逸结合，张弛有度。

（2）要了解自身的睡眠周期，选择最合适的睡眠时间及方式，以

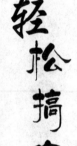

养成规律性的生理时钟。

（3）适量的运动可使身心放松，增进睡眠，但不必刻意追求过度疲劳，勿在晚上做。

（4）睡前忌饮用浓茶、咖啡，以免刺激大脑神经，引起兴奋更难入睡。

健康小贴士

失眠者切不可依赖于安眠药物，而应加强自我调理。

（5）晚餐应多吃清淡的食物，如新鲜蔬菜、水果，少吃刺激性食物。

（6）"胃不和则寐不安"，所以要避免因过饱或过食难以消化的食物而影响睡眠。

（7）身体虚弱者，可以根据自己的体质状况选择服用一些滋补品，以提高睡眠质量。

头痛也是病，

不要不当回事

在生活当中，可能很多人都有过这样的经历：突然间莫名其妙地便出现了偏头痛，这种头痛发作起来非常痛苦，痛处可以局限在某一点，也可以是一侧头部，多则几日发作，少则数年发作一次。每次发作持续数小时、数天。

头痛是一种以反复发作的偏侧或双侧头痛为临床特征的疾病，是一种常见病，发病率约为5%，女性稍多于男性。它可以单独出现，也可以伴随许多急、慢性疾病出现。一般来说，头疼常常伴有恶心、心慌、视物不清，头晕等症状。头痛缓解后可出现倦怠、昏昏欲睡。有的患者

会出现精疲力竭、饥饿感或厌食、多尿、头皮压痛、肌肉酸痛等。

头痛可能与神经、内分泌及血管功能障碍有关。在精神紧张，过劳，气候变化，强光、烈日刺激，酒精等情况下，头痛均可复发。中医学认为，头痛是外感风邪，内伤七情、肝气郁滞以及痰浊、瘀血等，使气血运行迟缓、留滞所致。

在生活中，很多人不把头痛当回事儿，认为吃几粒止痛片就好了，但是多数时候，停药头又痛。殊不知，这样不明病因，滥用止痛片，是会延误病情的。

轻松 搞定偏头痛

一、中成药的选用

（1）川芎茶调散：适用于偏头紧痛，遇风痛剧，头痛连及项背，鼻塞，恶寒，怕风，常喜裹头者。

（2）川芎清脑颗粒：适用于偏侧头痛、眩晕，入夜加剧，经久不愈者。

（3）野木瓜片：适用于偏侧头痛，遇风加重者。

二、敷贴法

（1）白砒、藤黄、斑蝥、红娘子各等分。方法：上药研末，加水为丸，如绿豆大小，将1粒药用胶布包裹并用针刺数孔，贴在太阳穴上，用胶布固定，每日1换，5日为1个疗程。

（2）酒制大黄100克，冰片30克。方法：两药共研细末，装瓶备用。头痛时用消毒药棉蘸药粉，塞入鼻内。也可以将药粉用水调成膏状，贴敷太阳穴。

（3）白芷0.5克，川芎0.5克，生石膏1克。方法：上药共研细粉，置脐内，外用伤湿止痛膏固封。

第一章 挺挺，注定了常见疾病反复发作

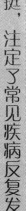

033

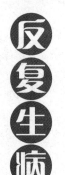
反复生病轻松搞定

三、 梳头法

得了偏头痛，可将双 10 个手指尖放在头部最痛的地方，像梳头那样进行轻度、快速地梳摩，每次梳摩约 100 个来回，每天早、中、晚、饭前各做 1 次，通过梳摩，可有效缓解头部痛点。

四、 按摩法

对头部进行力度适中的按摩，是缓解偏头痛的有效方法。太阳穴是偏头痛按摩的重要穴位，你可以用示指来按压，也可以用拳头在太阳穴到发际处轻轻来回转动按摩。

按摩 按摩，缓解头痛不用药

1. 搓摩脖子 每天早上起床后，先用右手在脖子后来回搓摩 10 ~ 20 次，接下来用左右手同时在两个耳朵后上下搓摩 10 ~ 20 次。方法虽然简单，但效果确实不错。

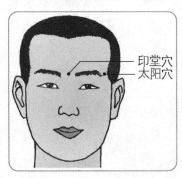
印堂穴
太阳穴

2. 按摩印堂穴 将两手示指屈曲，拇指按在太阳穴上，以示指内侧屈指面，由正中印堂穴沿眉毛向两侧刮动，双目自然闭合。手法以轻中有重为宜，每次做 30 遍以上，每日 2 次为度。

3. 揉太阳穴 将双手掌根贴于太阳穴，双目自然闭合，做轻缓平和的揉动。此法对上述各型头痛均有较好疗效。

4. 拽拉耳垂 用双手的示指和中指拉拽双侧耳垂，而双肩外侧横拉百次，可有效防治头痛的毛病。

治疗 头痛的小窍门

1. **冰袋冷敷** 将冰块放在冰袋里或用毛巾包好，敷在头痛部位。等冷却的头部血管收缩后，症状自然会减轻。

2. **饮用绿茶** 绿茶中的物质对缓解偏头痛有效果，所以，可以适量地饮用绿茶来克服严重的偏头痛。

3. **头缠毛巾** 疼痛时，使用毛巾或柔软的布条松紧适宜地缠在太阳穴周围，如此可达到抑制血管扩张、缓解疼痛的目的。

4. **毛巾热敷** 感冒头痛时，将一条干净的毛巾放在脸盆内，以适量热开水浸湿，稍拧去水，叠平压在患者的眼、鼻或头颈部的风池穴等部位，可减轻症状。

5. **蔓荆子酒治头痛** 蔓荆子 30 克，酒 500 毫升。将蔓荆子研为粗末，浸泡酒中，7 天后使用。每日 3 次，每次服 10 ~ 20 毫升，温服为佳。

6. **棉球塞耳** 将两个酒精棉球置于两个耳道内，片刻后头脑有凉爽和清醒的舒服感觉，头痛症状会大大缓解或消失。

7. **芳香疗法** 在手帕上滴上 2 滴薰衣草精油，然后放在鼻子下嗅几下芳香，以缓解紧张的情绪，完全放松自己。也可以将精油擦在额头、鬓角或者颈部，然后静静地卧床休息，可缓解头痛。

简易 对症食疗方

川芎白芷鱼头汤

方剂组成 川芎、白芷各 9 克，鱼头 250 克，生姜适量。

配制方法 共放砂锅中，加水适量炖汤服食。

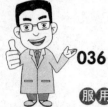

反复生病 轻松搞定

服用方法 每日 1 次，连服 5 日。

适应证 用于风寒头痛者。

川芎煮蛋

方剂组成 川芎 9 克，鸡蛋 2 只，大葱 5 根。

配制方法 同放砂锅中加水煮，鸡蛋熟后，去壳再煮片刻。

服用方法 吃蛋喝汤，每日 1 次，连吃数日。

适应证 用于风寒头痛者。

猪脑羹

方剂组成 猪脑 1 个，天麻 10 克，石决明 15 克。

配制方法 将猪脑、天麻、石决明同放到砂锅中，加水适量，以小火炖煮 1 小时成稠厚羹汤，捞出药渣。

服用方法 分 2 ～ 3 次服用，可常服。

适应证 主治头痛。

半夏山药粥

方剂组成 山药、清半夏各 30 克。

配制方法 山药研末，先煮半夏，取汁一大碗，去渣，调入山药末，再煮数沸，酌加白糖和匀。

服用方法 空腹吃。

适应证 适宜头痛兼见咳嗽、恶心呕吐者服用。

白萝卜海带汤

方剂组成 白萝卜 300 克，海带 100 克。

配制方法 将海带洗净，用温水浸泡 5 小时以上，连同浸泡的水一起装入砂锅内，先用大火煮沸，再用小火煨炖，将萝卜切片，待海带煮沸后下入砂锅同煮，直至烂熟。

服用方法 空腹食，连服数月。

适应证 适用于多种头痛。

薄荷糖块

方剂组成 薄荷粉 30 克（或食用薄荷油 5 毫升），白糖 500 克。

配制方法 白糖放铝锅中加水少许，以小火煎熬至较黏稠时，加入薄荷粉调匀，继续煎熬至挑起呈丝状而不黏手时，离火将糖放在瓷盆中，待稍冷，分割为数小块。

服用方法 经常食用。

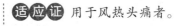

适应证 用于风热头痛者。

根除 头痛，离不开日常调理

根除头痛，最有效的治疗方式是在头痛的间隙期避免诱发因素。具体如下：

1. **减少饮酒** 所有酒精类饮料都会引发头痛，特别是红酒含有更多诱发头痛的化学物质。如果一定要喝，最好选择伏特加、白酒这类无色酒。

2. **学会减压** 工作压力再大也要注意，让"忙时"不要太忙，见缝插针地娱乐一下，放松一下心情，帮助你远离头痛。如泡温水浴，做瑜伽等放松运动都可以避免头痛。

3. **运动调节** 对有头痛的人来说，侧重呼吸训练、调息的运动（例如瑜伽、气功），可帮助患者稳定自律神经系统、减缓焦虑、肌肉紧绷等症状。

4. **生活规律** 生活要有规律，保持心情舒畅，劳逸结合。特别是偏头痛患者不宜思虑过度，保证每日有足够的睡眠时间。

5. **注意休息** 头痛患者若长期待在封闭的环境中，不妨离开座位出去呼吸一下新鲜空气。每小时要让眼睛休息5分钟，最好向远处眺望，这样也有助于缓解头痛。

健康小贴士

头痛也是病，一旦头痛剧烈，并伴有高热、眼痛、恶心、颈部僵硬等症状时，要及时就医。

第一章 挺挺，注定了常见疾病反复发作

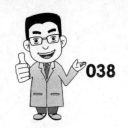

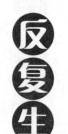

反复生病 轻松搞定

小脚气大麻烦，
轻松赶走脚气的老毛病

脚气在医学上称为脚癣，又叫脚湿气或香港脚，是一种常见的反复发作的皮肤病。它是由真菌引起的，主要侵犯脚趾间和足底部皮肤，也可能蔓延到脚趾和脚背。中医则认为，脚气是湿邪下注所致。人体的湿邪总要有一个出处，否则就全都憋在体内了，而人体中的湿邪通过脚来散发，于是就形成了脚气。

脚气的患病率很高，在日常生活中，很多人都患有脚气，尤其是年轻人居多。脚气的主要表现是足趾及足底皮肤出现小水疱，剧痒，皮肤增厚、粗糙干裂，或局部皮肤糜烂、红肿、化脓，严重的还会引起全身发热，并且往往夏秋季节较重，冬春季节略轻。

很多人认为脚气不算什么病，从而不当回事，忽视治疗，结果不仅严重影响日常的工作和生活，而且还极易传染给他人。患有脚气的人都知道，因为奇痒难忍，经常用手去抓挠，殊不知这样很容易造成继发性感染，引起淋巴管炎、淋巴结炎、丹毒等，致使病变反复发作，不易治愈。

脚气 为什么反复发作

患有脚气的人都有这样的体会：得了脚气后，又是抹药膏，又是中药泡脚，好不容易治好了，可是过了一段时间又复发了。可以说，很多患者都经历过今年治好了，明年会再犯；或冬季好了，夏季又犯。总

之，反反复复，难以治愈，那么脚气为什么会反复发作呢？主要有以下几个原因：

第一，通常情况下，真菌是很难被杀灭的。因为真菌在 – 6℃左右的环境里能长期存活；在 120℃的高温中，10 分钟内不会死亡；在脱离活体的毛发、指甲、趾甲、皮屑等上面，毒性还可以保持 1 年以上。有的人在脚气治好后，由于不注意，与其他脚气患者共同使用拖鞋、盆、毛巾等物品，或是在游泳池、旅店等公共场合又接触了真菌，于是又患上了脚气。

第二，有些人患了脚气，买点抑制真菌的药物，每天涂抹治疗，当症状稍有好转后便停止用药，其实真菌并没有被彻底杀灭，停药后，过一段时间真菌又"卷土重来"，脚气又复发了。

第三，还有的人患了脚气，不去正规医院的皮肤科就诊，不清楚自己到底患了哪类型的脚气，就买点消炎药膏涂抹，这样做虽然可以暂时止痒，看起来好像是病情好转了，其实根本没有抗真菌的效果，病菌当然也不能被杀死，反而会更加猖獗，脚气也难以治愈。

知道 自己患了哪类型脚气

患了脚气，看似是小病，但是如果不及时去治疗的话，还是会给患者造成很大的危害。现在我们知道了脚气反复发作的原因，那么怎么才能轻松治疗脚气呢？

有的人患了脚气，随便使用脚气药水，可能反而使病情加重，有时甚至会引发新的并发症，例如有人用氟轻松等药膏来治疗足癣，结果越治越扩展。有人将阿司匹林片压碎撒在糜烂的足趾间，结果形成一个溃疡，长期疼痛不愈。有的患者随便涂抹药膏，结果脚气没治好，反而引发皮肤过敏、接触性皮炎等。所以，要根据脚气的不同类型分类治疗。

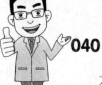
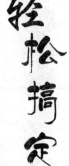

不同类型的脚气，病发的部位和程度也会有差异，在治疗上也不尽相同。我们应该了解自己的病情，然后对症去治疗。医学上通常将脚气分三种类型：水疱型、糜烂型和角质型。

水疱型脚气：多发于趾间、足缘，初起为壁厚饱满的小水疱，米粒大小，疏散或成群分布，疱壁较厚，疱液透明。数日后干燥脱屑，相互融合形成多房性水疱，瘙痒。

糜烂型脚气：多发于第三与第四趾间或第四与第五趾间。初起趾间潮湿，浸渍发白或起小水疱，表皮脱落会露出鲜红色烂面；严重者趾缝间、趾腹与足底交界处的皮肤均可累及。

角质型脚气：多发于足底、足缘、足跟，皮肤粗厚而干燥，角化脱屑、瘙痒，易发生皲裂。本型无水疱及化脓，病程缓慢，多年不愈。

水疱 型脚气

一、外用药的选用

（1）水疱型脚气要选择既有抗过敏作用又有抗真菌作用的药物，如派瑞松、益肤清、复方酮康唑软膏等，剂型要选择霜剂。

（2）如果起了小水疱，但没有破溃，可以先用 3% 的硼酸溶液浸泡，然后选用联苯苄唑乳膏等抗真菌霜剂。

（3）如果有大量水疱，且出现浸渍、糜烂，可以用复方硫酸铜液 1∶20 泡足，也可用马齿苋 60 克，煎水泡脚。

二、简易食疗方

花生大枣汤

方剂组成 花生 90 克，大枣 10 粒，鸡脚 10 只，瘦肉 120 克，陈皮 10 克。

配制方法 大枣去核，与余料共洗净。鸡脚连同瘦肉用水洗净，陈皮及水先煲沸，加入各材料煲

2～3 小时，调味即可。

服用方法 佐餐食。

绿豆猪肝粥

方剂组成 绿豆 60 克，猪肝、大米各 100 克。

配制方法 将猪肝洗净切片备用，绿豆、大米分别洗净。先将绿豆放入锅加水煮沸，改小火煮至半熟，再入肝片和大米煮成粥，加调料即成。

服用方法 温热服用。

豆仁粥

方剂组成 赤小豆、生花生米各 50 克，薏苡仁 30 克，大蒜 15 克，大枣 15 枚。

配制方法 上五味同煮作粥。

服用方法 任意食用。

简单 清除糜烂型脚气的方法

一、外用药的选用

（1）皮肤的表面保护层没有了，所以应使用收敛类药物。可用醋酸铅每晚浸泡，再搽上达克宁或孚琪，最后上足粉。

（2）枯矾、黄柏、五倍子、乌贼骨，任选一种研末备用，洗净脚后撒于患处。

（3）这种脚气不可以用刺激性强的药，最好先使创面收敛干燥再用药。可以用 1：8000 高锰酸钾溶液湿敷，然后外用油剂或粉剂，待皮肤干燥后，改用盐酸特比萘芬等霜剂或软膏。

二、简易食疗方

米糠红糖汤

方剂组成 米糠 150 克，红糖 30 克。

配制方法 将米糠加水煎煮，经几沸后煎至 1 碗，去渣，加红糖调服。

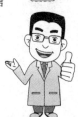

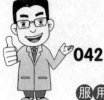

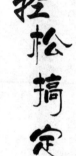

反复生病轻松搞定

服用方法 日服 2 次。

紫菜车前子汤

方剂组成 紫菜 25 克，车前子 25 克。

配制方法 将紫菜与车前子加水煎汤。

服用方法 日服 2 次。

黑豆甘草汤

方剂组成 黑豆 50 克，甘草 6 克。

配制方法 甘草布包，煮熟。

服用方法 吃豆喝汤。

角质型脚气的轻松治疗方法

一、外用药的选用

（1）这种脚气最大的特点就是真菌在比较厚的角质层内，很难"消灭"，外用药可以用脚癣药膏或 1%～3% 克霉唑霜等。

（2）白凤仙花、皂角各 30 克，花椒 15 克，任选一种，放入半斤醋内，浸泡一天后，于每晚临睡前泡脚 20 分钟。连续治疗 7 天，对角质型脚气很有效果。

二、简易食疗方

附片猪蹄汤

方剂组成 猪蹄 2000 克。药材：白附片、木瓜各 30 克，白术 15 克，盐适量。

配制方法 白附片、木瓜、白术洗净后用纱布袋装好；将药包与猪蹄同炖，待猪蹄熟透后取出药袋。

服用方法 佐餐。

米糠荸荠饼

方剂组成 细米糠 50 克，荸荠粉 100 克，红糖适量。

配制方法 将细米糠、荸荠粉和适量红糖调匀，做成饼蒸熟。

服用方法 经常食用。

冬瓜鲫鱼汤

方剂组成 冬瓜 1000 克，鲤鱼 1 条（约 500 克），盐、味精少许。

配制方法 二者煮汤，放入盐、味精。

服用方法 分餐佐食。

简单 实用的治疗脚气小偏方

1. **稀释醋水** 醋有消除疲劳，治疗脚气的功效。具体的方法是，把醋放入水中稀释，然后把脚浸泡在醋水中即可。

2. **大蒜汁治疗慢性脚气** 把大蒜榨成汁涂抹在患处，可以有效治疗脚气。具体的方法是：大蒜剥皮后榨成汁，涂抹在患有脚气的部位。需要注意的是，在涂抹大蒜汁之前，可以用刺激性较小的香皂把脚洗净，之后用毛巾擦干，再用棉棒涂抹大蒜汁。

3. **食醋雪花膏治脚气** 具体的方法是：取食醋、雪花膏各适量，将其混合调成糊状，涂于患处。随配随用，2~3 次就可以看到效果。

4. **冬瓜皮治脚气** 脚气病重时会导致溃烂流水，这时可买 1 个冬瓜，削下瓜皮熬水洗脚，效果很不错。

5. **嫩柳叶治脚气** 采一把嫩柳叶，加水煎熬，而后洗脚，数次即可见效。如果仅是脚趾缝溃烂，可将嫩柳叶搓成小丸状，夹在趾缝，第二天即可见效。

6. **巧用白糖治脚气** 先把脚洗干净，然后取少许白糖，在患脚气的部位用手反复揉搓，搓后用温水洗干净。每隔两三天搓洗 1 次。此法效果很不错，轻微脚气 3 次后就可以痊愈。

7. **啤酒泡脚可治脚气** 很多人患了脚气，久治不愈，这时可以试着用啤酒泡脚来治疗。具体的方法是：把啤酒倒入盆中，不加水，双脚清洗后放入啤酒中浸泡 20 分钟再冲干净。每周泡 1~2 次，即可见效。

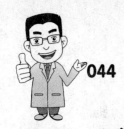
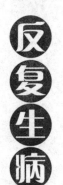

预防 护理恰当，从此不为脚气烦忧

脚气反复发作，很大程度上是日常生活中不注意预防和护理导致的，比如：不注意脚部的清洁，与患脚气者共用一个盆洗脚，共穿一双拖鞋等，以至于脚气治好了，一段时间后又复发了。因此，在日常生活中，脚气患者要注意以下几点：

健康小贴士

> 脚气是会传染的，所以应尽量避免身体或双手接触脚部。

（1）注意清洁，保持皮肤干燥，保持足部清洁，每天清洗数次，勤换袜子。

（2）洗脚盆和擦脚毛巾应分别使用，以免传染他人。

（3）平时不宜穿运动鞋、旅游鞋等不透气的鞋子，以免造成脚汗过多，脚臭加剧。

（4）忌食辣椒、生葱、生蒜等易引发出汗的食品。

（5）脚痒时不可用手抓脚，以免染上手癣。

（6）情绪宜恬静，兴奋和激动容易诱发多汗，加重足癣。

（7）洗脚时要忌用碱性肥皂等刺激性的化学用品。

支气管哮喘，

分清病症好治愈

哮喘是支气管哮喘的简称，哮喘是一种常见病，多发病，是由于支气管痉挛、黏膜水肿、分泌物增多而引起通气阻塞。临床特征为反复发作的喘息、气促、胸闷或咳嗽等症状，多在夜间或凌晨发生。此病多与接触变应原、冷空气、理化刺激、病毒性上呼吸道感染、运动等有关。

一般来说，哮喘发作前，患者有频繁的咳嗽、多痰。早、晚常感胸闷，发作的数秒钟，还可有鼻痒、眼睑痒、打喷嚏、流梯、下咳的症状。先兆症状出现以后即可出现胸闷、胸部紧束甚至窒息感，甚则出现呼吸困难，大汗淋漓。重度发作还对出现头痛、头昏、焦虑、神志模糊、嗜睡、呕吐等症。

哮喘属于"顽疾"，历来被视为是难治之症。中国古代医学中有句谚语，叫作"内不治喘，外不治癣"，其实"内不治喘"就是因为哮喘难治的特点。

的确，经对症治疗后，症状会很快缓解，但很容易复发。每遇冷空气、灰尘、药物、化学物品等各种因素的刺激均可引起哮喘发作。久而久之，可形成哮喘病，年久不愈。因此，我们应该积极寻找诱发因素，妥善处理，严防反复发作。

分清 症状，才能轻松治愈

哮喘病的发病原因很多，猫狗的皮屑、真菌等过敏原的侵入、微生物感染、疲劳过度、情绪波动、气候寒冷导致呼吸道感染、天气突然变化或气压降低都可能导致哮喘病发作。

中医学认为，外感风寒暑湿，饮食酸咸甘肥，生冷海腥，恼怒气逆，劳倦过度，烟尘等皆可使气的升降发生逆乱，触动肺中伏痰，痰升气阻而发病。按发作症状，哮喘可分为寒喘、热喘、虚喘等类型。

1. **寒喘** 其主要症状是呼吸气促，喉中痰鸣，胸膈满闷，痰少、色白而黏，或稀白多沫，面色晦滞带青，形寒怕冷，口不渴，或渴喜热饮。冬季或受凉易发。治疗原则是：温肺散寒，化痰平喘。

2. **热喘** 其主要症状是气粗息涌，喉中痰鸣如吼，胸高胁胀，咳呛阵作，咳痰色黄或白，黏浊稠厚，渴喜冷饮，小便黄赤，大便干结

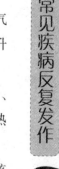

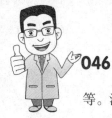

等。治疗原则是清热宣肺，化痰定喘。

3. **虚喘** 体弱、久病者，往往反复发作，常有持续性哮喘，咳痰无力，气喘心悸，口唇及指甲可能出现发绀。

寒喘 的轻松治疗

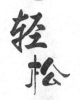

一、中成药的选用

（1）小青龙口服液，适用于咳嗽频作，胸闷气促，痰多，咳痰稀白，病初多有瑟瑟头痛，口不渴者。每日3次，每次1支（10ml）。

（2）金匮肾气丸，适用于哮喘缓解期，短气喘促，动则为甚，咳吐白沫痰或痰少质黏，腰酸腿软，劳累后易发者。每日3次，每次6~9克。

（3）桂龙咳喘片适用于咳嗽喘急，痰多黏浊，胸中满闷，喉中有痰声者。每日3次，每次2~3片。

二、简易食疗方

炖狗肉

方剂组成 狗肉500克，大蒜适量。

配制方法 上二味共放于锅中炖，以肉烂为度。

服用方法 隔日1剂。

姜汁蜂蜜饮

方剂组成 姜30克，蜂蜜60克。

配制方法 将姜捣烂后取汁，加入蜂蜜。

服用方法 开水冲服，每日3次。

杏仁薄荷粥

方剂组成 杏仁30克（去皮尖），鲜薄荷10克，粳米50克。

配制方法 将杏仁放入沸水中煮到七分熟，放入粳米同煮，将要熟时，放入薄荷，煮熟即可。

服用方法 温热服用。

热喘 的轻松治疗

一、中成药的选用

（1）双黄连口服液、急支糖浆和贝羚胶囊都适用于咳嗽胸闷，呼吸急促，痰多色黄或咳吐黄痰者，治疗热哮效果很好。

（2）左归丸、参蛤散均适用于痰少质黏，腰膝酸软，汗出者。

（3）热哮呼吸急促，喘不得平卧的患者，可冲服地龙粉平喘清热，亦可用洋金花以平喘。

二、简易食疗方

凉拌三鲜

方剂组成 竹笋 30 克，荸荠 40 克，海蜇 50 克。

配制方法 先将竹笋切片，以沸水焯后沥干；将荸荠洗净切片；把泡发好的海蜇洗净切丝，用热水焯一下即可。在三物中加佐料凉拌。

服用方法 佐餐食用。

胡桃杏仁米粥

方剂组成 胡桃仁、杏仁各 15 克，粳米 50 克，蜂蜜适量。

配制方法 先将杏仁水研滤汁，取汁和胡桃、粳米共煮粥，粥成后以蜂蜜调味。

服用方法 空腹服用，每日 1 ~ 2 次。

白果汤

方剂组成 白果仁 12 克，麻黄 6 克，冬瓜子 15 克，白糖或蜂蜜适量。

配制方法 麻黄、冬瓜子用纱布包好，与去壳白果同煮沸后用小火煮 30 分钟，加白糖或蜂蜜。

服用方法 连汤服食。

丝瓜鸡汤

方剂组成 嫩丝瓜 3 条，鸡肉 200 克，盐、味精等佐料适量。

047

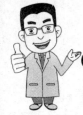

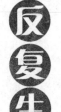

反复生病轻松搞定

配制方法 丝瓜切薄片与鸡肉共煲 1 小时，入佐料。

服用方法 佐餐，每日 1 次，5 日为 1 疗程。

虚喘 的轻松治疗

一、中成药的选用

麦味地黄丸、二母宁嗽丸等对于虚喘都有很好的疗效。

二、简易食疗方

腐皮白果粥

方剂组成 白果 6 粒，豆腐皮、粳米各 30 克。

配制方法 将白果去壳、衣及心，洗净，豆腐皮切碎；把粳米洗净与白果、豆腐皮一起放入锅内，加清水适量，以小火煮成粥，调味即可。

服用方法 随量食用。

南瓜盅

方剂组成 南瓜 1 只（约 500 克），蜂蜜 60 克，冰糖 30 克。

配制方法 先在南瓜顶上开口，挖出一部分瓜瓤，将蜂蜜、冰糖装入，盖好，放入盆内，隔水蒸 1 小时取出。

服用方法 早晚分两次吃完，连服 10 天。

太子参炖嫩鸡

方剂组成 净仔鸡 1 只，太子参 15 克，姜片、葱段、料酒、盐各适量。

配制方法 锅置火上，注入适量清水，加入仔鸡，太子参、姜片、葱段、料酒，大火煮沸，改小火炖至肉熟时，加入盐调味即可。

服用方法 佐餐食用。

虫草炖肉

方剂组成 冬虫夏草 3 ~ 10 克，瘦猪肉 150 克。

配制方法 将瘦猪肉切块，用开水焯一下，放入锅内，加冬虫夏草及各种调料，以急火煮沸，改慢火炖煮，至肉烂汤浓为止。

服用方法 肉、药、汤俱服。

日常 平喘小偏方

1. **五味子鸡蛋方** 五味子 3 克，红壳鸡蛋 7 个，五味子加水浸泡鸡蛋 10 日，待弹壳变软为度，再将五味子去渣，加白糖 5 克，连汤一起服下，可分 2~3 次服用，小儿酌减。

2. **自制药袋** 藿香、佩兰各 15 克，薄荷 3 克，生黄芪 12 克，四药共研细末，装入布袋中，在缓解期时挂在胸前。

3. **药汁泡脚** 用桃仁、红花各 10 克，川芎、地龙各 15 克，炙麻黄、牛膝各 10 克，加水适量煎成药汁、每晚临睡前用温药汁浸足 20 分钟。

4. **敷贴疗法** 用白芥子 30 克，甘遂、细辛各 15 克，共同研碎成细末，再以生姜汁调成糊状。取少量（如蚕豆大）涂在肺俞、膏肓及百劳穴上，经 0.5~1 小时后取下并擦掉药物。

5. **按压耳部** 用王不留行磁珠贴合耳部，选穴平喘、肺、内分泌、肾上腺、神门、支气管等，每日自行按压所贴穴位 3~4 次，1 周为 1 疗程。

6. **按摩定喘穴** 定喘穴位于肩颈部，第 7 颈椎棘突下，旁开 0.5 寸。取坐位，右手手指或中指指端按右侧定喘穴，右手示指或中指按左侧定喘穴，每穴按揉 2 分钟，以局部有明显的酸痛感为佳。

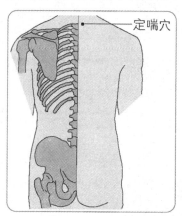

定喘穴

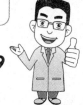

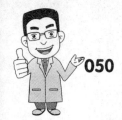

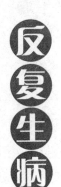

自我 调养，防止哮喘反复发作

除了使用药物治疗之外，在日常生活中，哮喘患者要避免接触过敏物质，有针对性地改善生活环境和生活习惯，积极调养，这样就能轻松地避免哮喘反复发作。

（1）对哮喘的防治，应以积极锻炼身体，特别是耐寒和呼吸运动锻炼为本，以增强体质，提高抗病能力。根据身体状况选择散步、慢跑、爬楼梯、游泳、广播操等。

健康小贴士

哮喘患者平时应备用一些应急的平喘药物，严重发作时，应立即送入医院就诊。

（2）居住环境要清洁，卧室内应力求简单，不要挂置厚绒装饰品，不要放置地毯。

（3）床具要经常拍打曝晒，并且不能用羽绒被和丝棉被。

（4）不要养宠物，如狗、猫、鸟等，因为这些宠物的皮毛和分泌物、排泄物可成为哮喘的诱发因素。

（5）注意空气流通，经常开窗保持空气新鲜。

（6）少食过甜、过咸及生冷之品，对可以诱发哮喘的食物如牛奶、鸡蛋、鱼、虾、蟹等要少食。

（7）吸烟会引起支气管壁痉挛，分泌物增加，诱发或加重哮喘发作，因此要绝对戒烟，酒亦宜忌之。

肠胃疾病要想不反复，
不仅仅是吃几片药

在现实的生活中，常常会有人出现消化不良、胃痛、便秘以及腹泻等与肠胃有关的疾病。不用多做解释，相信你也知道肠胃不好对身体健康所带来的影响。那么，在出现上述症状时，我们该怎么办呢？仅仅是吃上几片药就可以了吗？在这儿要告诉你的是，如果不以一种正确的方式应对，那些看起来已经缓解的病症，很可能再次复发，并对我们的健康造成更大的伤害。

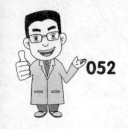

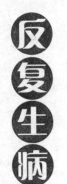

反复生病 轻松搞定

要想杜绝消化不良，
就要知道为什么会消化不良

　　很多人吃饭后常有胃灼热的感觉，这就是消化不良的表现。其实，每一个人，无论什么年龄或性别都会遇到消化不良。消化不良通常表现为进食时或食后出现上腹部不适感或疼痛；进食、运动或平卧后，上腹正中有烧灼感或反酸，并可延伸至咽部；经常感到饱胀或有胃肠胀气感，打嗝、放屁增多；食欲不振、恶心，有些人会轻度腹泻。

　　偶尔的消化不良的危害性不大，但长期消化不良会影响人体对必须营养素的吸收，容易造成营养不良，并容易引起肠胃疾病。

　　生活中，有人出现类似消化不良的症状时，通常都是吃些助消化药，但有时效果并不尽如人意，这是为什么呢？这是因为人们没有弄清楚引起消化不良的原因，从而不能正确选药所致。要想彻底治愈消化不良，使其不再反复，就要知道自己为什么会消化不良，然后从因论治。

为什么 消化不良

　　导致消化不良的原因很多，主要和精神心理因素有关，如情绪波动、睡眠状态、休息不好、工作压力太大等。表现仅有轻微的上腹不适、饱胀、胃灼热等症状。消化不良可以由进食过饱、饮酒过量、经常服用止痛药如阿司匹林等引起，也可能是某些器质性疾病如慢性胃炎、胃及十二指肠溃疡消耗性疾病引起。另外，天寒受凉也容易引起消化不良。

　　在中医上，消化不良属于"胃痞""胃痛""嘈杂"等范畴。其病在胃，涉及肝脾，病机主要为脾胃虚弱、气机不利、胃失和降。在临床比较常见的是肝郁气滞、饮食不节所致的消化不良。例如时饥时饱，暴饮暴食，偏食辛辣肥甘或过硬、过冷、过热的食物，日久损伤脾胃。在治疗上以健脾、疏肝、降胃为基本原则。

消化 不良的轻松治疗法

一、中成药的选用

（1）大山楂丸、复方消食颗粒、加味保和丸：能健脾利湿、开胃导滞，适用于食欲不振，消化不良之症。

（2）香砂枳术丸、枳实消痞丸：适用于脾虚气滞、寒热互结引起的消化不良。

（3）沉香化滞丸：适用于积食引起的消化不良。

二、按摩法

1. **按摩腹部**　患者取仰卧位，以中脘穴为圆心，将掌根在上腹部轻度按摩约3分钟，以腹内觉温热为度。此法具有温健作用，适用于脾胃虚寒引起的消化不良。

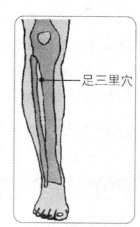

——足三里穴

2. **推揉足三里**　患者取坐位，将右手拇指指腹贴在左侧足三里穴上按揉1～2分钟，再用左手拇指指腹贴在右侧足三里穴上按揉1～2分钟。让局部有酸胀微麻的感觉为佳。经常点按足三里，可以协调阴阳，健脾和胃，增强体质，防治疾病。

三、针灸调养法

将艾条点燃后，应先对准背部脾俞、胃俞、大肠俞等穴，在其穴位上方2～3厘米处，每穴各施灸10～15分钟。随后，再将艾条移至腹部

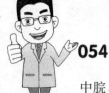

中脘、天枢、关元等穴，依照同样的方法，各施灸 10～15 分钟。最后，施灸下肢太白穴，肢体穴位的艾灸时间可延长至 15～20 分钟。

四、运动调养

平坐或盘坐，以一手扶腰，一手向上托起，移至双眉时翻手，掌心向上，托过头顶，伸直手臂。同时，两目向上注视手背，先左后右，两手交替进行各 5 次。此法能调理脾胃，帮助消化。

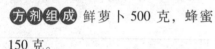

消化 不良简易食疗方

蜜饯萝卜

方剂组成 鲜萝卜 500 克，蜂蜜 150 克。

配制方法 鲜萝卜洗净，切成丁，放在沸水中煮沸后捞出滤干水分，晾干，再放锅内加蜂蜜 150 克，用小火煮沸，调匀即可

服用方法 饭后食用。

适应证 适用于饮食不消，腹胀，反胃，呕吐等症。

凉拌海蜇萝卜丝

方剂组成 海蜇皮 200 克，萝卜 150 克，酱油、盐、醋、麻油各适量。

配制方法 先将海蜇皮切细丝，用开水稍烫，捞出放入凉水中。将萝卜洗净切细丝，用盐稍腌一下出水，与海蜇丝同放盘内，再加酱油、醋、麻油等调料拌匀。

服用方法 佐餐食用。

适应证 适用于消化不良、腹胀等证。

鹌鹑山药

方剂组成 鹌鹑 1 只，党参 25 克，淮山药 50 克，盐少许。

配制方法 鹌鹑去毛及内脏杂物，与其他各味加水共煮熟。

服用方法 吃肉喝汤。

适应证 用于治脾胃虚弱引起的不思饮食、消化不良等。

海带陈皮萝卜汤

方剂组成 陈皮 2 小片，海带 25克，白萝卜 250 克。

配制方法 白萝卜、海带切丝，和陈皮共煮半小时，汤成后，加入盐和调料调味。

服用方法 喝汤吃萝卜、海带。

适应证 适用于各种消化不良症。

大麦豇豆粥

方剂组成 大麦米 300 克，豇豆100 克，红糖 50 克，碱面 2 克。

配制方法 将大麦米与豇豆分别洗净，一起放入开水锅内，加碱面，用小火煎煮并不断搅动，待米粒熟、豇豆开花时，拌入红糖，再稍煮片刻即可。

服用方法 趁热食用。

适应证 适宜消化不良或食滞泄泻者食用。

香砂藕粉糊

方剂组成 砂仁 2 克，木香 1 克，藕粉 30 克，白糖适量。

配制方法 将砂仁、木香研为细末，同藕粉及白糖一起放入碗内调匀，沸水冲泡，搅拌成糊状即可。

服用方法 趁热食用，每日 1～2 次。

适应证 适用于消化不良。

砂仁粥

方剂组成 砂仁 2～3 克，大米50～75 克。

配制方法 先把砂仁捣碎为细末，再将大米煮粥，待粥将熟时，调入砂仁末，稍煮即可。

服用方法 早晚餐，温热服食。

适应证 适用于食欲不振、消化不良等症。

茴香菜粥

方剂组成 茴香50 克，大米200 克。

配制方法 将茴香清洗干净，切成末；大米淘洗肝经之后放入锅中煮熟，关火，调入茴香末，继续焖5 分钟即可。

服用方法 趁温热食用。

适应证 适合于消化不良、食欲不佳的患儿。

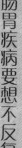

第二章 肠胃疾病要想不反复，不仅仅是吃几片药

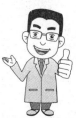

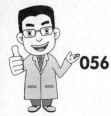

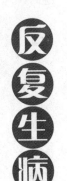

治疗 消化不良小偏方

1. **蜜橘干** 取蜜橘 1 只挖孔，塞入绿茶 10 克，晒干。成人每次 1 只，小儿酌减。食用这种蜜橘，可有效治疗消化不良。

2. **定量饮啤酒** 患有习惯性消化不良的人，喝啤酒是很好的治疗方式。一般在饭后 30 分钟及临睡前饮用，量不要超过 300 毫升。30 天即有明显效果。

3. **缩小腹法** 具体做法是，收缩肚脐周围的腹部肌肉，以拉动下腹部与丹田，与命门产生共振。此法可调整胃酸，增强肠胃功能。

4. **咽津法** 具体做法是，在刷牙漱口后，口唇微闭，两腮和舌头沿齿龈内外做漱口运动，接着鼓腮，保持唾液在口中漱动约 20 次，再慢慢吞咽唾液。此法能生津，调整胃肠消化功能。

5. **热敷法** 把湿毛巾放进微波炉加热，然后趁热将湿毛巾用塑料袋装起来，放在腹部上方，躺下休息。需要注意的是，湿毛巾的热度以不被烫伤为宜。

6. **生姜 + 米酒** 取适量米酒加热，加入生姜汁 10 毫升服用。主治消化不良引起的厌食恶心。

合理 调护，可轻松告别消化不良

合理的饮食、日常调养对消化不良可以起到预防和治疗作用。因此，要想使消化不良不再复发，在日常生活中，就要做好养护。

（1）可以多吃一些高纤维食物，如新鲜的水果、蔬菜和全谷物食物。

（2）不要吃燥热、辛辣的食品，例如烧烤食品、煎炸食品、咖啡、碳酸饮料、等。

（3）平常饮食中，应该以面食为主，例如馒头、花卷、面条等。

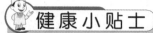

（4）进餐时应保持轻松的心情，不要匆促进食也不要囫囵吞食更不要站着或边走边食。

（5）不宜泡饭或和水进食。饭前或饭后不要马上大量饮用液体

（6）平常饮食不要贪凉，尽量少喝牛奶，因为牛奶属于凉性，会刺激胃肠。

（7）消化不良的人可以适量喝一些米汤和大麦粥。

若不搞清楚慢性胃炎的病因，

疼痛就会缠你一辈子

慢性胃炎是一种常见病，多发病，且年龄越大，发病率越高。慢性胃炎主要是胃黏膜上皮受到各种致病因子如药物、微生物、毒素等经常反复侵袭，发生慢性持续性炎症病变。其主要症状有：胃部疼痛和有饱胀感，尤其在饭后症状加重，而空腹时比较舒适。虽然患者每次进食量不多，却觉得过饱而不适，常伴有嗳气、反酸、胃灼热、恶心、呕吐、食欲不振、消化不良等现象。

慢性胃炎的发病多与不合理的饮食习惯有密切的关系，如：长期过量饮酒、浓茶、咖啡；长期过量食用辣椒、芥末等刺激性强的调味品；不按时进餐或不吃早餐；盲目减肥控制进餐或暴饮暴食都会损伤胃黏膜，引发慢性胃炎。

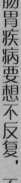

第二章 肠胃疾病要想不反复，不仅仅是吃几片药

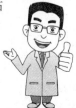

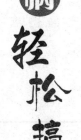

慢性胃炎属中医学"胃脘痛"、"痞满"、"吞酸"、"嘈杂"、"纳呆"的范畴。中医认为，慢性胃炎多因长期情志不畅、饮食不节、劳逸失常，导致肝气郁结、脾失健运、胃脘失和所致。因此治疗慢性胃炎当以养胃健脾、疏肝理气为关键。

慢性胃炎病程较长，病症持续或经常反复发作，给人带来巨大的痛苦。只有了解了病因，才能彻底治愈，使其不再复发。

中医 辨证治疗法

中医认为，慢性胃炎多数因情志不得以舒展，郁怒得不到发泄而伤肝，再加上饮食不节制，过度饮酒，最终引起慢性胃炎症状。根据慢性胃炎发病机制和临床表现的不同，中医通常将其分为以下几种类型：

1. 胃阴不足型 常见症状为胃脘隐痛、嘈杂、饥不欲食、口燥咽干、大便干结、舌红少苔、脉细数。治疗此证宜养阴生津、理气和胃。

2. 脾胃虚弱 胃脘坠胀不舒，食欲缺乏，泛吐清水，隐隐作痛，喜温喜按，饿时痛甚，进食稍减，大便稀溏，神疲乏力。治疗此证宜补中益气，健脾温胃。

3. 肝胃气滞型 常见症状为胃脘胀痛、饱闷不适、食后尤甚、痛连两胁、嗳气频繁、苔薄腻、脉弦。治疗此证宜疏肝理气、和胃止痛。

4. 淤滞伤胃 胃脘刺痛或锐痛，痛处拒按，时感胃部灼热嘈杂，食欲缺乏。舌质暗紫有瘀斑，苔薄黄，脉涩。治疗此证宜活血化瘀，理气和胃。

一旦患了慢性胃炎，稍不注意，病情就容易反复发作，无法得到彻底治愈。每次饮食不加以节制时，就会诱发病症。因此，想要治愈慢性胃炎，要认清病症，对症下药，这样才能药到病除。

慢性胃炎轻松调养法

一、药物调养法

（1）三九胃泰、快胃片、温胃舒、养胃舒、香砂六君子丸等，择1~2种对自己有效者服用。

（2）香砂养胃丸：适用于胃痛隐隐，得温则减，喜按，畏寒怕冷，胃口不佳，神疲乏力，大便溏薄者。

（3）舒肝和胃丸：适用于胃脘胀痛，痞满不适，食后尤甚，嗳气泛酸，恶心呕吐，情志不舒时病情加重者。

（4）猴菇菌片：适用于胃脘隐痛或灼痛，疼痛多无规律，但以夜间和空腹为多，食欲不振，口燥咽干，大便干结者。

（5）逍遥丸：主要用于因情绪不快引起的胃脘痛。

（6）十香止痛丸：疏气解郁，散寒止痛。用于气滞胃寒所致的两胁胀满、胃脘刺痛、腹部隐痛。

二、针灸调养法

（1）取中脘、足三里穴，腹部饱胀加气海、天枢穴；呕吐配鸠尾、内关穴，中强度刺激，留针20分钟，每天1次。

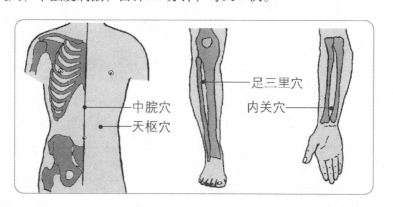

中脘穴
天枢穴
足三里穴
内关穴

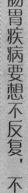

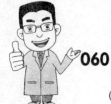

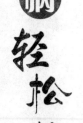

（2）先在双侧足三里穴位涂少量的凡士林或温水，以增加黏附作用，再放上艾炷点燃。当穴位的皮肤感到疼痛时，更换艾炷。每天1～2次，每次20～30分钟。

三、按摩调养法

1. 按摩腹部　具体方法为，用手掌或掌根鱼际部在剑突与脐连线之中点部位做环形按摩，节律适中，轻重适度。每次10～15分钟，每日1～2次。

2. 按摩前额　让患者取仰卧位。按摩者将两手拇指指腹置于前额正中，自内向外按摩至太阳穴，往复约2分钟。然后两手掌根轻压在太阳穴，掌心相对，反复按摩约2分钟。

3. 按揉神阙穴　先按揉神阙穴四周约5分钟；再用两手拇指捏按足三里穴、合谷穴2分钟，然后坐在凳上，双膝分开，两手穿过大腿后握住板凳边缘，然后呼气并用力抬凳数次，每天1次。这可以解除精神紧张，减少胃痛发作次数。

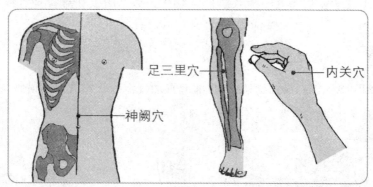

四、运动调养法

气功对增强体质，调摄精神具有很好的作用。慢性胃炎患者可以选用一些合适的功法，持之以恒，对本病的治疗和预防复发有明显的作用。一般多选用静功，如静坐。具体方法是：自然呼吸，排除杂念。先叩齿36次，舌搅津液，分3次咽下，送入脐上中脘穴处。再意想黄气，以鼻吸三满口，呼气时用意念将黄气慢慢送入中脘，再使气布散中脘，如此反复10次，每日练习4~6次。

慢性胃炎简易食疗方

茶叶粥

方剂组成 陈茶叶7克，生姜5克，大米100克。

配制方法 生姜洗净，拍碎和茶叶一起用纱布包好。大米淘洗干净，放入锅内，加适量水，大火烧开改小火，放入纱布包，煮成粥。

服用方法 早餐、午餐均可食用。

适应证 适用于慢性胃炎食积不消、过食油腻等。

草采生姜羊肉汤

方剂组成 羊肉500克，草果、陈皮各6克，生姜30克。

配制方法 将新鲜羊肉洗净，切成块，在开水中焯一下；生姜拍碎，草果、陈皮洗净。用料全部放入锅中，加水适量，大火煮沸后，转成小火煮1~2小时即成，加盐调味。

服用方法 吃肉喝汤。

适应证 适用于慢性胃炎、脾胃虚弱、寒湿凝滞者。

甘草橘皮饮

方剂组成 干橘皮、甘草各100克，蜂蜜适量。

配制方法 将干橘皮、甘草加水浸泡，发透后煎煮烂熟，煎熬成稠膏，加蜂蜜等量。至沸停火，冷却后备用。

服用方法 每次1汤匙，每日2次，热水冲服。

适应证 适用于慢性胃炎，症见胃脘胀痛、饱胀不适、嗳气等。

甜成小白菜饮

方剂组成 小白菜250克，盐少许，白糖适量。

配制方法 小白菜洗净剁碎，加盐腌10分钟，用纱布包扎绞汁，

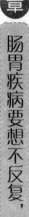

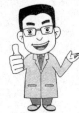

反复生病 轻松搞定

062

加入白糖即成。

服用方法 每日 3 次，空腹饮用。

适应证 适用于老年慢性胃炎，症见胃中灼热、心烦易怒、口干口苦、便秘等。

薏苡绿豆汤

方剂组成 薏苡仁、绿豆、白糖各 50 克。

配制方法 将薏苡仁、绿豆淘洗干净，同入锅内，加水适量。大火烧开改小火煮烂，加入白糖溶化即可。

服用方法 代茶分次温服。

适应证 适用于慢性胃炎，脾胃湿热型。

桃仁丹参粥

方剂组成 桃仁 15 克，丹参 30 克，大米 150 克。

配制方法 将桃仁、丹参洗净，放入锅内，加水适量。大火煎开，慢火再煎 40 分钟后去渣取汁。将大米淘净，入锅，加水适量。煎煮至粥成，加入药汁稍煮即可。

服用方法 饮粥，日服 2 次。

适应证 适用于慢性胃炎瘀阻胃络者。

参芪大枣粥

方剂组成 党参 20 克，黄芪 15 克，大枣 10 枚，大米 100 克。

配制方法 水煎党参、黄芪。慢火煮 40 分钟后，去药渣留汁，放入大米、大枣共煮成粥即可。

服用方法 每日 1 剂，分 1～2 次服食。

适应证 适用于慢性胃炎病久体弱者。

小茴首乌炖猪肚

方剂组成 鲜猪肚 1 个，炒小茴香、何首乌各 30 克。

配制方法 将猪肚洗净，药物用纱布袋另装并扎好袋口，一同放入砂锅内。加水适量同煲，以猪肚熟烂为度。

服用方法 食猪肚喝汤。

适应证 适用于慢性胃炎脾，胃虚寒型。

日常 生活多注意

胃病的治疗，俗话说"三分治，七分养"，故本病的治疗重在"养"。并且此病病程长，症状持续，反复发作，因此对慢性胃炎患者应予适当调养。

（1）慢性胃炎患者的一日三餐要按时，且不宜吃得过饱。

（2）戒烟酒，不喝浓茶、咖啡，慎吃辛辣、生冷、质硬的食物。

（3）患者忌吃易引起腹胀和含纤维较多的食物，如豆类和豆制品、芹菜、韭菜。

（4）患者应注意保暖、避风寒，并保证适当的休息，避免过度劳累。

（5）平素宜避免抑郁、动怒，以免肝气犯胃，心胸宜豁达开朗。

（6）应避免过冷过热，适时添减衣被，预防上呼吸道感染，减少细菌、病毒及其他毒素对胃的侵袭。

便秘分为很多种，
最要紧的是辨证治疗

便秘是指连续几日不排大便，表现为排便次数减少、粪便量少质硬、排便"吃力"、便后没有畅快感等。便秘时久，常常会引起腹胀，以致腹痛、头晕、头胀、食欲减退、睡眠不安等症状，并容易引发痔

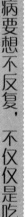

063

疮、肛裂等疾病。

便秘的发生多由于食物过于精细，缺少足量纤维素，或生活习惯不当，久坐、久卧及缺少运动，或对排便感经常忽视，缺乏通便刺激，粪便在大肠腔内停留过久，水分被过量吸收，使粪质干燥难以排出。

偶尔的便秘虽然无严重后果，但会给患者带来精神负担，影响情绪。而长期便秘会使人体因毒素无法及时排出而出现腹胀、口臭、食欲减退和易怒等身体中毒症状，还会引起肥胖、皮肤老化、贫血、肛裂、痔疮、直肠溃疡等。

便秘 的类型

中医学认为，便秘系大肠传导功能失常所致，但常与脾胃肺肝肾等脏腑功能失调有关。外感寒热之邪、内伤饮食情志、阴阳气血不足等皆可形成便秘。概括说来，便秘的直接原因不外乎热、气、虚、冷四种。平时胃肠燥热，又经常饮酒嗜食辛辣，容易形成热秘；情志不遂，致气机郁滞，大肠传导失职可形成气秘；劳倦内伤，病后、产后气血亏虚，气虚大肠传导无力，血虚大肠失濡可形成虚秘；肾阳亏虚，肠道失去温煦，可致阴寒内结形成冷秘。其主要症状如下：

1. **热秘** 大便干结，小便短赤，口干心烦，面红身热或微热、口干、口臭、心烦、舌红苔黄等症状。在治疗上应以清热润肠为主。

2. **气秘** 大便秘结，腹满胀痛，胸胁痞闷，嗳气频作，纳食减少，苔黄腻，脉弦。在治疗上应以顺气行滞为主。

3. **虚秘** 虽有便意，努挣难下，汗出气短，神疲乏力，面色无华晕，舌质淡，脉虚。在治疗上应以补气健脾，养血润燥为主。

4. **冷秘** 大便干或不干、排出困难、小便清长、四肢不温、喜热怕冷、腹中冷痛、腰脊酸痛、舌淡、苔白等症状。在治疗上应以温润通便为主。

热秘 的轻松治疗

一、中成药的选用

治疗热秘时，可酌情选用具有降火通便功效的清宁丸、麻仁滋脾丸等。

二、简易食疗方

荸荠蕹菜汤

方剂组成 荸荠 10 只，鲜蕹菜 200 ~ 250 克。

配制方法 荸荠去皮切片，与蕹菜加水煎汤。

服用方法 每日分 2 ~ 3 次服食。

蔗浆粥

方剂组成 蔗浆汁 100 毫升，粳米 50 克。

配制方法 取新鲜甘蔗，洗净榨取浆汁备用。粳米加水 400 毫升，煮至米开花时，兑入蔗浆汁，煮粥食。

服用方法 每日早晚温热食用。

胡萝卜汁

方剂组成 胡萝卜 500 克，蜂蜜适量。

配制方法 胡萝卜挤汁，与蜂蜜调服。

服用方法 每日早晚各 1 次。

麻油拌菠菜

方剂组成 鲜菠菜 250 克，麻油 15 克。

配制方法 将菠菜洗净，放沸水中烫 3 分钟取出，用麻油拌食。

服用方法 每天 2 次，连服数天。

三、外敷法

取皮硝 10 克，加水溶解，与皂角末 1.5 克调匀敷于脐部，再用纱布敷盖后固定。每日换药 1 次。

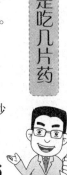

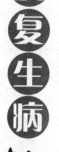

四、按摩法

用拇指点按足三里穴、支沟穴、曲池穴各 1 分钟；再用拇指从足三里开始推到下巨虚穴为止，反复操作 2 分钟。

足三里穴

支沟穴 下巨虚穴

曲池穴

冷秘 的轻松治疗

一、常用中药

治疗冷秘时，可选用具有温脾润肠功效的便秘通、半硫丸等。

二、简易食疗方

杏归猪肺汤

方剂组成 杏仁、当归各 15 克，猪肺 250 克。

配制方法 将猪肺切片，洗去泡沫后与杏仁、当归放砂锅内煮汤，熟后调味。

服用方法 吃猪肺喝汤，连服数天。

薤白粥

方剂组成 薤白 10 克，粳米 50 克。

配制方法 将米淘洗后与薤白同煮成粥。

服用方法 作为早餐服用。

桂心粥

方剂组成 桂心、茯苓各 2 克，

桑白皮 5 克，粳米 50 克。

配制方法 先用水煮桂心、茯苓、桑白皮，去渣取汁，用汁煮米

成粥。

服用方法 作早餐服用。

三、外敷

取附子 15 克，丁香 10 克，制川乌、白芷各 10 克，胡椒 3 克，大蒜 10 克，共捣如泥敷脐，再用纱布敷盖后固定。8 小时后去药。每日 1 次。

气秘的轻松治疗

一、中成药的选用

治疗气秘应酌情选用具有行气导滞、通便功效的沉香化滞丸、木香槟榔丸或者开胸顺气丸。需要注意的是，年老体弱者不宜服用。

二、简易食疗方

土豆蜂蜜饮

方剂组成 新鲜土豆、蜂蜜各适量。

配制方法 将土豆洗净切碎后，加水捣烂，用洁净纱布绞汁，加蜂蜜调味。

服用方法 每天早晚空腹服半杯。

香槟粥

方剂组成 木香、槟榔各 5 克，

粳米 100 克，冰糖适量。

配制方法 水煎木香、槟榔，去渣留汁，入粳米煮粥。将熟时加冰糖适量，稍煎待溶即成。

服用方法 分 2 次食用。

黄芪苏麻粥

方剂组成 黄芪 10 克，苏子、火麻仁各 50 克，粳米 250 克。

配制方法 黄芪、苏子和火麻仁打碎，加水适量煎煮 5 ~ 10 分钟，

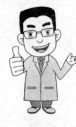

取药汁备用，入粳米，以药汁煮粥。

三、外敷

取大黄 30 克，厚朴、枳实各 10 克，当归、肉苁蓉各 15 克，共捣碎，装于纱布袋中，敷于小腹部，然后用热水袋对其加温热烘。每次 10～15 分钟，每日 2 次。

虚秘 的轻松治疗

一、常用中药

治疗虚秘应选用具有润肠通便之功的六味地黄丸，润肠丸等。

二、简易食疗方

生地炖香蕉

方剂组成 生地 20 克，香蕉 2 只，冰糖适量。

配制方法 水煎生地去渣留汁。香蕉剥皮切成段，放入生地和冰糖同煮。

服用方法 每日服 2 次。

当归柏仁粥

方剂组成 当归 20 克，柏子仁 15 克，粳米 100 克，冰糖适量。

配制方法 将当归、柏子仁洗净，

服用方法 温热食用，分数次食完。

锅内放水 1 碗，微火煎至半碗，去渣留汁，入粳米，加水适量共同煮粥，熬至粥香熟时，加冰糖适量，继续熬至汁黏稠为度。

服用方法 趁热食用。

黑芝麻杏仁粥

方剂组成 黑芝麻、粳米各 90 克，杏仁 60 克，当归 9 克，白糖适量。

配制方法 前 3 味浸水后磨成糊状，煮熟后用当归的煎汁加白糖调服。

服用方法 每天 1 次，连服数天。

银耳冰糖饮

方剂组成 银耳 3 ~ 6 克，冰糖 25 克，大枣 10 枚。

配制方法 银耳清水泡发 12 小时，放碗中加冰糖、大枣，隔水炖 1 小时。

服用方法 早晨空腹食，连服数天。

三、外敷

取连须葱头 3 个，生姜 10 克，食盐 3 克，淡豆豉 10 粒，共捣如泥成饼，烘热敷脐，饼冷再烘。每次 5 ~ 10 分钟，每日 2 次。

预防 与护理

便秘常可引起腹胀，腹痛，头晕头胀，食欲减退，睡眠不安等症。这一病症，如果积极治疗，并结合日常调护，多能在短期内治愈，如果只是吃药，不注意日常防护，是很难根治的。

（1）便秘患者要养成良好的饮食习惯，主食不要太精细，要多吃些粗粮和杂粮。

（2）多吃各种蔬菜，蔬菜中的大量纤维能刺激肠道蠕动，帮助大便通畅。

健康小贴士

对便秘通过饮食调理、锻炼等措施仍不能缓解者，可考虑短期应用通便药物。

（3）要多喝水，早饭前或起床后喝一杯水有轻度通便的作用。

（4）要多运动，因为活动少的人，肠道蠕动机会减少，容易造成便秘。

（5）经常保持精神愉快。精神不愉快或紧张会抑制排便反射，产生便秘现象。

（6）积极治疗肠道疾病，尤其在一些疾病的恢复期，要考虑到尽早实施预防便秘的措施。

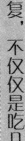

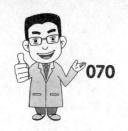

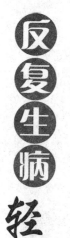

反复生病 轻松搞定

腹泻，除了要治疗，
更重要的是注意饮食卫生

腹泻，就是我们平时所说的拉肚子，生活中，几乎没有没拉过肚子的人。可以说，腹泻是一种常见病症，主要表现为排便次数明显超过平时，粪便稀薄，水分增加，或含未消化的食物或脓血、黏液。

很多人认为腹泻不是什么大病，只不过是因为着凉、饮食不洁，或是其他不起眼的原因引起的，吃点止泻药就可以了。其实不然，腹泻常使人浑身无力，食欲不振，能引起营养不良、维生素缺乏、贫血、降低身体的抵抗力，长期的腹泻还可能导致严重的全身疾病。所以，腹泻虽是小病，但是不能忽视。

目前，治疗腹泻的药物很多，尤其是抗生素的运用更为普遍，但这些药物并不能治好所有的腹泻，而且有的药物还有一定的毒副作用。其实，患了腹泻，除了积极治疗之外，还要注意饮食调理，调整消化机能，改善慢性消化器官的不适，从而彻底治愈，使其不反复。

了解 腹泻的原因

腹泻一年四季皆可发生，男女老幼皆可能患病。腹泻可分为急性腹泻和慢性腹泻。急性腹泻好发于夏秋季，病程在 2～3 周之内；慢性腹泻是指腹泻超过 3～6 周或反复发作。

中医认为，腹泻与脾、胃、肾和大小肠有关，多由于长期情志或饮食失调、久病体弱等导致脾虚失运或脾肾不固所致。常见于急慢性肠炎、肠结核、肠功能紊乱、结肠过敏等病症。按照患病原因来说，腹泻常有以下几种类型：

1. **伤食型腹泻** 此类患者因饮食不节，贪吃不易消化的食物引起，常表现为恶心反酸，胃脘胀满，腹痛肠鸣，泻后痛减，泻下粪便气味腐臭，夹杂着没有消化完全的食物。其治疗原则是消食化滞、理气和胃。

2. **脾虚型腹泻** 此类患者因长期脾胃虚弱、消化功能减弱引起，表现为食欲缺乏，精神有倦怠感，四肢乏力，大便时稀时泻，饮食稍有不慎就会感觉脘腹胀满，溏便次数随之增加。其治疗原则是健脾益气、化湿止泻。

3. **寒湿型腹泻** 此类患者因寒湿侵袭胃肠或吃了生冷不洁的食物所致，表现为突发腹泻，大便清稀或如水，呕吐恶心，肠鸣辘辘，腹部胀痛，不思饮食，时常伴有发热头晕，四肢酸痛等症。其治疗原则是外解表寒，内化湿邪。

伤食 腹泻的轻松治疗

一、中成药的选用

（1）如果因为吃了不洁食物引起的腹泻，可以服用香连丸，每次1~2丸，每日2次；或者小檗碱片，每次2~4粒，每日3次。

（2）保和丸，加味保和丸、木香槟榔丸、木香顺气丸、枳实导滞丸、消积口服液等，都具有理气和中、导滞止泻、开胃消食的功效，治疗伤食型腹泻有很好的疗效。

二、简易食疗方

神曲粥

方剂组成 神曲15克，粳米100克。

配制方法 将神曲捣碎，加水200毫升，煎至100毫升，去渣取汁，放入粳米，再加水适量，煮成

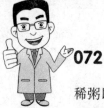

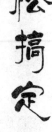
反复生病轻松搞定

稀粥即可。

服用方法 每日1剂，分2次服食。

莱菔鸡金粥

方剂组成 莱菔子9克，鸡内金6克，淮山药粉50克。

配制方法 先将莱菔子与鸡内金加水煎煮20分钟，去渣，再加入淮山药粉煮沸成粥，用白糖调味即可。

服用方法 趁热服食。

胡萝卜汤

方剂组成 鲜胡萝卜2个，炒山楂15克。

配制方法 鲜胡萝卜与炒山楂以水煎汤，加红糖适量即可。

服用方法 每日1次，可连用3～5日。

寒湿 腹泻的轻松治疗

一、中成药的选用

参苓白术丸，可以健脾益气、燥湿止泻，疗效不错，也可以服用藿香正气片（水、软胶囊或者滴丸），也可选择六合定中丸、午时茶。

二、简易食疗方

炮姜粥

方剂组成 炮姜6克，白术15克，八角茴香、花椒少许，粳米30克。

配制方法 将炮姜、白术、花椒、八角茴香装在纱布包里，放入锅中加水先煮20分钟，然后下粳米煮粥。

服用方法 每日1次，温服。

生姜泡茶

方剂组成 生姜、绿茶各9克。

配制方法 上二味以开水冲泡即可饮用。

服用方法 不拘时频饮。

姜橘椒鱼羹

方剂组成 鲫鱼 250 克，生姜 30 克，橘皮 10 克，胡椒 3 克，食盐适量。

配制方法 生姜片、橘皮、胡椒用纱布包扎后填入鲫鱼肚内，加水适量，小火煨熟，加食盐少许调味。

服用方法 空腹喝汤吃鱼。

三、按摩治疗

按摩治疗，效果亦十分理想。具体方法是：患者俯卧，两肘撑在床上，两掌托腮，用枕头或其他软物（约 20 厘米厚）垫在靠膝盖的大腿下，使腰部弯曲。用拇指按在患者的第二腰椎棘突的两侧，以强力向脚的方向按压 2 分钟，重复一次即可止泻。

脾虚 腹泻的轻松治疗

一、中成药的选用

如果大便中伴有不消化的食物，可以服用六君子丸、理中九、参苓白术丸等，每次 3 克，每日 3 次。也可选择人参健脾丸、补脾益肠丸等。

二、简易食疗方

山药粥

方剂组成 山药去皮切片，每次 50 克，糯米 50 克，砂糖适量。

配制方法 同置砂锅内，用小火煮至粥开汤稠，表面有粥油为度。

服用方法 早晚温热服食。

齿苋蒜汁饮

方剂组成 大蒜 25 克，马齿苋 50 克，红糖 20 克。

配制方法 将蒜捣泥，马齿苋水

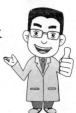

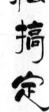

煎取 1 碗，冲入蒜泥汁，加红糖调味即可。

服用方法 1 日分 2 次服完。

苓粉粥

方剂组成 茯苓细粉、粳米各 30 克，大枣 7 枚。

配制方法 先将粳米、大枣加水适量煮粥，粥将成时，加入茯苓粉，用筷子搅匀煮沸，加少许白糖调味。

服用方法 可作为早晚餐食用。

三、足浴法

将 3~5 片无花果叶放入盆中，加 500 毫升冷水，炉上煎煮至 200 毫升左右，把盆端下，先熏双脚心，待温度适宜时洗双脚心，每次 15 分钟。此法可以健脾止泻。

腹泻 腹痛外治法

（1）食盐 50 克，炒热后用纱布包好，然后外敷于脐部。

（2）葱头 30 克，生姜 15 克，捣烂炒热，用布包敷于腹部痛处。

（3）胡椒粉 10 克，纱布包好后外敷于脐上。

（4）鲜生姜 500 克。捣烂去汁，取渣炒热，熨痛处，冷则加汁再炒，再熨，如此反复直至痛止。

（5）金黄膏 30 克，敷腹痛处，6~12 小时 1 次。

（6）炮姜、肉桂各等量，研为细末，取适量药末用温水调成膏状，放入脐中神阙穴，用胶布固定。

（7）吴茱萸、小茴香各等份，研细末，装瓶备用，成人每次取 0.2~0.5 克，热酒调和，干湿适度，纳脐中，上用纱布覆盖，胶布固定。每日 1 次，以痛解为止。

巧治 腹泻小偏方

（1）用紫皮大蒜2~3个，去皮捣碎，加适量红糖，入水煮沸，趁热服下，每日2~3次。此法多用于急性腹泻。

（2）将30克茶叶及适量红糖加到水中浓煎，熬到发黑后饮用，或取生姜、陈茶叶各9克，水煎服，连服数次。

（3）泡一杯绿茶或花茶，放入15克醋饮下。一杯茶可连续冲泡两次，连喝几杯醋茶，有止泻作用。

（4）用罂粟壳蜜炙，厚朴、姜各120克为细末，每次3克，每日3次，米汤送下，同时忌食生冷之物。此法适用于久泻不止的患者。

（5）取适量食醋煮两个鸡蛋，鸡蛋煮熟后连同食醋一起服下，对腹泻的治疗有一定功效。

（6）把等份的红糖、白糖混合搅匀，放在盘中，用清水煮3个鸡蛋，趁热蘸糖吃，尽量多蘸糖，3个鸡蛋一次吃完，效果明显。

（7）取车前草30克，西瓜皮1块，将诸药择净，西瓜皮切细，同放入药罐中，加清水适量浸泡5~10分钟后，水煎取汁，放入浴盆中，待温时足浴。每次15~30分钟，每日2~3次，有清热止泻之功。

治疗 腹痛小窍门

（1）在肚脐（神阙穴）处滴数滴风油精，再用伤湿止痛膏或普通胶布覆盖，即可起到祛寒止痛的作用。此法对于因受凉、过多食用冷饮等引起的寒性腹痛效果尤佳。

（2）由受凉引起腹痛，或急性膀胱炎导致逼尿肌麻痹、造成小便

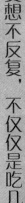

不通而引起的腹部胀痛，可将炒热的盐放在布袋里热敷腹部，有很好的效果。

（3）冬天外出回家后，有可能出现腹痛。这时可用铁匙在火上炒几粒食盐，冲1碗开水服下，即可收到显著疗效。

（4）因受凉而引起的腹痛，可用抓"肚筋"的方法来治疗。让患者俯卧于床上，可在患者两肩胛骨内侧分别抓住一根较粗的筋。只要抓住此筋提起来，再猛地松开，这样左右分别操作几次，便有奇效。

（5）患急性肠炎和腹痛腹泻时，可取食醋100～200毫升，倒入锅内，用小火加热片刻，将2～3个鸡蛋打入醋内，煮熟后吃蛋饮醋，1～2次即可见效。

日常 护理

药没少吃，腹泻总是反复难治愈，这是怎么回事？其实，生活中注意饮食卫生，做好护理，是预防腹泻发生的关键，具体应注意以下几点：

（1）动物性食品或海产品在食用前必须煮熟、煮透，比如猪、牛、羊、海鱼、海虾等。

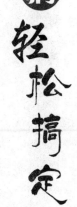
健康小贴士

一旦腹泻激烈、持续时间长、有脓血黏液等，就得去医院检查，以确定发病原因。

（2）腹泻期间最好只吃稀粥、清汤面、面片汤等流质或半流质食物。

（3）不吃腐烂、变质的食品。

（4）剩饭、剩菜等在食用前必须充分加热，从冰箱中拿出的食物也应加热后再食用。

（5）平素心情宜豁达开朗，避免过度抑郁恼怒。这对预防腹泻，尤其是对功能性腹泻有良好的效果。

（6）在腹泻持续期内，应注意适当补充营养和维生素。

（7）腹泻患者必须喝大量的水，如生理盐水、胡萝卜汁和绿色饮料，以补充水分。

治疗胃溃疡，
改善饮食很重要

胃溃疡是一种常见的消化系统疾病，是由于胃酸和胃蛋白酶对胃黏膜自身的消化形成的。本病一般具有病程长、周期性反复发作、有规律性的疼痛等典型临床表现。具体表现是上腹部疼痛，呈烧灼样痛、饥饿痛、钝痛，反复发作。有的可长达一二十年。并且常伴恶心、呕吐、反酸、呕吐等，严重时可有黑便与呕血。

通常情况下，疼痛的发作期与缓解期常相互交替，即连续发作数天或数周，然后完全缓解，隔数月或数年后又复发，或每年的春秋季节发作，呈周期性。

我们知道，现代人的生活节奏快，很多人对饮食不注重，所以大部分人都患有各种不同程度的胃病，其中胃溃疡对身体伤害比较严重。想要缓解、治愈胃溃疡，除了用药外，可以通过日常饮食达到改善或者治愈的目的。

了解 胃溃疡的原因

在中医上，胃溃疡经常被称为"胃脘痛""心痛"，也就是我们口头上经常说的"心口痛""胃气痛"。中医认为，胃溃疡病在胃，但与

077

肝脾的关系非常密切，比如情志不畅以致肝失疏泄，饮食不节以致脾胃损伤，湿热郁结中焦使胃膜受损，脾气郁结等均可导致溃疡的发生。而长期体力或脑力劳动过度，使脾胃耗损，气血失畅，也是致使溃疡发生的重要原因。具体来说，除了遗传因素、感染因素外，引起胃溃疡的原因有以下几种：

（1）暴饮暴食、进食无规律、进食过快、饭菜过烫、过冷以及常饮浓茶、咖啡、烈性酒或进食辛辣调料、泡菜等均可对胃黏膜形成物理性或化学性的损害，以致发生本病。

（2）长期过度的精神紧张、压抑、忧虑、怨恨等精神刺激，可引发和加重消化性溃疡。

（3）长期服用某些药物与化学品，如吲哚美辛、保泰松、阿司匹林、肾上腺皮质激素、甲氨蝶呤等以及降压药均可诱发本病。

（4）不良的生活习惯，比如抽烟，也可以诱发本病。研究表明，在吸烟人群中，本病的发病率明显高于不吸烟人群。

因此，要想治愈胃溃疡，使其不再复发，养成一个良好的生活习惯，做好对症护理是极其重要的。

胃溃疡轻松调养法

一、中成药的选用

（1）香砂养胃颗粒、香砂六君子丸：适用于溃疡病所致的脘闷不舒、呕吐酸水、嘈杂不适、不思饮食、四肢倦怠。

（2）脾胃虚寒可选用附子理中丸，肝胃不和可选用逍遥丸和香砂养胃丸等，这些药物均有服用方便、疗效显著的特点。

二、按摩调养法

（1）坚持饭后按顺时针方向按摩腹部，每次坚持 10 分钟。对于治疗慢性胃溃疡有明显效果。

（2）每天坚持按揉中脘穴、天枢穴和足三里穴，每次不少于 10 分钟，对缓解胃溃疡引起的疼痛有很好的疗效。

（3）仰卧，腹部自然放松，呼吸均匀，将右手掌心放在剑突下，左手放在右手背上，做顺时针方向揉摩，由上向下，由内向外，由轻到重，力量均匀，不要深压腹部，一般按摩 3~5 分钟。

（4）患者取仰卧位，全身放松，呼吸均匀。用右手掌放在左胸部由内向外，由上而下，来回滑动，揉摩 3~5 分钟，用左手掌放在右胸部同样操作 3~5 分钟，以胸肋部发热为宜。

三、 针灸调养法

（1）取穴中脘穴、天枢穴、足三里穴、内关穴等。各穴用艾条灸 20~30 分钟，或隔姜灸，每日 1 次。10~15 次为 1 疗程，临床多用于缓解期。

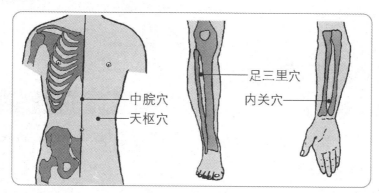

（2）温灸中脘穴和足三里穴，每次灸 20 分钟，最好在早上 7~9 点或者是饭后半小时，连着灸 20 天就会有明显的疗效。

四、 运动调养法

可以采用速度缓慢、全身放松的步行，时间每次 20~30 分钟，运动量宜小，对消除腹胀、嗳气等症状，促进溃疡愈合有一定作用。

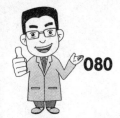

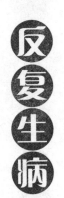

反复生病轻松搞定

胃溃疡简易食疗方

姜韭牛奶饮

方剂组成 韭菜 150 克，生姜 25 克，牛奶 250 克。

配制方法 将韭菜切成 2.5 厘米的段，姜切片，同捣烂，以洁净纱布绞汁，入铝锅，再倒入牛奶，小火煮沸 3 分钟即可。

服用方法 早餐时随早点饮用。

适应证 适用于脾胃虚寒型消化性溃疡。

良姜炖鸡

方剂组成 公鸡 1 只，良姜、草果各 6 克，陈皮、胡椒各 3 克，葱、酱油、盐各适量。

配制方法 公鸡去毛及内脏，洗净，切块，入锅内，再加人上述药物及调料，加水适量。用小火炖煮至熟烂即可。

服用方法 吃肉喝汤，佐餐适量服用。

适应证 适用于脾胃虚寒型患者。

桃仁猪肚粥

方剂组成 桃仁、生地黄各 10 克，熟猪肚片、大米各 50 克。

配制方法 桃仁去皮尖，将肚片切成细丝。取两倍水煎桃仁、生地黄并取汁，加入猪肚、大米煮至稀粥状态，熟烂之后调味服食。

服用方法 趁热服用，每日 1 剂。

适应证 能够益气活血，化瘀止痛。

佛手扁苡粥

方剂组成 佛手 10 克，白扁豆、薏苡仁、山药各 30 克，适量猪肚汤以及食盐。

配制方法 用开水煎佛手并取汁，去渣之后放入白扁豆、薏苡仁、山药以及猪肚汤，煮至稀粥状态，稍微加食盐调味即可。

服用方法 趁热服用，每日 1 剂。

适应证 用于胃脘灼热疼痛、口干口苦、心烦易怒等症状。

鸡蛋三七炖

方剂组成 鸡蛋1个，蜂蜜30毫升，三七粉3克。

配制方法 将鸡蛋入碗均匀搅拌，然后加入三七粉搅拌均匀，隔水炖熟，最后加入蜂蜜调匀服食。

服用方法 趁热服食。

适应证 用于胃溃疡导致的上腹疼痛、呕吐等症。

木瓜草鱼尾汤

方剂组成 木瓜1个，草鱼尾100克，生姜适量。

配制方法 木瓜削皮切片，草鱼尾入油锅煎片刻，加木瓜及生姜片少许，放适量水，共煮一小时左右。

服用方法 吃鱼喝汤。

适应证 对胃痛、胃溃疡等均有疗效。

吴茱萸粥

方剂组成 吴茱萸末5克，大米

150克，葱10克，盐3克。

配制方法 将大米淘洗干净，葱切碎，一同放到铝锅中，倒入适量清水；将锅置于大火上，烧沸，放入吴茱萸末，之后转成小火炖煮40分钟，调入盐拌匀即可。

服用方法 代替正餐食用，每日1次，每次100克。可单食，热服。

适应证 胃溃疡引起的胃痛。

温胃豆酱

方剂组成 豆酱20克，醋5克，白糖10克，花椒4粒，生姜3片，大蒜1~2瓣。

配制方法 先在炒锅内放入花生油少许，待油热后放入花椒、姜、蒜煸出香味，加入酱、醋、糖，翻炒几下装盘。

服用方法 佐餐食用。

适应证 适合胃溃疡患者和慢性胃炎伴有胃痛、胃寒、肢冷者。

土豆粥

方剂组成 米饭110克，土豆50克，盐少许。

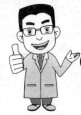

反复生病轻松搞定

配制方法 土豆去皮切片，与米饭一起入锅，加水后用小火煮20分钟，用盐调味。

服用方法 趁热服食。

适应证 适用于胃溃疡康复期。

田七鸡蛋羹

方剂组成 田七末3克，藕汁30毫升，鸡蛋1个，白糖少许。

配制方法 将鸡蛋打破入碗内搅拌，用鲜藕汁和田七末，调入白糖，和鸡蛋搅匀，隔水炖服。

服用方法 佐餐趁温热食用。

适应证 可治血瘀型胃溃疡、十二指肠溃疡以及出血。

日常护理

在日常生活中，胃溃疡是一种常见疾病，容易被人忽视，但是小隐患能带来大麻烦，要通过日常饮食对溃疡痛调理，达到预防和治愈的目的。

（1）保持心情轻松愉快，紧张的情绪不利于食物消化和溃疡的愈合。

健康小贴士

胃溃疡愈合后应预防其复发，除注意饮食外，还应该继续维持治疗一段时间。

（2）不可过分劳累，否则会影响食物的消化，并妨碍溃疡的愈合。

（3）尽量避免服用对胃黏膜有损害的药物，如阿司匹林等。

（4）胃痛时，要卧床休息，可减少胆汁反流，减少消化液对溃疡面的刺激。

（5）应注意饮食中的营养，以改善全身的营养状况，促进溃疡的好转与愈合。

（6）避免食用各种酒类、浓茶、咖啡、辛辣刺激性食物，以及过烫、过冷、过甜、生冷食品等。

（7）患者平时一定要注意防寒保暖。

洗浴加小动作，
轻松治好痔疮

俗话说"十男九痔"、"十女十痔"，痔疮是一种很常见的肛肠疾病，任何年龄都可发病，但随着年龄增长，发病率逐渐增高。

痔疮又名痔、痔病、痔疾，痔疮是在肛门或肛门附近因为压力而伸出隆起的血管，这些由于扩大、曲张所形成的柔软静脉团，类似腿部的静脉曲张，但痔疮常常会出血、栓塞或团块脱出。

据痔的部位分为外痔、内痔、混合痔等。发作时有便血、疼痛、脱肛和坠胀等。通常大便出血是痔疮早期常见症状，无痛性、间歇性出血，颜色鲜红，一般发生在便前或者便后，有单纯的便血，也会与大便混合而下。肛门直肠坠痛主要是内痔的症状。轻者有胀满下坠感，重者会出现剧烈的坠痛。

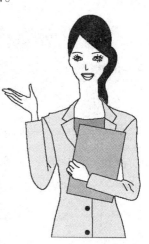

本病以成人居多，发病率女性高于男性，与久坐、久立、少活动、便秘、腹泻、排便时间过长、饮酒、嗜好辛辣等因素有密切关系。

中医认为，脏腑本虚、气血亏损是痔的发病基础，而情志内伤、劳倦过度、长期便秘、饮食不节、妇女妊娠等为诱因，使脏腑阴阳失调，气血运行不畅，经络受阻，燥热内生，热与血相搏，气血纵横，经脉交错，结滞不散而致。

083

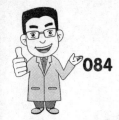

反复生病轻松搞定

痔疮 轻松外治法

艾叶川椒治痔疮

配方组成 生艾叶30克,川椒食盐各1撮,带须葱5根,无花果汁15克。

使用方法 将上药用净白布包好,煎煮30分钟,取出药渣,每次熏洗10分钟,1日1次,7天为1疗程。

无花果治痔疮

配方组成 无花果10~20颗(如无果,用根叶亦可)。

使用方法 将上药加水2000毫升放在砂锅内煎汤。于晚上睡前30分钟,熏洗肛门1次,连续7次为1个疗程。无愈,可再继续1个疗程即愈。

苋菜治痔疮

配方组成 野苋菜适量。

使用方法 上药全株水煎熏洗,1日1~2次。

鲜案板草治外痔

配方组成 鲜案板草2000克,干品500克。

使用方法 上药为1次药量,加水煎开10分钟后倒入盆中,待温时,坐浴30分钟,再将药渣敷于患处30分钟,每日3次,4日为1个疗程。

黄桃红汤治血栓性外痔

配方组成 大黄、桃仁、黄连、夏枯草各30克,红花、芒硝各20克。

使用方法 将前5味药煎水去渣。加芒硝20克入煎液中拌匀。先用蒸汽熏洗肛门2~3分钟,待药液不烫时,坐入其内20~30分钟,每日1~2次。

金银花芒硝治外痔

配方组成 金银花、红花、黄芩各30克,大黄、芒硝各60克。

使用方法 上药加水浸泡 10～15 分钟，煮沸 25 分钟，去渣，药液倒入盆中。先熏洗肛门，药液稍冷后坐浴。每日 1 剂，熏洗 2 次。

香椿芒硝黄连治外痔

配方组成 香椿叶 25 克，五倍子 30 克，大黄 20 克，芒硝 10 克，黄连 19 克。

使用方法 将上药共为粗末，装入纱布袋内，置于锅内，加入 500 毫升水煎取汁，先熏后洗。待温后坐浴，每次 15 分钟，每剂药可用 1～2 天，1 天 3～4 次，10 天内可愈。

马齿苋白矾治痔疮

配方组成 鲜马齿苋适量，白矾 10 克。

使用方法 取鲜马齿苋适量，洗净后捣烂如泥，将白矾均匀掺于泥膏中。用时外敷患处，每日 1 次。

小动作 轻松治疗痔疮

1. **按摩尾骨** 睡前用手自我按摩尾骨尖的长强穴，每次约 5 分钟，可以疏通经络，改善肛门血液循环。

2. **收缩肛门** 有意识地向上收缩肛门，早晚各 1 次，每次做 30 下，这是一种内按摩的方法，有运化瘀血的作用。

3. **提肛** 全身放松，用力夹紧臀部及大腿，配合吸气，舌舐上腭，同时肛门向上提收，像忍大便的样子。提肛后稍闭气不呼，然后配合呼气，全身放松。每日早晚锻炼 2 次，每次 10 下。

4. **走楼梯** 学习跛足者的行走姿势上、下楼梯，可以锻炼提肛肌，每次持续 10～15 分钟，每日 2 次，坚持 1～3 个月可见效。

5. **举骨盆** 仰卧屈膝，使脚跟靠近臀部，两手放在头下，以脚掌和肩部作支点，使骨盆举起，同时提收肛门，放松时骨盆放下。每日可做 1～3 次，每次 20 下。

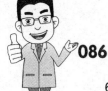

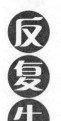

086

6. **交叉起坐** 两腿交叉，坐下，全身放松，再保持交叉姿势站起，同时收臀夹腿，提肛，还原时全身放松，每日做 20 次。

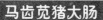

痔疮 简易食疗方

马齿苋猪大肠

方剂组成 马齿苋 100 克，猪大肠 1 截（约 15 厘米）。

配制方法 先将两物洗净，然后将马齿苋切碎装入大肠内，两头扎好，放锅内蒸熟。

服用方法 每日晚饭前一次吃完，连续服用。

适应证 清热解毒，润肠止血。用于治疗内痔。

苋菜煲大肠

方剂组成 鲜苋菜 100 克，猪大肠 150 克，盐适量。

配制方法 猪大肠洗净切段，鲜苋菜洗净切段。猪大肠段、鲜苋菜段放入锅内，加适量清水，煎煮 2 小时，除去苋菜段，加少量盐调味即可。

服用方法 佐餐食用。

适应证 适用于痔疮。

绿豆猪大肠

方剂组成 绿豆 200 克，猪大肠 1 节。

配制方法 将绿豆放入猪大肠内，两头扎紧，加适量水，炖熟。

服用方法 吃豆、大肠，喝汤。

适应证 用于治疗内外痔。

槐花猪大肠

方剂组成 猪大肠约 30 厘米长，槐花 20 克，调料适量。

配制方法 将猪大肠搓洗干净，将槐花放入猪大肠内，两头用线扎紧，加水适量煮熟，调味即可食用。

服用方法 吃大肠喝汤。

适应证 清热凉血止血，适用于痔疮。

银耳大枣汤

方剂组成 银耳100克，大枣50克。

配制方法 先将银耳冷水泡发洗净，与大枣一同用小火煨烂。

服用方法 分次服用，每日2次。

适应证 主治内痔出血，伴有气短，乏力等症。

银花甘草绿豆羹

方剂组成 金银花30克，绿豆100克，甘草5克。

配制方法 将金银花、甘草水煎去渣取汁，再以药汁煮绿豆成羹即可。

服用方法 每日2次，分早晚佐餐食用。

适应证 适用于混合痔，对痔疮便血者尤为适宜。

香蕉大米粥

方剂组成 香蕉150克，大米200克，蜂蜜适量。

配制方法 将大米淘洗干净，放入锅中，加入适量清水，煮至米烂粥成时，把剥皮、切成小段的香蕉放入大米粥内，稍煮片刻即可。

服用方法 趁热服用。

适应证 用于痔疮、肛裂、肛周脓肿、肛瘘伴发便秘者。

韭菜蒸鲫鱼

方剂组成 鲫鱼200克，韭菜30克，酱油、盐各适量。

配制方法 鲫鱼洗净，将韭菜放人鱼腹中，放入盖碗内，加酱油、盐，盖上盖，上笼蒸半小时即可。

服用方法 佐餐食用。

适应证 适用于内外痔疮，痔漏。

金针菜红糖水

方剂组成 金针菜100克，红糖适量。

配制方法 将金针菜和红糖一同放入锅中，倒入适量清水煮熟，去渣。

服用方法 每天早晚空腹服，连服数日。

适应证 适用于痔疮疼痛出血。

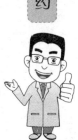

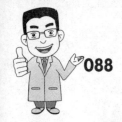

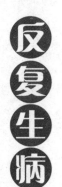

日常 护理

健康小贴士

痔疮术后患者宜吃得清淡些，少吃油腻过重或熏煎食品，饮食最好定时定量，不能暴饮暴食，以防肠胃道功能紊乱。

（1）要避免久坐、久站、久蹲。

（2）注意下身保暖。

（3）保持大便通畅，谨防便秘。

（4）要养成定时排便的习惯。

（5）保持肛门周围清洁，每日用温水清洗，勤换内裤。

（6）加强锻炼，经常参加多种体育活动。

要想关节不再疼痛，你要有坚持下去的决心

关节痛、肩周痛、腰痛、足跟痛……由于各种各样的原因，不少的人会出现各种各样的关节疼痛，而更让人痛苦的是，这种疼痛似乎无法真正地消除，当天气变化或者是在其他原因的诱发下，原本消失的疼痛感便会突然出现，令人痛苦不堪。难道说出现这种疼痛就会伴随我们一生吗？事实上并非如此。

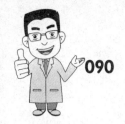

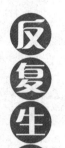

风湿性关节炎，
除去化湿外还应当注重日常预防

风湿性关节炎是一种常见的急性或慢性结缔组织炎症，可反复发作并累及心脏。风湿性关节炎是一种常见病，临床主要表现为双膝关节和双肘关节疼痛、酸楚、麻木、沉重、活动障碍等，气候变化，寒冷刺激，劳累过度等为常见诱因。发作时患病部位疼痛剧烈，有灼热感或自觉烧灼感。

风湿性关节炎有两个特点：一是关节红、肿、热、痛明显，不能活动，发病部位常常是膝、髋、踝等下肢大关节，二是疼痛游走不定，一段时间这个关节发作，一段时间那个关节不适，但疼痛持续时间不长，几天就可消退。

一般来说，症状固定在某一关节的时间为 12～72 小时，持续时间最多不超过 3 周。有时几个关节同时发病，呈游走性，也就是说，原来侵及的关节症状消退后，其他关节又迅速地被波及，此起彼伏，反复发生。

为什么 会得风湿性关节炎

患了风湿性关节炎，要抓紧治疗，拖得时间久了，可致关节变形，甚至弯腰驼背，渐至足不能行，手不能抬，日常生活不能自理，严重者累及心脏。那么，是什么原因导致风湿性关节炎呢？

风湿性关节炎属中医学"热痹""历节"的范畴。中医学认为，风湿性关节炎是由于机体正气虚，阳气不足，卫气不能固表，外在风、寒、湿三邪相杂作用于人体，侵犯关节所致。气候多变的地区尤为多见，环境的干、湿状况和本病的止、发也有密切关系。在治疗上，关键是疏风、散寒、化痰、祛瘀、养阴、化湿等。

风湿 性关节炎外治疗法

一、敷贴法

（1）白酒小辣椒：尖红小辣椒 50 克，优质 45 度白酒 500 克。将辣椒洗净、切碎，放入瓶内，倒入白酒，密封浸泡 15 天。用酒外涂患关节炎处。

（2）白酒晚蚕沙：晚蚕沙 500 克，炒热，加 100 毫升白酒，装入药袋，趁热熨引患处。治风湿性关节炎、类风湿性关节炎等。

（3）白酒露蜂房：露蜂房 1 个，加白酒 1000 毫升，浸泡 7 天。用纱布蘸酒擦痛处。每日 4 次。

（4）冰糖辣椒粉：辣椒粉 125 克，冰糖适量。先把冰糖蒸溶化，调入辣椒粉，敷于患处。

（5）萝卜辣椒：红辣椒 10 个，萝卜 1 个，共捣烂，敷患处。

（6）辣椒面：辣椒面适量，冬天用白酒、夏天用醋调和，敷患处，每日 3 次。

（7）凤仙花茎叶：白凤仙花茎叶适量，捣烂，煎汤洗痛处。可以治疗风湿性关节痛及腰腿痛。

二、浸泡法

（1）松甘灵仙水：松针、甘草各 75 克，威灵仙 50 克。将上药加清水适量，煎煮 30 分钟，去渣取汁，与 2000 毫升开水一起倒入盆中，先熏蒸，待温度适宜时泡洗双脚，每天 1 次，每次熏泡 40 分钟。

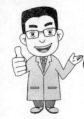

反复生病轻松搞定

（2）桑枝柳枝水：桑枝适量，艾秆、柳枝各100克。水煮，先熏蒸，后泡洗。用于多年筋骨疼痛或腰腿痛、受冷风而发者。

（3）姜葱花椒水：生姜、花椒各60克，葱500克。水煮先熏蒸患处，使患处出汗为度，待温度适宜时泡洗双脚，每晚临睡前泡洗1次，每次40分钟。

三、运动疗法

（1）太极、气功及瑜伽都是能增加关节活动范围、灵活性、协调能力、平衡性，并帮助缓解疼痛的柔和运动疗法。

（2）膝关节操练法：取坐位，渐渐把小腿抬起离地伸直，维持片刻，再徐徐屈膝到最大限度，维持片刻，然后伸膝，如此反复操练。

（3）身体先挺直站立，将双臂侧平举伸直，然后右腿侧向抬起。侧向抬腿时，肌肉用力，让髋部肌群得到锻炼。身体在支撑腿一侧，形成对股骨颈的压力性锻炼。坚持2~3分钟，左右交换。每天早晚各做一次。

（4）取卧位，屈膝后把大腿抬起，尽力把髋关节屈足，维持片刻再放下，反复操练；然后，头、颈、胸抬起离床面，维持片刻，再躺平，反复操练。

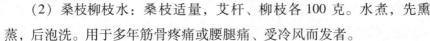

风湿性关节炎简易食疗方

冬瓜炖排骨

方剂组成 排骨、冬瓜各500克，取生姜1块，大料、盐、胡椒粉和味精各适量。

配制方法 把排骨放在开水中烫5分钟，与生姜、大料放入适量清水中，用旺火烧沸，再用小火炖1个小时，放入冬瓜，继续炖20分钟，加盐、胡椒粉和味精调味即可。

服用方法 吃肉和冬瓜，喝汤。

适应证 适用于筋脉拘急、关节不利。

鸡脚防己汤

方剂组成 鸡脚 8 只，防己 12 克，黑豆 100 克。

配制方法 将鸡脚洗净，黑豆泡软，一同放入砂锅，加水开小火炖煮 1 小时，取出鸡脚，放入防己，继续开小火煮 30 分钟，调味饮用。

服用方法 趁热喝汤。

适应证 祛风祛湿、利水消肿。适用于风湿性关节炎。

土豆木瓜烧肉

方剂组成 土豆 100 克，木瓜 30 克，猪瘦肉 300 克，料酒、葱段、姜片、盐、油各适量。

配制方法 土豆去皮，洗净，切块；木瓜洗净后切薄片；猪瘦肉洗净后切块。烧热炒锅，加油烧至六成热，放入葱段和姜片爆香，再放土豆块、木瓜片和猪瘦肉块、料酒炒至变色，添少许汤，烧熟后加入盐。

服用方法 佐餐食用。

适应证 可以缓解风湿痛和关节不利。

萝卜炖羊肉

方剂组成 白萝卜 100 克，羊肉 300 克，香菜 30 克，透骨草 20 克，料酒、葱、姜片、盐各适量。

配制方法 洗净各种材料后，萝卜后切成块，透骨草切碎，用纱布袋装好；羊肉后切成块，与白萝卜块、药包、姜片、葱段、料酒和适量清水放在炖锅中，先用大火烧沸，再用小火炖煮半小时，加入盐和香菜略煮。

服用方法 佐餐食用。

适应证 有风湿疼痛等症者可以常吃。

大枣蹄筋汤

方剂组成 猪蹄筋 100 克，鸡血藤 50 克，红枣 10 枚，盐少许。

配制方法 先将猪蹄筋用清水浸一夜，翌日用开水浸泡 4 小时，再用清水洗净，与后 2 味一起放入砂锅内，加开水两碗半煎煮，沸后中火煮至仅剩半碗水，加盐调味。

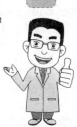

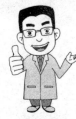

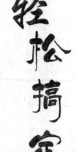
反复生病轻松搞定

服用方法 喝汤吃蹄筋。

适应证 适用于风湿关节炎，证见关节疼痛、屈伸不利。

肉饼

方剂组成 蛇肉 200 克，猪瘦肉 100 克，盐 2 克。

配制方法 洗净蛇肉和猪肉，一起剁成碎烂，做成肉饼，加盐蒸熟。

服用方法 佐餐食用。

适应证 对风湿性腰腿痛、风湿性关节炎疗效显著。

薏苡仁粥

方剂组成 薏苡仁 50 克，干姜 9 克，红糖 25 克。

配制方法 先将锅加入适量水，煮烂成粥，然后加入红糖，服食。

服用方法 每日 1 次，连服 1 月。

适应证 此粥适用于关节疼痛剧烈、畏寒肢冷的患者。

黄鳝炖黑豆

方剂组成 黄鳝 1 条约 125 克，小黑豆 125 克，红糖 125 克。

配制方法 黄鳝去净脏器杂物，与黑豆、红糖捣烂如泥，制成丸如豆粒大小，晒干。

服用方法 每天早晚各服 40 ~ 50 丸，黄酒为引。

适应证 主治腰腿疼，周身肿疼，关节炎等。

独活黑豆汤

方剂组成 独活 12 克，黑豆 60 克，米酒适量。

配制方法 将黑豆泡软，与独活同置砂锅中，加水 2000 毫升，开小火煎煮至 500 毫升，去渣取汁。

服用方法 兑酒，每日分 2 次温服。

适应证 适用于风湿性关节炎、腰膝疼痛。

独活当归酒

方剂组成 独活、杜仲、当归、川芎、熟地黄、丹参各 30 克，白酒 1000 毫升。

配制方法 先将上述 6 种药物研细，分别装到纱布内，放到白酒中，盖盖密封，放火旁煨 24 小时，冷却即可。

⟨服⟩⟨用⟩⟨方⟩⟨法⟩ 没有时间限制地饮用。

⟨适⟩⟨应⟩⟨证⟩ 适用于肝肾亏虚，风湿

痹痛者。关节炎早期及热痹者禁服。

日常 护理

风湿性关节炎常反复发作，要想彻底治愈，除了进行积极的治疗外，生活中还要注意以下几点：

（1）患者居住环境阳光要充足，空气要清新，温度要适宜。

（2）被褥要干燥，轻暖。床铺要平整。切勿在风口处睡卧。

（3）洗漱宜用温水，晚间洗脚，热水应能浸及踝关节以上，时间在15分钟左右。

（4）出汗较多者，须用干毛巾及时擦干，衣服汗湿后应及时更换，避免受风。

（5）注意气候变化，天气剧变寒冷时，及时添加衣服。注意保暖，预防感冒。

（6）不穿湿衣、湿鞋、湿袜等，避免受寒、受潮诱发关节炎。

（7）患者应进食高蛋白、高热量、易消化的食物，少吃生冷、油腻、辛辣刺激的食品。

（8）保持良好的精神状态，正确对待疾病，不可焦虑急躁或情绪低落。

（9）坚持锻炼身体，增强体质，提高自己的抗病能力。

健康小贴士

风湿性关节炎患者有的病程较长，如果患病后忌口太严，经年日久，影响营养的摄入，对疾病的康复不利。

第三章 要想关节不再疼痛，你要有坚持下去的决心

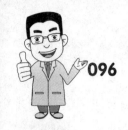

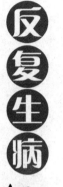

反复生病轻松搞定

肩周炎，
偏方加上些小动作就有奇效

肩周炎，是肩关节囊及其周围组织的一种炎症性病变，俗称"漏肩风""冰冻肩"等，是一种常见疾病。其临床表现是：患者自觉有冷气进入肩部，以肩关节疼痛为主，先呈阵发性酸痛，继而发生运动障碍，严重者不能刷牙、洗脸、梳头、脱衣、插衣兜等，甚至局部肌肉出现萎缩。

肩周炎的早期表现是肩关节呈阵发性疼痛，常因天气变化及劳累而诱发，以后逐渐发展为持续性疼痛，肩关节向各个方向的主动和被动活动均受限。肩部受到牵拉时，可引起剧烈疼痛。肩关节可有广泛压痛，并向颈部及肘部放射。

肩周炎往往发病缓慢，常常反复，夜间肩痛明显，困扰平时的生活，让患者痛不堪言。虽然经数月或更长时间，疼痛逐渐消退，功能慢慢恢复，最后可以自愈，但是发病时很难忍受，并且随天气变冷而疼痛加剧。

患肩周炎的原因

通常情况下，长期的过多劳累，姿势不良都会增加肩部的负担，导致拉伤，时间久了形成肩周炎，本病的易患人群一般都在 40 岁以上，现在有很多的年轻人会出现这种疾病，因为工作和生活压力大的原因，长时间的工作，导致肩部承受能力减弱。

肩周炎还跟一些疾病有关系，如风湿病和风寒现象，都会导致肩周炎的发生。

厨师，教师，司机等，反复重复一个动作的职业者，更易出现这种疾病，因为肩部很容易拉伤，导致肩部的组织受损。

此外，慢性代谢性疾病，营养不良，心脏病，肺疾患和精神病患者比健康人容易发生此病。

中医称肩周炎为"五十肩""肩不举""肩凝""漏肩风""老年肩"等，常因汗出当风、夜卧不慎、风寒外袭、邪郁肌肤、久卧寒湿之地、汗出后浸渍冷水、沐水雨淋、感受寒湿等发病。

肩周炎的药物治疗

一、口服药

可以内服消炎止痛药。如吲哚美辛，每次 25 毫克，每日 3 次；或布洛芬，每次 200 毫克，每日 3 次；或芬必得胶囊，每次 1~2 粒，每日早、晚各 1 次。也可以用中成药，舒筋活血丹，每次 3~5 片，每日 2 次；或独活寄生丸，每次 9 克，每日 2 次；或天麻丸，每次 2 粒，每日 2 次。

二、外用药

肢凉冷痛者，用乌头 50 克研磨细末，用醋调匀，外擦疼痛部位。外用药过敏者，可用紫草油局部外涂，也可用伤湿止痛膏、宝珍膏、麝香虎骨膏局部外敷。

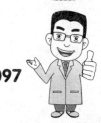

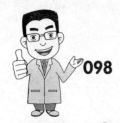

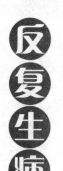

反复生病轻松搞定

肩周炎轻松外治法

一、敷贴法

1. **苍耳子叶** 选用刚开花的苍耳子叶适量，将苍耳子叶洗净，捣碎。然后在肩周炎部位垫一层纱布，将苍耳子叶敷在患处，40分钟后取下。每天使用1次，连敷2~3日。

2. **小茴香** 取盐500克，小茴香80克。将盐和小茴香均放入锅内炒熟，然后装入布包内，将其敷于患处，每晚1次，一般外敷4次之后效果明显。

二、艾灸法

将艾条的一端燃着，先靠近肩部疼痛的皮肤处，以后慢慢提高，直到感觉舒适时就固定在这一部位（一般在距皮肤1.5厘米处），连续熏5~10分钟，至局部发红为止。

三、运动法

1. **爬墙锻炼** 患者靠近墙壁侧面站立，在墙壁上画一高度标志，以手指接触墙壁逐步向上移，做肩外展上举动作。每次5~10分钟，每日2~3次。逐日增加上臂外展幅度。

2. **摇抖上肢** 单手摇转患病的上肢，然后再施力抖抻上肢，速度不可过快，用力要均匀，可以放松肩部及上肢肌肉，有疏松脉络，滑利关节的功效。

3. **拉毛巾法** 准备一个长毛巾，用两只手各拽一头，分别放在身后，一手在上，一手在下，模仿搓澡动作，上下往复拽它，刚开始可能活动受到一些限制，慢慢来，动作可由小到大，每天坚持做4~10次，肩周炎的状况就会逐渐改善。

4. **背墙做操** 背靠墙而立，双手握拳屈肘，两臂外旋，尽量使拳背碰到墙壁，反复做数次；或者手臂下垂，肌肉放松，由身体带动前后左右摆动，按照顺时针、逆时针方向绕圈，摆动幅度要由小到大。

5. **钟摆运动法** 取坐位，上身前屈，将未患病的手臂放在桌上支持身体。患病的手臂拿重物，慢慢前后摆动；换方位，慢慢左右摆动。

6. **甩臂运动** 弯腰垂臂，甩动患病的手臂，以肩为中心，做由里向外或由外向里的画圈运动，用臂的甩动带动肩关节活动。幅度由小到大，反复做 30～50 次。

7. **以肘甩手** 背部靠墙站立或仰卧于床上，上臂贴身，屈肘，以肘点作为圆心进行外旋活动。

8. **肩上举** 仰卧或靠背椅练习，两手相嵌或不相嵌，利用肢体重量加上地心引力使健肢带动病肩，这样更易收效。

9. **肩外展** 双臂伸，向侧平举方面砍去，一次手心向上，一次手心向下，练习数十次。

10. **捏拿上肢** 一手拇指和四指由上肢根部内侧依次缓慢捏拿至腕部，双手可交替捏拿。

11. **点压肩胛骨周围** 用拇指指腹按揉患者两侧的肩胛骨，使力量均匀渗透，按压时移动要缓慢，要逐点按压。

12. **拍肩打背** 双臂轮番前后甩动，左臂向右前方运动、拍打右肩，右臂向左后方运动，拍打左背，左右交替进行 30 次以上，每日 2 次。

肩周炎简易食疗方

桂圆粥

方剂组成 桂圆 50 克，粳米 500 克，白糖 60 克。

配制方法 将桂圆去壳洗净，粳米淘净，共置锅中，加清水 1000

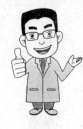

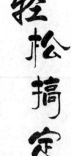

毫升，急火煮开 5 分钟，改小火煮 30 分钟。

服用方法 分次饮服。

适应证 适合肩周炎，症见肩关节疼痛。

木瓜猪肉汤

方剂组成 木瓜 150 克，猪肉 500 克，黄酒、生姜、精盐各适量。

配制方法 木瓜洗净切片；猪肉洗净切成块，开水浸泡，去浮沫。将木瓜、猪肉置锅中，急火煮 5 分钟，加黄酒、生姜、精盐，文火煮 30 分钟，

服用方法 吃肉喝汤，分次食用。

适应证 适合肩周炎，症见肩部疼痛麻木，手不能举。

白芍桃仁粥

方剂组成 白芍、桃仁各 20 克，粳米 100 克。

配制方法 白芍入砂锅，加水煎煮两次，过滤后合并两次滤液；桃仁去皮，捣烂成细末备用。粳米淘洗后，与捣碎的桃仁一同入锅中，

加白芍汁，大火烧沸后，改用小火熬煮成粥。

服用方法 作粥食用，每日早晚各一次。

适应证 适用于肩周炎晚期。

桑枝鸡汤

方剂组成 老桑枝 60 克，老母鸡 1 只，盐少许。

配制方法 将桑枝切成小段，与鸡共煮至烂熟汤浓即成，加盐调味。

服用方法 喝汤吃肉。

适应证 适用于肩周炎慢性期而体虚风湿阻络者。

黄芪山药饮

方剂组成 黄芪、生山药各 30 克，龙眼肉 15 克。

配制方法 将生黄芪用纱布包好，生山药去皮切片与龙眼肉同放入砂锅中，加入适量清水，中火煎煮成稠汤去药包即成。

服用方法 饮汤食山药及龙眼，不拘时节随意饮食。

适应证 适用于肩周炎，症见关节疼痛。

川乌薏仁粥

方剂组成 生川乌末 12 克、薏苡仁 30 克。

配制方法 将薏苡仁和川乌一同加水煮粥，先用大火煮沸，再改用小火慢慢煨成稀粥，加入姜汁 5 毫升，蜂蜜 10 克，搅匀。

服用方法 空腹温热服下，每日 1 剂。

黄花山药莲子粥

方剂组成 黄花、莲子肉和山药各 100 克。

配制方法 3 味洗净，同入砂锅，加适量水，开小火煮粥。

服用方法 空腹服，每日 1 剂。连服 2 周。

适应证 适用于亏虚型肩周炎，症见体虚、神疲倦怠者。

当归胡椒瘦肉汤

方剂组成 胡椒 12 克，当归 20 克，猪瘦肉 60 克，调料适量。

配制方法 前 3 味同入锅，加油、料酒及适量水，开小火煮肉至熟，加盐、味精调味。

服用方法 饮汤吃肉，每日 1 剂。连服 10 日。

适应证 适用于血瘀型肩周炎肩臂痛、活动受限者。

日常 护理

（1）患者要解除对本病的紧张、焦虑、悲观、抑郁情绪，树立战胜疾病的信心。

（2）注意休息，注意起居寒暖，避免在阴冷、潮湿的环境中居住。

（3）避免风扇直攻肩部，以免风寒湿外邪侵入。

（4）避免提重物，防止加重病情。

（5）中年以后，活动时应注意防止过猛、过快和过量。

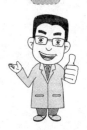

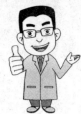

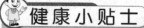

健康小贴士

一旦发现肩关节不适要及时治疗，还要增强功能锻炼。

反复生病轻松搞定

（6）经常锻炼，可通过打太极拳、木兰拳、健身球等来增强体质。

（7）经常伏案、双肩经常处于外展工作的人，要注意纠正不良姿势。

（8）要加强营养，补充足够的钙质。

（9）少吃生冷性凉的食物，如地瓜、豆腐、绿豆、海带、香蕉、柿子、西瓜等。

别为颈椎病犯愁，

懂一点经络按摩你就忧虑全消

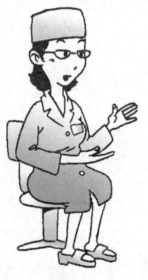

颈椎病是由颈椎间盘退行性改变、颈椎骨质增生所引起的，拥有诸多临床表现的综合征。颈椎病具有发病率高、治疗时间长、治疗后极容易复发等特点。

颈椎病发病缓慢，以头枕、颈项、肩背、上肢等部疼痛以及进行性肢体感觉和运动功能障碍为主要症状。具体表现为颈部不适持续时间超过3天或更长时间，继而出现肩背部沉重、肌肉变硬或者上肢无力、手指麻木等严重的症状。并且时常伴有头痛、头晕、视力减退、耳鸣、恶心等异常感觉。

颈椎病常常反复发作，其疼痛等不适症状可以影响日常的工作、学习和生活。严重者可能出现四肢瘫痪、卧床不起等严重并发症。

患颈 椎病的原因

颈椎病多发生在中老年人上，其病变好发于颈 5～6 之间的椎间盘，其次是颈 6～7 之间和颈 4～5 之间的椎间盘，并且男性发病率略高于女性。颈椎病的病因很多，归纳起来主要有以下几方面：

首先是因为外伤。颈椎是人体活动范围最大的部位，受伤的机会较多，青少年时期颈椎受过外伤的话，尤其是颈椎骨折，脱位后出血，水肿等，到了中老年可能会导致颈椎病的发生。根据医学统计 5%～15% 的颈椎患者有急性外伤史。

其次是颈部的慢性劳损。长期从事修理、刻写、刺绣等低头工作时，容易引起颈部的肌肉、韧带与关节的劳损，或使用不适当的枕头，颈部的不良姿势，使颈椎生理曲度改变，都容易导致颈椎病的发生。

还有就是颈椎的退行性变。人到了一定的年纪，颈椎间盘、椎体、椎间小关节都会发生退行性改变，从而引发颈椎病的发生。

颈椎病中医病名为"项痹病"。中医学认为，本病因年老体衰、肝肾不足、筋骨失养；或久坐耗气、劳损筋肉；或感受外邪、客于经脉，或扭挫损伤、气血瘀滞，经脉痹阻不通所致。

颈椎 病药物治疗

一、口服药

（1）疼痛缓解时，可以选择服用适合自己的中成药，如龙骨颈椎胶囊，每次 5 粒，每日 3 次；或颈复康冲剂，每次 1 袋，每日 3 次，开水冲服；或天麻丸，每次 2 粒，每日 3 次；或健步虎潜丸，每次 6 克，每日 2 次。

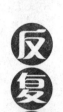

（2）在疼痛比较明显的时候，可以服用消炎止痛药，如吲哚美辛，每次25毫克，每日3次；或芬必得胶囊，每次300毫克，每日早、晚各1次。

二、外用药

外敷骨友灵搽剂、扶他林药膏或外贴南星止痛膏、筋骨宁药膏等，可以有效缓解肩周炎。

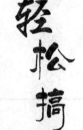

颈椎病轻松外治法

一、敷贴法

1. **葱泥红糖方**　大葱3根（取底部的10厘米即可）。将大葱洗净、切碎后与红糖1匙拌匀，然后捣成泥，糊在患处。每天晚上糊2小时。

2. **姜汁**　姜片适量。把姜片洗净，切碎，捣成泥状，装在布袋中，再放到热水中晃动数次，使姜汁渗透到水中。把毛巾浸泡到姜水中，拧干后敷在颈部。

3. **黄豆枕**　取小黄豆2500克，晒干后拣净，装入布袋中，封好袋口，制成黄豆枕。晚上睡觉时枕在黄豆枕上，从而使一粒粒黄豆始终在按摩颈部。

4. **丝瓜二枝**　取丝瓜络、桂枝、桑枝各30克。将诸药择净，装入布袋中，扎紧袋口，放入锅中，加清水适量，浸泡5～10分钟，用水煎煮沸，取药袋外敷于颈椎处，每次1～2小时。

5. **食醋热敷**　取食醋100克，加热至不烫手为宜，然后用纱布蘸热醋，在颈部疼痛部位热敷。保持痛处湿热20分钟，在热敷过程中同时活动颈部，每日3次，2日内可愈。

二、自我按摩法

（1）抚摩颈肌：用手掌抚摩或按摩颈项、肩背部的肌肉20～50次，以后部发热、舒适为度。抚摩时，用力不要太大，动作由轻及重，由小到大，快慢结合。

（2）对按头部双手拇指分别放在额部两侧的太阳穴处，其余四指微分开放在两侧头部，双手同时用力做对按揉动 20～30 次。

（3）按摩肩背：直立，两足略分，双手手掌按摩臀部，然后手背按摩腰部，最后示指指尖按摩肩背各 10 次。有舒展背肌的功效，适用于轻度颈椎问题。

（4）捏拿颈项：将右手拇、食、中三指对称地放在颈项部，从风池起捏拿到肩背部，反复捏拿 9 遍，使颈项酸胀、发热。

（5）梳摩头顶：双手五指微曲分别放在头顶两侧，稍加压力从前发际沿头顶至脑后做"梳头"状，做 20～30 次。

（6）弹拨颈项肌肉：将一手的食、中、无名三指并拢微屈，指端放在颈部正中（即颈椎棘突上）和两边的项肌上，从上至下用力弹拨，反复操作 9 次。

三、运动疗法

1. **左右端肩**　每日早晨，用左右端肩的方法锻炼 10～20 分钟，时间长一点更好，5 分钟后颈部可有热的感觉，1 周内病情能减轻，坚持锻炼，症状可消失。

2. **颈部运动**　坐位，直视前方，分别做前屈、后伸、侧屈、旋转等颈部动作。每一动作 10～15 秒钟。每侧做完 10～15 秒钟后可间歇 5 秒钟，逐渐增加维持时间，可达 20～25 秒钟。

3. **移转头颈**　是立正姿势，两脚稍分开，两手撑腰，然后头颈向右转，双眼向右后方看，然后还原至预备姿势，再低头看地，最后动作还原宜缓慢进行，以呼吸一次做一个动作为宜。

4. **练"米"字功**　先把身板站直，两脚叉开 30 厘米，全身放松，伸头挺颈，然后头部按照"米"字笔画顺序一遍一遍地画"米"字，

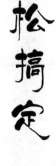

几遍过后，再摇头伸颈，做把"米"字圈起来的动作，圈数自定，早晚各练10分钟，1个月病痛全消。

5. 往后观看 呈立正姿势，两脚稍分开，两手撑腰，然后头颈向右转，双眼向右后方看，然后还原，头颈向左转，双目向左后方看，最后还原。动作配合呼吸，缓慢进行。

6. 臂颈运动 坐位，双手置于额部，两臂与颈部屈肌用力做静态收缩。开始时可持续20~30秒钟。开始时动作较缓慢，熟练后，可维持40~50秒钟，在无痛或微痛下进行，每日2~3次。

颈椎病简易食疗方

枸杞猪骨汤

方剂组成 枸杞50克，猪骨300克，花生油、葱、姜、盐各适量。

配制方法 猪骨洗净，敲成碎块。一起入锅，加清水1200毫升，入葱、姜适量，慢火炖至250毫升汤汁，加花生油、盐调味即可。

服用方法 趁热喝汤。

适应证 适用于颈椎病的辅助治疗。

天麻炖猪脑

方剂组成 天麻10克，猪脑1个。

配制方法 原料洗净，天麻切碎，与猪脑一并放入炖盅内，加水、盐适量，隔水炖热。

服用方法 每日吃1次，连服3~4次。

适应证 适用于颈椎病的辅助治疗。

韭菜炒胡桃

方剂组成 韭菜200克，胡桃肉50克，芝麻油20克。

配制方法 韭菜洗净切段，胡桃肉捣碎。芝麻油入锅炒热，入韭菜、胡桃肉炒熟。

服用方法 分次食用，连续食用1个月。

适应证 适用于颈椎病的辅助治疗。

桑枝煲鸡

方剂组成 老桑枝 60 克，母鸡 1 只（约 1000 克），食盐少许。

配制方法 将鸡洗净，切块，与老桑枝同放锅内，加适量水煲汤，调味。

服用方法 喝汤吃鸡肉。

适应证 适用于颈椎病的辅助治疗。

天麻炖鱼头

方剂组成 天麻 10 克，鲜鳙鱼头 1 个，生姜 3 片。

配制方法 将天麻、鳙鱼头、生姜放炖盅内，加清水适量，隔水炖熟，调味即可。

服用方法 佐餐食用，隔日 1 次，可常食。

适应证 适用于颈椎病的辅助治疗。

姜葱羊肉汤

方剂组成 羊肉 100 克，大葱 30

克，生姜 15 克，大枣 5 枚，红醋 30 克。

配制方法 所有原料加水适量，做成 1 碗汤。

服用方法 每天食用 1 次。

适应证 适用于颈椎病的辅助治疗。

山楂丹参粥

方剂组成 山楂、丹参、粳米各 50 克，冰糖适量。

配制方法 将山楂、丹参、粳米洗净，先煎丹参除渣取汁，再放入山楂、粳米、清水煮粥，先用大火煮沸，再用小火熬煮，最后放入冰糖调味即成。

服用方法 趁热食用。

适应证 适用于颈椎病的辅助治疗。

黄芪圆肉粥

方剂组成 黄芪 120 克，桂圆肉 20 克，粳米 50 克，白糖适量。

配制方法 将黄芪切片、洗净，加水 500 毫升，煎取汁；将粳米洗净，入黄芪汁，加水适量，煮沸后

要想关节不再疼痛，你要有坚持下去的决心

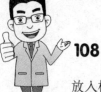

放入桂圆肉，熟后加白糖调味。

服用方法 趁热食用。

适应证 适用于颈椎病的辅助治疗。

木瓜陈皮粥

方剂组成 木瓜、陈皮、丝瓜络、川贝母各10克，粳米50克，冰糖适量。

配制方法 先将木瓜、丝瓜络、陈皮煎汤，去渣取汁，加入粳米及切碎的川贝母，调入适量冰糖即成。

服用方法 趁热食用。

适应证 适用于颈椎病的辅助治疗。

日常 调养法

本病发病后应注意休息，积极治疗。而家庭治疗和调养可以预防本病的发生及反复发作。

（1）加强颈肩部肌肉的锻炼，在工作空闲时，做头及双上肢的前屈、后伸及旋转运动。

（2）要避免不正常的体位，如躺在床上看电视等，避免头顶或手持重物。

健康小贴士

当诊断为颈椎病时，颈椎运动要缓慢，忌做猛烈甩头运动。

（3）睡枕不宜过高、过低或过硬，并注意局部保暖。

（4）避免长期低头伏案，工作半小时左右应活动颈项部。

（5）注意睡眠姿势，避免颈部受凉。

（6）加强功能锻炼，适当进行摇头、松颈活动。

（7）睡眠时关好窗户，不要直接受风吹。

（8）颈椎病患者在工作中应该避免长时间吹空调、电风扇。

腰痛，
养肾补肾方能一劳永逸

腰痛，是指一侧或双侧腰部疼痛，甚则痛连脊骨。腰痛一年四季都可发生，其发病率较高，并且病程较长，反复发作，这几天腰痛好了，过几天不知什么原因腰又痛了。这样经常反复的腰痛会影响我们的生活，会引起行走、活动不便，一些较为严重的腰痛患者，如不能得到科学有效的治疗，还会使病情恶化，严重者甚至造成瘫痪等后果。所以，对于腰痛，我们不能忽视，要积极地治疗。

要想彻底治愈腰痛，使其不再反复发作，首先就是要清楚腰痛的原因。关于腰痛的原因，从中医方面来说，主要有以下几方面。

由于久居冷湿环境，或坐卧湿地，或涉水冒雨，衣着湿冷，身劳汗出等，都可感受寒湿之邪。寒邪凝敛收引，致经脉受阻，气血运行不畅，因而发生腰痛。长夏之际，湿热交蒸，或寒湿蓄积日久，郁而化热，感受其邪，阻遏经脉，而发为腰痛。素日过劳，或久病体弱，或年老精血亏虚，或房劳过度，以致肾精亏损，不能濡养经脉而发生腰痛；劳伤久病，或跌打外伤，气滞血凝，瘀血凝阻，脉络不和而发生腰痛。

从上面的叙述中，我们知道了腰痛的原因，那么应该怎么去积极治疗呢？那就是要分型辨证治疗，腰痛主要分为寒湿腰痛、湿热腰痛和肾虚腰痛。

寒湿腰痛的主要表现是腰部自觉发冷、疼痛、活动不便，腰痛逐渐加重，遇阴雨天疼痛加剧。湿热腰痛的主要表现是腰部疼痛伴有热感，下雨天腰痛加重，或见肢体关节红肿，口渴心烦。肾虚腰痛的主要症状

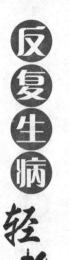

是腰痛腰酸，按揉后减轻，下肢无力，运动后腰酸加重，休息后减轻，常反复发作。

腰痛 不能仅用止痛药

腰痛的原因极其复杂，疼痛时间少则几天，多则几十年，反复发作，难以治愈。于是，很多腰痛患者就采用药物治疗，比如解热消炎镇痛药物，这类药物对大部分腰痛症状有一定的缓解作用，并且方便易得，服用也简单，几片药，一杯开水，半分钟的功夫就行了。但是，需要注意的是，如果应用不当，不但收不到治疗或辅助治疗作用，还可能引起多种并发症。

因为有些腰痛患者没有弄清楚自己腰痛的性质和原因，盲目服用止痛药，这样做虽然会使疼痛的症状明显改善，却会带来许多不良后果。第一，会掩盖病情，贻误了诊断和治疗，使本可以在病情较轻的情况下很快治愈的疾病错过了最佳的治疗期。其次，止痛药会抑制前列腺素的合成，经常服用容易导致肾功能不全，给肾脏带来伤害。

还有些患者因为腰痛经久不愈，用药物治疗时间太久，可能会对药物产生依赖性，服用的药物剂量越来越大，结果就是明明知道药物的不良反应很大，也得一直服下去，长此以往，药物的不良反应对身体的伤害也越来越大。所以，腰痛患者从一开始就要争取不服或少服止痛药。实在要服止痛药，要遵循医嘱，不要随意增加药物的品种或剂量。

寒湿 腰痛的轻松治疗

一、 中成药的选用

可以选用寒湿痹冲剂、木瓜丸、狗皮膏、祛风舒筋丸、独活寄生丸、壮腰健肾丸、舒筋活络丸。

二、简易食疗方

葱白粥

方剂组成 糯米 60 克，连须葱茎 5 个，米醋 5 毫升，生姜 5 片。

配制方法 把糯米、生姜捣烂，加入连须葱茎，米醋调匀。

服用方法 趁热饮用，温复取汗。

川乌姜汁粥

方剂组成 生川乌头 3 ~ 5 克，姜汁约 10 滴，粳米 30 克，蜂蜜适量。

配制方法 将川乌头碾为极细粉末，先煮粳米，煮沸后加入川乌头末，改用小火慢煎，待米熟透后加入生姜汁及蜂蜜，搅匀，再煮 1 ~ 2 沸即可。

服用方法 温热服用。

枸杞羊肾粥

方剂组成 枸杞叶 250 克，羊肾 2 对，羊肉 50 克，粳米 150 克，葱白 5 个。

配制方法 羊肾处理干净切丁；葱白洗净切节；羊肉洗净；枸杞叶

洗净。用纱布袋装好扎紧；粳米淘净，同放入砂锅，熬粥。

服用方法 酌量食羊肾、羊肉，喝粥。

茯苓姜枣粥

方剂组成 干姜 5 克，茯苓 10 ~ 15 克，粳米 100 克，大枣 5 枚，红糖适量。

配制方法 先煎干姜、茯苓、大枣，取汁去渣。与粳米同煮为粥，调入红糖。

服用方法 每日分 2 次服用。

莲子山药粥

方剂组成 莲子、大米各 50 克，山药、薏米、白糖各 30 克。

配制方法 把莲子，山药，大米、薏米洗干净浸透，莲子去心。在砂煲中放入莲子、山药、大米、薏米煲 1.5 小时，再加入白糖稍煮片刻即可。

服用方法 温热服用。

第三章　要想关节不再疼痛，你要有坚持下去的决心

111

反复生病轻松搞定

三、敷贴法

（1）将炒热的粗盐、粗沙等包在布袋里，趁热敷在患处。每次 30 分钟，早晚各 1 次，注意不要烫伤皮肤。

（2）患者将双掌搓热，然后紧贴自己的腰部皮肤，横向反复摩擦，直到局部微热即可。

湿热 腰痛的轻松治疗

一、中成药的选用

可选用三妙丸，一次 6 克，一日 2 ~ 3 次；麝香回阳膏，外用，温热软化，贴于患处。

二、简易食疗方

茯苓粳米粥

方剂组成 茯苓 30 克（研末），粳米 30 ~ 60 克。

配制方法 先将粳米煮粥，半熟时加入茯苓末，和匀后煮至米熟。

服用方法 空腹食用。

赤小豆滑石汤

方剂组成 赤小豆 50 克，滑石（布包）15 克、北粳米 20 克、水 500 毫升，白糖适量。

配制方法 取赤小豆，放水约 500 毫升，先煮赤小豆至熟烂，再将滑石（布包）、粳米放入赤小豆汤内，共煮为稀粥，将滑石袋取出，加入适量白糖。

服用方法 早晚温服。

薏仁粥

方剂组成 薏苡仁 30 克，陈粳米 50 克。

配制方法 先将生薏苡仁洗净晒干，碾成细粉，每次取薏苡仁粉 30 克，加入陈粳米 50 克，同入砂锅内，加水 500 毫升，煮成稀粥。

服(用)方(法) 作早晚餐，10 天为 1
疗程。

胡椒蛇肉汤

方(剂)组(成) 胡椒树根 100 克，乌
蛇肉 250 克，黄酒、葱、姜、花
椒、盐各适量。

配(制)方(法) 将胡椒树根洗净，将
蛇剖腹，除去内脏洗净，切段；将
蛇肉、胡椒树根放入锅内，加葱、
姜、盐、黄酒、清水适量，开小火

熬至蛇肉熟透即成。

服(用)方(法) 佐餐食用。

赤小豆黄花菜汤

方(剂)组(成) 黄花菜 20 克，赤小豆
25 克，黄酒 25 毫升。

配(制)方(法) 黄花菜、赤小豆洗净，
放入锅中，加清水 200 毫升同煮
30 分钟，去渣取汁。

服(用)方(法) 与黄酒一同温服。

肾虚 腰痛的轻松治疗

一、中成药的选用

据阴阳亏损情况，选龟鹿二仙膏，每次 9 克，每日 2 次；六味地黄
丸，每次 9 克，每日 2 次；鹿茸丸，每次 2 粒，每日 2 次。

二、简易食疗方

狗肉粥

方(剂)组(成) 狗肉 250 克、粳米 100
克、姜、盐少许。

配(制)方(法) 将狗肉切成 3 厘米长
2 厘米厚的块，姜切成小片状；粳
米淘净，狗肉、粳米、姜、盐放入
锅内，开小火煮至米烂成粥即可。

服(用)方(法) 趁热食用。

肾虚腰痛方

方(剂)组(成) 羊肾、猪肾各 1 对，
狗脊、枸杞叶尖各 5 克。

配(制)方(法) 羊肾、猪肾剖开，去
筋膜，洗净，切片，狗脊去毛，用

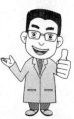

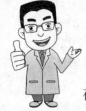

荷叶包裹，煨熟（或蒸熟）。

服用方法 分次食用。

萸肉粥

方剂组成 山萸肉 15 克、糯米 50 克、红糖适量。

配制方法 以上三品同入砂锅，加水 450 毫升，用小火烧至米开粥稠表面有粥油为度。

服用方法 每日晨起空腹温热顿服一次，10 天为一疗程。

羊骨大枣粥

方剂组成 羊骨汤 1500 毫升。糯米 100 克，大枣 50 克。

配制方法 大枣去核，与粳米一同入砂锅内，加入羊骨汤，煮成稀粥即可服用。

服用方法 趁热食用。

枸杞粥

方剂组成 枸杞 20 克，糯米 50 克，白糖适量，水 500 毫升。

配制方法 将以上原料加水置砂锅内，用小火烧至汤稠有油出现，停火焖 5 分钟即可。

服用方法 每日早晚服食。

几个 小动作就可缓解腰痛

1. **弯腰攀足** 分腿站立，与肩同宽。上身向前弯，同时两只胳膊由后方画圆圈至前下方，然后两手攀足，而后起立，再弯腰攀足，再起立，连着做 4~8 次。注意当弯腰攀足时，两下肢不要弯曲。

2. **拍击腰部** 将手背或弯曲手指的手掌放在腰部痛处，然后有节奏地持续拍击。手指关节和手腕要放松，拍击的速度宜轻快。

3. **转腰运动** 分腿站立，左腿向旁边开一步。骑马蹲裆式，上身下弯，两手随腰先顺时针转动。两手转至左侧时上身尽力向左；两手转至上方时，上身尽力后仰；两手转至右侧时，上身尽量向右，双手转至下方时，上身尽量下弯，再做逆时针转腰，动作同上，方向相反，各做

4～8次。

4. 揪扭腰部　用拇指和手指指腹揪提腰骶部疼痛部位，反复揪扭肤体，以呈紫红色为度，持续操作2～3分钟。

5. 前俯后仰　立正姿势，左脚旁开一步，两手下垂。上身前弯时，两上肢交叉于小腹，吸气，上身起立后仰时呼气，两上肢由下向上划弧伸直，做4～8次。

6. 慢推腰肌　手指并拢，拇指分开，手掌平稳地紧贴腰椎两侧的骶棘肌上，有节奏地慢速推动，推力由轻到重，渐次递增。

日常护理

（1）避免寒湿、湿热侵袭，改善阴冷潮湿的生活、工作环境。

（2）腰痛应避免坐卧湿地，也不能涉水、淋雨。

（3）身劳汗出后即应换衣擦身。

（4）不要勉力举重，不做没有准备动作的暴力运动。

（5）活动腰部，打太极拳，勤用热水洗澡。

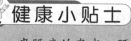

健康小贴士

患腰痛的患者，腰部用力更应小心，必要时休息或戴腰托，以减轻腰部的受力负荷。

（6）劳动或者运动出汗后，要及时擦拭身体，更换衣服。

（7）劳逸适度，节制房事，勿使肾精亏损，肾阳虚败。

（8）体虚者，可适当食用、服用具有补肾的食品和药物。

（9）避免长时间久坐或站立，应适当活动。

（10）尽量避免坐沙发或转椅等支撑差的座位，最好坐折叠椅或小板凳等硬座。

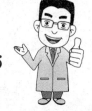

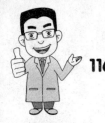

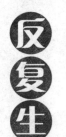

反复生病 轻松搞定

反复足跟痛，
知道原因就能轻松搞定

足跟痛又称为"跟痛症"，是急性或慢性损伤引起的足跟骨质、关节、滑囊、筋膜等处病变引起的疾病。其主要表现为足跟一侧或两侧疼痛，在跟骨内侧有一自发性压痛点和叩击痛，表面不红不肿，并且行走不便。生活中，很多人都有足跟痛的毛病，一般都是中年人，男性较女性多，且以肥胖者多见。

足跟痛患者有时一侧痛，有时两侧同时发病，疼痛程度轻重不一，有的患者起病缓慢，早晨起床下地时感到疼痛，休息后疼痛明显缓解，但行走多时，疼痛又比较明显了。还有的患者呈逐渐加重趋势，时间长了，就会影响行走活动。

患足跟痛的人很多，有的患者不经治疗也可以自愈，但很多人自愈后会不明原因地突然复发，还有的变成慢性疼痛。由于经常疼痛、给平时的生活、工作、学习等很多不便。

足跟底疼痛病因

足跟痛的人都很痛苦，一走路就会疼，站在那儿也会疼，早晨起来双脚没有接触到地面时还没有感觉，只要一站在地上立即便会感到有说不出来的痛。该病症状虽然简单，但病因复杂，且多反复发作，缠绵难愈。

医学研究发现，体质肥胖，长期卧病在床，会使跟部皮肤变软，跟底部皮下脂肪纤维垫部分萎缩，或经常在硬地上行走，跟下滑囊受外力刺激而引起炎症，或跖筋膜和足短肌在其附着处受牵拉，引起炎症而产生骨刺，或长期负重行走，长途跋涉，各种急性、慢性外伤，寒温侵袭，均可引起足跟痛。

中医学认为，足跟痛是以肝肾亏虚、气血失和、筋脉失养为先决条件，复因风、寒、湿邪侵袭及外伤、劳损等致使气血阻滞而成。双侧足跟底疼痛，站立或行走时疼痛加剧，局部不热、不红、不肿。中医认为这是肾虚所致。由于足跟长期受压和受风寒，引起跟垫发炎，表现为足跟底肿胀，有浅在压痛；炎症波及跟骨骨膜或骨囊时，还有深部压痛。

治疗足跟痛，应该以治肾虚为本，化瘀滞为标。早期治疗宜化瘀消肿止痛，中后期治疗宜舒筋活血、行气止痛或补益肝肾。

足跟 痛的药物治疗

一、内服药

平时服用补肾强筋的药物，如健步虎潜丸、金匮肾气丸、六味地黄丸等。每次 3~6 克，每日 2~3 次。具体按照药物说明书服用。

二、外用药

1. **中华跌打丸**　将 2 粒中华跌打丸用白酒溶化成膏状。洗净患处，将此药膏摊于纱布上外敷于患处。

2. **扶他林软膏＋伤湿止痛膏**　足跟局部涂抹扶他林软膏，轻轻揉擦局部几分钟，使软膏经皮肤吸收。局部干燥后，再贴上一片伤湿止痛膏，24 小时后可揭下。

3. **独角膏**　取独角膏适量，将其加热软化。将患足用热水浸泡 10~30 分钟后擦干，将此药膏敷贴于足跟疼痛处，每隔 5 天换药 1 次，连续用药 20 天。

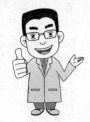

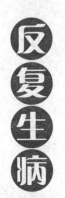

洗洗 敷敷就能治疗足跟痛

（1）川草500克，磨粉，分为7等份，每份药用白酒调拌，放在纱布上，外敷足跟处；每日1次，7日为一疗程。

（2）透骨草、寻骨风、金毛狗脊各10克，研为细末，均匀撒在数层纱布上，特别是鞋底足跟容易接触的部位，用线缝实，作为鞋垫使用。

（3）夏枯草50克，食醋1000毫升。将夏枯草浸泡在食醋里面密封好，浸泡24小时之后把药液煮沸进行泡脚，每日早晚各1次，每次20分钟。

（4）生川乌30克，白酒适量。将生川乌研末，加上适量白酒调成糊状，每日睡觉前泡脚，然后将药糊敷在患处。

（5）取鲜仙人掌一片，两面的刺用刀刮去，然后剖成两半。将剖开的一面敷于脚疼痛处，外面用胶布固定，经12小时后再换另半片敷，2～3周症状全部消失。晚上贴敷较好。

（6）将白萝卜皮放到锅里煮熟，之后用布把萝卜皮敷在病患的脚跟上，萝卜皮凉了之后，再将其加温，再包敷，每天1次，每次大约半小时即可。如此反复，10天后脚跟的疼痛可减轻。

（7）用乌梅适量，去核加入少许醋捣烂，再加入少许盐，搅匀，涂敷在患处，用纱布盖好，胶布固定。每天敷1次，连用几个月，能有效缓解足跟痛症状。

（8）米醋1000毫升，加热到脚可伸入的温度，每日浸泡1小时左右，如米醋温度下降，应再次加热，通常10～15天后足跟痛就能减轻。

（9）醋500毫升，青砖1块，用醋将砖浇热，足穿袜（厚袜）踏在砖上，趁热利用醋熏，每日3次。可有效缓解足跟痛。

小动作 也可缓解足跟痛

（1）慢性足跟痛患者，每日可以进行踝关节的跖屈与背伸活动，每次活动锻炼5~10次，频率不要太快，但每次屈、伸活动应争取到最大限度。

（2）捏揉跟骨。把患病的腿平放在健康的腿的膝盖上，用患侧手固定患肢踝部，然后用另一只手的拇指与其余四指对合用力捏揉跟骨0.5~1分钟。

（3）按揉跟腱。用拇指和其他四指对合用力上下反复拿捏小腿肚和跟腱，再用拇指和示指对捏并按揉踝尖后、跟腱前的内外凹陷处。每次按5分钟。

（4）滚鹅卵石：取鹅卵石1块，以圆而光滑者为佳。用其在跟骨疼痛处来回滚动，用力均匀，以能够耐受为度。每次10~15分钟，每天1~3次，每半月为1疗程。

（5）摇踝关节：把患病的腿平放在健康的腿的膝盖上，用患侧手固定患肢踝部，另一只手握住患足前掌，适当用力先顺时针、再逆时针摇动踝部1分钟。

（6）捶击痛点：把患病的腿平放在健康的腿的膝盖上，用软橡皮锤或手半握拳由轻渐重、由重渐轻地敲击足跟最痛点10分钟，以有酸胀感为佳。

（7）反复蹲立：双手扣脑后站立，然后蹲下，立刻再起来，如此为1次。每天做200次，分2回进行，3个月可见效。

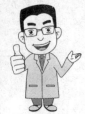

反复生病轻松搞定

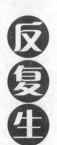

简易 家常食疗方

木耳芝麻汤

方剂组成 黑木耳、黑芝麻各50克。

配制方法 将洗净的黑木耳炒干，略带焦味；黑芝麻炒香。把木耳、芝麻放入锅中，加清水200毫升，大火煮开5分钟，小火煮20分钟。用纱布滤渣取汁。

服用方法 分次饮用。

适应证 适用于跟痛症伴大便秘结、头发早白者。

羊肝炒韭菜

方剂组成 韭菜100克，羊肝120克，调味品适量。

配制方法 将韭菜洗净，切段；羊肝洗净，切片，加淀粉适量拌匀；锅中放植物油适量烧热后，下羊肝翻炒，待熟时，下韭菜，翻炒至熟，调味服食。

服用方法 佐餐食用。

适应证 适用于肝肾不足引起的足跟痛。

芝麻核桃散

方剂组成 黑芝麻、核桃肉各500克。

配制方法 黑芝麻、核桃肉洗净晾干，在热锅中炒熟，研末，加白糖拌匀。

服用方法 分次食用。

适应证 用于跟痛症属肾虚型，足跟疼痛伴头晕目眩、五心烦热者。

木瓜赤豆饮

方剂组成 赤豆30克，木瓜15克。

配制方法 赤豆、木瓜分别洗净，一并放入砂锅中，加入500毫升水，大火煮开5分钟，改小火煮30分钟，去渣取汁。

服用方法 分次饮服。

适应证 适用于跟痛症早期患者，表现为足跟疼痛刺痛，行走后尤剧，踝部肿胀。

肉桂米粥

方剂组成 肉桂20克，粳米50克。

配制方法 肉桂洗净，粳米淘净，置锅中，加清水1000毫升，大火煮开5分钟，改小火煮30分钟。

服用方法 趁热服用。

适应证 用于跟痛症后期，属肾阳虚型，足跟疼痛伴四肢不温者。

麻黄萝卜汤

方剂组成 麻黄5克，生姜3片，萝卜1个，蜂蜜30毫升。

配制方法 将萝卜切片，和麻黄、生姜同放锅内，加清水适量，开小火炖至萝卜熟后，加入蜂蜜，再煮一两沸即成。

服用方法 喝汤吃萝卜。

适应证 用于风邪侵袭引起的足跟痛。

核桃牛肉汤

方剂组成 核桃仁150克，牛肉250克，姜5克，枸杞、山药各20克，龙眼肉4个，盐适量。

配制方法 材料洗净，将桃仁放入锅中（不用油），小火翻炒5分钟。在锅内加水适量，大火煮沸后放所有材料，再次煮沸，转小火续煮2个小时，出锅前调入盐。

服用方法 吃肉喝汤。

适应证 适用于肾阴虚型足跟痛。

猪肚苁蓉汤

方剂组成 猪肚1个，肉苁蓉10克，调料适量。

配制方法 将猪肚洗净，将肉苁蓉置于猪肚内，加清水适量煮沸后，调入生姜、葱花、食盐等，煮至猪肚熟烂。

服用方法 吃肚饮汤。

适应证 适用于足跟痛骨刺形成的患者。

羊肉粥

方剂组成 羊肉适量，大米100克，调味品少许。

配制方法 将羊肉洗净，切块，放入沸水锅中，煮至羊肉熟后，取羊肉汤与大米煮粥，待熟时调入葱花、姜末、细盐、味精、胡椒等，再煮一两沸即成。

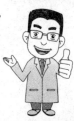

121

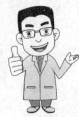

反复生病轻松搞定

服用方法 趁热服用，每日1剂。

适应证 适用于风寒引起的足跟痛，或伴关节屈伸不利。

日常 护理

（1）患者要注意休息，减少站立，不要长距离行走。

（2）穿软底鞋，或穿足跟偏内侧挖空、垫有厚软橡皮海绵足跟垫的鞋。

（3）足部宜保暖，避免受寒冷刺激。

（4）温水泡脚，有条件时辅以理疗，可以减轻局部炎症，缓解疼痛。

健康小贴士

如果疼痛剧烈，严重影响行走时，局部封闭治疗是疗效最快的治疗方法。

（5）肥胖者要设法减轻体重。

（6）经常做脚底蹬踏动作，增强跖腱膜的张力，加强其抗劳损的能力。

（7）平时加强营养，多吃具有补肾功能的食物，如腰子、猪肝、鸡蛋、豆制品、桂圆、荔枝等。

（8）平时多参加户外活动，如慢跑、散步、骑车、打乒乓球等，使足跟部关节、韧带保持良好的弹性和韧性，预防足跟痛的发生。

不要让难以启齿的妇科病，让你总是难以启齿

对很多的女性朋友来说，让她们感到困惑和痛苦的便是经常会受到一些妇科疾病的影响，如外阴瘙痒、白带异常等，往往是用了点药，采取了一些措施后，就会有所好转，甚至痊愈。但只要有所疏忽，说不准哪天又会"死灰复燃"。别觉得这些病症真的就那么难以治愈，说到底还是患者没有掌握正确的方法而已。

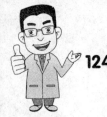

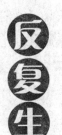

外阴瘙痒，
外治加食疗轻松搞定

外阴瘙痒是一种很常见的妇科病，时轻时重，常反复发作。其临床表现为阴部瘙痒难忍，或有灼热感，有的伴有白带，带黄、质稠、有味等症状。瘙痒部位多位于阴蒂、小阴唇，也可波及大阴唇、会阴，甚至肛门周围。症状时轻时重，常在月经期或食用辛辣刺激之物后加剧，重者会使患者奇痒难忍，坐卧不宁，影响工作和休息。

本病经常复发，给患者增加痛苦和不适。而患者也由于奇痒，反复搔抓局部，使局部皮肤呈苔藓样硬化及肥厚，亦可因皮肤抓破造成感染。如果长期不予治疗，会诱发生殖器感染，盆腔炎、肾周炎等疾病，长久不愈还会导致多种疾病同时发生。

因此，一旦外阴瘙痒就不能拖，更不能不治。如出现瘙痒症状，应尽快查明原因，积极治疗，这样才能药到病除，彻底治愈。

外阴 瘙痒的原因

女性外阴瘙痒是一种容易反复发作的疾病，它常呈阵发性发作，发作时刺痒难忍，有时候甚至影响到女性的正常生活。

女性外阴瘙痒的原因有很多。真菌性阴道炎、滴虫性阴道炎、阴虱、疥疮、蛲虫病可引起女性外阴瘙痒。有些女性对避孕套、卫生巾或其他药物、化学品过敏等，也可引起外阴瘙痒。有些是由于水温过热、使用碱性肥皂清洁外阴，或精油浴液中含有致皮肤过敏的成分，这些都会使外阴皮肤干燥，并产生瘙痒。

有的患者是不注意外阴清洁，以至皮脂、汗腺、月经、阴道内分泌物等刺激引起外阴瘙痒。除此之外，其他皮肤病变、擦伤、寻常疣、疱疹、湿疹、肿瘤都可能是引起外阴瘙痒的原因。

中医认为，外阴瘙痒发生的病因病机主要是感染湿、热、毒、虫邪，以及肝、肾、脾功能失调，侵扰阴部，或阴部肌肤失养所致。临床以肝经湿热、肝肾阴虚、肝脾不协等为多见。所以治疗外阴瘙痒，需要注重祛湿清热、杀虫以及调理肝、肾、脾等器官的功能。

外阴 瘙痒轻松熏洗法

（1）蛇床子、白鲜皮、黄柏各50克，荆芥、防风、苦参、龙胆草各16克，薄荷6克（后下）。将上药放入药锅中，加水适量煎煮5～10分钟。滤出药后坐浴清洗外阴。每天2次，10～15天为1个疗程。

（2）蛇床子10克，花椒6克，白矾3克，生艾叶6克，杏仁10克。加水适量煎煮，熏洗阴部，每日1剂，煎熏2次。

（3）地肤子、百部各15克，蛇床子20克，苦参18克，白鲜皮22克，川椒、明矾、大青盐各9克，蝉蜕10克。将上药放入纱布袋内，加水适量煎煮30分钟。趁热先熏后洗患部。每天2～3次，每次20分钟。

（4）蛇床子3克，白矾6克。水煎后取汁，冲洗阴道，每日1～2次。

（5）雄黄5克，枯矾10克，生艾叶10克，川椒6克。诸药装入布袋后煮沸20分钟。滤出药液后坐浴，每天2～3次。每次15～20分钟。

（6）蛇床子、川椒、明矾、苦参各15克。将所有药加水煎汤，趁热先熏后坐浴，每日1次，10次为1个疗程。若阴部破溃者则除去川椒。

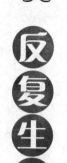

（7）雄黄 30 克，苦参、薏米各 25 克，蛇床子、薄荷各 20 克，黄柏、生苍术、当归各 15 克。所有药材加水煎煮 20 分钟。待药温适度时坐浴，清洗外阴及阴道处。每次 30 分钟，每天早、晚各 1 次。

（8）黄柏 30 克，百部、甘草各 20 克。所有药加水适量，开小火煎 20 分钟即可。先熏后坐浴。水肿疼痛者可加金银花、土茯苓。

（9）黄柏 9 克，冰片 15 克，白矾 3 克，五倍子 6 克。上药共研成细粉，涂在栓塞棉球上，于晚上睡前放入宫颈口，次日清晨取出，3 日 1 次。

（10）乌梅、黄柏各 20 克，白鲜皮 30 克，蛇床子 50 克，苦参 40 克。水煎后趁热先熏后洗，再用纱布蘸药液敷于阴道口，每晚 2 次，每次 1～2 小时。

外阴 瘙痒简易调养方

一、中成药的选用

1. **六神丸**　每晚临睡前清洗外阴后，取本品 15 粒塞入阴道内（经期停用），6 天为一疗程，连续 1～2 个疗程。

2. **锡类散**　每晚清洗外阴后，用消毒纱布条蘸取锡类散，而后塞入阴道内，次日取出，隔日一次，10 天为一疗程，连续 1～2 个疗程。

3. **痰咳净**　临睡前洗净外阴后，先取本品 0.2 克外涂局部瘙痒处，继用 0.1 克塞入阴道，每日一次，7 天为一疗程，连续 1～2 个疗程。

4. **双料喉风散**　可取适量的双料喉风散，将其涂抹在阴道内壁及外阴瘙痒处，可每日用药 1 次，连续用药 7 天为 1 个疗程。

5. **泰神丸**　每晚睡前清洗外阴局部后，取本品 15 粒塞入阴道，每晚 1 次（经期停用），6 天为 1 疗程，连续 1～2 个疗程。

6. **桂林西瓜霜喷剂**　清洗外阴后，取本品喷洒于阴道内及外阴瘙痒处，每日一次，连续 7～10 天为 1 个疗程。

二、简易食疗方

猪胰玉米须汤

方剂组成 猪胰 1 具，玉米须 30 克。

配制方法 将猪胰洗净，切块。将玉米须装入干净的纱布袋中，加水同炖至猪胰烂熟即可。

服用方法 吃肉喝汤，每日 1 剂。

适应证 清热利湿、祛风止痒。适用于外阴瘙痒。

海带绿豆粥

方剂组成 海带、绿豆各 30 克，粳米 100 克，白糖适量。

配制方法 先将海带洗净切碎，绿豆浸泡半天，粳米淘洗干净，共煮为粥，加入白糖调味即成。

服用方法 每日早晚服用，宜连续食用 7~10 日。

适应证 清热解毒，利水泄热。适用于外阴瘙痒。

泥鳅大枣汤

方剂组成 泥鳅 30 克，大枣 15 克，食盐适量。

配制方法 将泥鳅和大枣共煮熟，加食盐少许，调味服食。

服用方法 喝汤，吃大枣、泥鳅。

适应证 能健脾补中、祛除湿邪。主治脾虚型外阴瘙痒。

白芍山药排骨汤

方剂组成 白芍、蒺藜各 10 克，新鲜山药 300 克，排骨 250 克，大枣 10 枚，食盐适量。

配制方法 白芍、蒺藜装入棉布袋系紧，排骨冲洗后入沸水中汆烫捞起。将排骨、大枣、山药和棉布袋放入锅中，加水适量，小火炖半小时，加盐调味即可。

服用方法 吃山药喝汤。

适应证 对血虚风燥型外阴瘙痒有一定的疗效。

猪肝马鞭草

方剂组成 猪肝 60 克，马鞭草 30 克。

配制方法 将猪肝切成小块，加马鞭草拌匀，用盖碗装好放蒸锅内

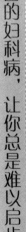

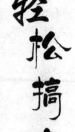

蒸半小时，取出即可食用。

服用方法 1次服完。

适应证 对外阴瘙痒、白带过多、闭经、少经等都有很好疗效。

苹果牛奶煮鸡蛋

方剂组成 鸡蛋2个，苹果半个，白糖20克，牛奶150毫升。

配制方法 将鸡蛋液磕入沸水锅内煮熟，捞出放置碗内。将苹果切成小块，与白糖牛奶同放入锅中煮沸，倒入盛有荷包蛋的碗中即成。

服用方法 每天早晚各1次。

适应证 可清热解毒，对防治外阴瘙痒有益。

猪胰冬瓜山药汤

方剂组成 猪胰1具，冬瓜250克，山药150克，调味品适量。

配制方法 将冬瓜、山药去皮、切片，猪胰洗净，与冬瓜、山药同入锅中，加清水适量同炖至烂熟后，加入葱、姜等调服。

服用方法 吃猪胰、冬瓜、山药，喝汤，每日1剂。

适应证 清热利湿，适用于湿热

下注引起的外阴瘙痒。

蒲公英炖泥鳅

方剂组成 活泥鳅鱼120克，蒲公英、金银花各30克，生姜4片，调味品适量。

配制方法 泥鳅鱼活杀，去肠杂，用开水洗去黏膜及血水。把全部原料一起放入锅内，加清水适量，开大火煮沸后转成小火煮1~1.5小时，调味即可。

服用方法 喝汤吃鱼，每日1剂。

适应证 适用于阴部瘙痒，坐卧不安，带下量多等症。

黄花鱼煮大蒜

方剂组成 黄花鱼150克，大蒜30克。

配制方法 黄花鱼切块，大蒜切片，同入锅内，加入750毫升水，用小火煮沸至黄花鱼熟透即可食用。

服用方法 吃鱼、蒜头，每日1剂。

适应证 适用于阴部干湿、灼热、瘙痒等症。

预防 和护理

外阴瘙痒虽然算不上什么大病，但如果不注意卫生或不及时医治也可能转化为顽疾。因此，必须引起重视，外阴瘙痒患者除了积极治疗外，平时还要注意预防和护理。

（1）阴部保持清洁卫生，每日清洗 1~2 次。

（2）勤换内裤，内裤清洗后应在日光下曝晒。

（3）饮食要有节制，不要吃辣椒、芥末、咖啡、酒、油炸食物、肥肉等辛辣、油腻及刺激性的食物。

（4）平时要保持外阴干燥、清洁，不要用手搔抓外阴，以防损害皮肤。

健康小贴士

外阴不要过分清洗消毒，否则会使外阴的菌群失调，导致局部更容易发炎，使瘙痒的程度更重。

（5）不要用热水洗烫外阴，忌用肥皂清洁外阴。

（6）不穿紧身兜裆裤，内裤要宽松、透气，并以棉制为宜。

（7）患病后禁止盆浴，禁止性生活，防止互相接触传染。

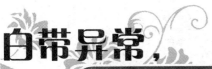

白带异常，抽点时间灸灸便恢复正常

正常情况下，女性的阴道经常有少量分泌物，起到湿润阴道的作用，常在月经期、排卵期或妊娠期增多，这些分泌物被称为白带。正常的白带为白色稀糊状液体，一般无味，其量、质与身体生理状况变化

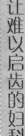

第四章 不要让难以启齿的妇科病，让你总是难以启齿

129

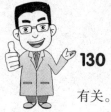
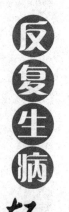
反复生病轻松搞定

有关。

但是，如果白带分泌过多或颜色、质地、气味异常，并引起其他不适，则为白带异常。

白带异常有很多种类，判断白带异常要从它的颜色、性状、气味和一些自觉的症状去判断。例如白带颜色青、赤、黄、白、黑等，或是白带的量太多，或黏稠如脓液或稀薄如水，或有恶臭、瘙痒、阴部灼热疼痛等症状，同时可能伴随腰酸腿软，小腹胀痛等病理状态，这些都属于白带异常的表现。

白带异常往往容易引起阴部瘙痒，继而形成湿疹，给生活带来不便。另外，白带过多又是其他疾病的信号，如阴道炎症、宫颈炎症、宫颈肿瘤等，因此，白带异常虽不是什么大病，有时候也不会带来不适，但是不能因此就不加重视。

白带 异常的原因

现代医学认为，引起本病的原因很多，如生殖器各种炎症、内分泌功能失调、子宫肌瘤、宫颈癌等。以各种炎症较为多见，身体虚弱者也可出现白带过多。中医学认为，本病多数都是因为肝、脾、肾三脏的功能失调所引起的，属中医学"带下病"范畴。按中医的辨证施治，白带异常可分为脾虚型、肾虚型、湿毒型等。

1. **脾虚型** 白带色白或淡黄，质黏稠，无臭，绵绵不断，面色苍白或萎黄，四肢不温，精神疲倦，纳少便溏，两足浮肿。

2. **肾虚型** 白带清泛，量多，质稀薄，终日淋漓不断，腰疼如折，小腹冷感，小便频数清长，大便溏薄，舌质淡，苔薄白。

3. **湿毒型** 白带量多、色黄绿如脓、气秽，或带有血液、或浑浊如米泔、有秽臭气、阴中瘙痒或小腹痛，小便短赤，口苦咽干，舌质红，苔黄。

脾虚型白带异常

一、中成药的选用

可以服用归脾丸，每日 2 次，每次 3 克，吞服；或者白带丸，每日 3 次，每次 3 克，吞服。

二、简易食疗方

山药莲薏汤

方剂组成 山药、莲子、薏仁各 60 克。

配制方法 莲子去芯，薏仁洗净，一起放入砂锅中，加水 500 毫升，小火熬煮至熟。

服用方法 每天 1 次，服 5~7 次即可见效。

芡实莲子荷叶粥

方剂组成 芡实、莲子各 60 克，鲜荷叶一张，糯米 50 克，白糖适量。

配制方法 芡实去壳，莲子去芯，鲜荷叶剪成小片并洗净，和糯米一起放入砂锅里，加水适量熬煮至熟，可加适量砂糖调味后服用。

服用方法 每天 2 次，连服 5~7 天。

白果薏仁猪肚汤

方剂组成 白果 10 个，生薏仁 30 克，猪肚 3 个，调料适量。

配制方法 白果去壳洗净，生薏仁洗净后用铁锅炒至微黄，猪肚用清水冲洗干净，一起放入砂锅内，加清水适量，先以大火煮沸，然后改用小火炖煮 3 小时，加入适量调味料。

服用方法 佐餐食用。

白扁豆方

方剂组成 白扁豆 250 克、大米 100 克。

配制方法 大米淘洗干净，放入

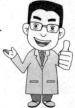

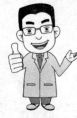
反复生病轻松搞定

砂锅中加入适量水煮成米粥；白扁豆放入干净的炒锅中炒黄，取出晾凉后碾成细末。

（服用方法）每日 2 次，取 6 克白扁豆粉，用温热的米汤送服。

山药芡实薏米粥

（方剂组成）淮山药 30 克（或者新鲜山药 60 克），芡实、薏苡仁和粳米各 30 克，精盐适量。

（配制方法）将所有食材放入锅中，加水 800 毫升，粥熟后，加入适量精盐即可。

（服用方法）作为早餐食用，每周 3 次。

肾虚 型白带异常

一、中成药的选用

妇宝冲剂，每日 3 次，每次 10 克，开水冲服；或妇科千金片，每日 3 次，每次 6 粒。

二、简易食疗方

大枣黑木耳汤

（方剂组成）黑木耳 20 克、大枣 30 枚，红糖适量。

（配制方法）黑木耳、大枣洗净，加适量清水，一起煮熟后，可加适量红糖调味。

（服用方法）吃木耳喝汤。

韭菜根煮鸡蛋

（方剂组成）韭菜根 100 克、鸡蛋 1 个、红糖 10 克。

（配制方法）将韭菜根洗净，与鸡蛋一起放入砂锅中，大火煮沸，转小火煮 5 分钟，拣出韭菜根，放入红糖稍煮即可。

（服用方法）吃鸡蛋喝汤。

猪肾杜仲饮

（方剂组成）猪肾 1 对，杜仲 60 克，薏苡仁 50 克。

配制方法 取猪肾洗净切碎；杜仲水煎，去药渣，加入薏苡仁和猪肾同煮。

服用方法 分数次服用。

芡实核桃粥

方剂组成 芡实粉30克，核桃肉15克，大枣7粒。

配制方法 将核桃肉掰碎，大枣去核，芡实粉加凉开水打成糊状，放入滚开水搅拌，再放核桃肉、大枣肉，煮熟成粥，加糖食用。

服用方法 趁热食用。

湿毒 型白带异常

一、中成药的选用

龙胆泻肝丸，每日3次，每次3克；或妇科千金片，每日3次，每次6粒；或妇乐冲剂，每日3次，每次6克，开水冲服。

二、简易食疗方

冬瓜子冰糖饮

方剂组成 冬瓜子、冰糖各90克。

配制方法 将冬瓜子捣烂，与冰糖一同放入砂锅中，大火煮沸后转小火炖煮30分钟。

服用方法 早晚各服1次。

赤小豆粥

方剂组成 赤小豆30克，大米15克，白糖适量。

配制方法 先将赤小豆煮熟，再入大米做粥，再调入白糖。

服用方法 作为早餐或夜宵服用。

芹菜汤

方剂组成 芹菜叶250克，调味品适量。

配制方法 将芹菜洗净，放锅中，加水适量烧煮，不宜久煎，水沸后即可，酌情加少量调味品。

（侧栏）第四章 不要让难以启齿的妇科病，让你总是难以启齿

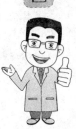

133

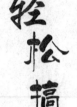

服用方法 每天 1 剂，分 2~3 次服食，10 天为 1 个疗程。

龟苓汤

方剂组成 乌龟 1 只，猪瘦肉 100 克，鲜土茯苓 500 克。

配制方法 将鲜土茯苓刮皮，清水洗净，切片状；乌龟用沸水烫死，去壳及内脏后洗切成小块；把全部用料一起放入砂锅内，加清水适量，大火煮沸后，转成小火煮 3 小时，调味即可。

服用方法 随量饮用。

白菜绿豆芽饮

方剂组成 白菜根茎 1 个，绿豆芽 30 克。

配制方法 将白菜根茎洗净切片，绿豆芽洗净，一同放入锅中，加水适量；将锅置大火上烧沸，再用小火熬 15 分钟，去渣，待凉后装入罐中即成。

服用方法 代茶饮用。

白带 异常轻松外治法

一、熏洗法

（1）艾叶、葱各 500 克，共捣烂，炒热装于袋中，置放外阴处，上覆热水袋热熨 1 小时。

（2）苦参 60 克，黄柏、蛇床子各 30 克，苍术、苡仁各 15 克，共水煎 1 小时后滤掉药渣，洗涤外阴及阴道，每日 2 次。

（3）黄柏、蛇床子、白鲜皮各 50 克，苦参、龙胆草、荆芥各 15 克，水煎后熏洗外阴及阴道，每日 2 次。

二、按摩法

（1）俯卧，按摩者双掌沿脊柱两侧自腰带位置向下，直到尾骨，反复推擦，以局部感到胀热为宜；然后于肚脐下 3 寸的部位，以手掌鱼际部反复旋转搓擦，以局部感到透热为宜。此法亦可每日早晚各操作1次。

（2）按摩三阴交穴：取坐位，小腿放于对侧大腿上，用拇指按压三阴交穴，顺时针方向按揉2分钟，以局部有酸胀感为佳。此穴对月经不调、白带异常有较好的疗效。

（3）按摩子宫穴：取仰卧位，将双手拇指分别按于两侧子宫穴，先顺时针方向按揉2分钟，再点按半分钟，以局部感到酸胀并向整个腹部放散最佳。此穴对月经不调、白带异常等妇科病有较好的疗效。

三、艾灸法

取三阴交穴、足三里穴、脾俞穴、隐白穴等穴位。将艾条点燃后，右手持艾条与局部皮肤成45°角，点燃一端的艾头对准穴位处，相距约1寸，以局部皮肤感到温热、泛红为度。每天艾灸1次，每穴施艾条温和灸15分钟，连续10天为1疗程。

日常 护理

对于白带异常，除了进行积极的治疗外，还要注意日常的护理，消除易感因素，这样才能轻松治愈，使病症不再复发。

（1）白带异常患者，应尽量避免穿不透气的内裤，选择棉质内裤。

（2）不是月经期，尽量不要用卫生护垫。

（3）洗澡时尽可能使用淋浴，避免盆浴以及使用公共浴室的大众池或浴巾，以防感染。

（4）保持卫生，勤换洗内裤，不要穿紧身内裤应每天更换内裤。

（5）注意每天清洗阴部，病发时每天须早晚各冲洗1次，并持续半年，以防复发。

（6）不要用各种药液清洗阴道，这样做反而会破坏阴道的内环境，以致发生阴道炎。

健康小贴士

如果白带无原因地增多，或伴有颜色、质地、气味的改变，就应该提高警惕。

（7）平时坚持锻炼，还要保证充足的睡眠和健康合理的饮食，提高免疫力。

（8）注意保持心态平和，尽量避免产生焦虑、生气等不良情绪。

（9）饮食上忌生冷、刺激、酸性、甜腻厚味的食物，以免加重病情。

反复生病轻松搞定

若要痛经不再骚扰，

简单几招就能做到

女子在月经前后或月经期小腹及腰部疼痛，甚至剧痛难忍，并随月经周期而发作者，称为痛经。通常伴有恶心、呕吐、尿频、便秘或腹泻等症状。腹痛可持续较长时间，偶可长达 1～2 天，经血排出通畅时疼痛消失。疼痛剧烈时伴有面色苍白、手足冰冷、出冷汗，甚至晕厥。

痛经是女性经期最烦恼的问题，一旦痛经来袭，就会影响生活，工作和心情。痛经怎么办？是不是只能靠吃药来治疗？当然不是，这里教你几招，让你轻松告别痛经。

痛经 的原因你知道吗

现代医学认为，痛经多由子宫痉挛、子宫发育不良、子宫内膜成块脱落以及精神因素等引起。中医认为，本病多为经期受寒或起居不慎、精神刺激等不良因素导致寒湿凝滞、经血排泄不畅所致。

1. **寒湿凝滞型痛经**　经前数日或经期小腹冷痛，得热痛减，按之痛甚，经量少，经色暗黑有血块，或畏冷身痛，苔白腻，脉沉紧。治疗法则：温经散寒，祛瘀止痛。

2. **气滞血瘀型痛经**　经前或经期少腹胀痛，拒按，经量少或经行不畅，经色紫暗有块，血块排出后痛减，胸胁、乳房作胀，舌质紫暗或有瘀点，脉弦或弦滑。治疗法则：行气活血，祛瘀止痛。

3. **气血虚弱型痛经**　经期或经后一两日小腹绵绵作痛，喜揉按，月经量少，色淡质薄，伴神疲乏力，面色萎黄，纳少，便溏，舌质淡，苔薄白，脉细弱。治疗法则：补气养血，和中止痛。

寒湿 凝滞型痛经

一、中成药的选用

艾附暖宫丸，每日 2 次，每次 6 克；温经丸，每日 2 次，每次 6 克。

二、简易食疗方

姜枣花椒汤

方剂组成 干姜、大枣各 30 克，花椒 9 克。

配制方法 将姜、枣洗净，干姜切片，大枣去核，加水 400 毫升，煮沸，然后投入花椒，改用小火煎汤。

服用方法 行经前 3 日始服。

当归姜椒羊肉汤

方剂组成 当归 15 克，生姜 5 克，川椒 3 克，羊肉 250 克。

配制方法 当归先水煎取汁，加入羊肉（切块）、生姜再煮，半熟时加川椒再煮，至羊肉熟烂即可。

服用方法 吃肉喝汤，佐餐服食。

第四章

不要让难以启齿的妇科病，让你总是难以启齿

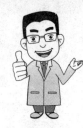

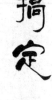

反复生病 轻松搞定

枸杞艾草粥

方剂组成 大米 75 克，枸杞 25 克，艾草、盐或蜂蜜各适量。

配制方法 枸杞洗净，在温水中泡软，捞出备用；艾草洗净，切碎。大米加水烧开，加入枸杞、艾草用小火熬成粥，调入盐或蜂蜜即可。

服用方法 趁热服用。

姜枣红糖汤

方剂组成 干姜、大枣、红糖各 30 克。

配制方法 大枣去核洗净，干姜洗净切片，加红糖同煎汤服。

服用方法 每日 2 次，温热服。

气滞 血瘀型痛经

一、中成药的选用

四制香附丸，每日 2 次，每次 4.5 克；调经活血片：每日 3 次，每次 5 片。适用于月经周期延长，经前或行经时小腹胀痛，血块排出后则痛减。

二、简易食疗方

川芎煮鸡蛋

方剂组成 鸡蛋 2 个，川芎 9 克，黄酒适量。

配制方法 前 2 味药加水 300 毫升同煮，鸡蛋煮熟后取出去壳，复置汤药内，再用小火煮 5 分钟，酌加黄酒适量，吃蛋饮汤。

服用方法 行经前 3 日开始服，行经后 3 日停服。

益母草煮鸡蛋

方剂组成 鸡蛋 2 个，益母草 45 克，元胡 18 克。

配制方法 以上材料同煮，蛋熟后去壳再煮片刻，去药渣。

服用方法 吃蛋喝汤，经前开始服，每日 1 剂，连服 5~7 天。

韭季红糖饮

方剂组成 鲜韭菜 30 克，月季花 3 朵，红糖 10 克。

配制方法 将韭菜和月季花洗净榨汁去渣，加入红糖调味。

服用方法 用黄酒冲服，服后俯卧半小时。

鲜益母草粥

方剂组成 益母草 60 克（干品 30 克），粳米 50 克，红糖适量。

配制方法 先将益母草煎汁去渣，然后与粳米、红糖共煮成稀粥。

服用方法 当早餐，或三餐间点心。

三、按摩子宫穴

子宫穴位于下腹部，脐下一横掌处（脐下 4 寸）正中。具体的按摩方法是：用双手示指、中指按压住两旁子宫穴，稍加压力，缓缓点揉，以酸胀为度，按揉 5 分钟，以腹腔内有热感为最佳。

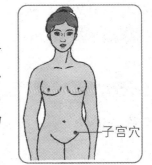

子宫穴

气血虚弱型痛经

一、中成药的选用

八珍丸和乌鸡白凤丸均适用于经前或行经期中，小腹疼痛，并有沉重感，按之痛甚，月经量少者；归脾丸，适用于月经量少色淡，质稀薄，经后小腹隐隐作痛，神疲乏力，面色苍白者。

二、简易食疗方

归芪酒

方剂组成 当归、黄芪各 15 克，大枣 100 克，黄酒 500 毫升。

配制方法 当归、黄芪洗净，切片，加大枣，同放入布袋内，投入盛酒容器（黄酒 500 毫升）中，加盖密封。

139

服用方法 每次饮 10 毫升，1 日 2 次，行经前 5 日始服，行经 2 日后停服。

韭菜炒羊肝

方剂组成 韭菜 150 克，羊肝 200 克。

配制方法 韭菜、羊肝洗净切小块，铁锅急火炒熟后佐膳食用。

服用方法 经行前 5 日起服用，连食 1 周。

当归大枣粥

方剂组成 当归 15 克，白糖 20 克，大枣、粳米各 50 克。

配制方法 先将当归用温水浸泡片刻，加水 200 毫升，先煎浓汁 100 毫升，去渣取汁，与粳米、大枣和白糖一同加水适量，煮至粥成。

服用方法 每日早晚温热服用，10 日为 1 个疗程。

归附黄芪炖鸡

方剂组成 黄芪 25 克，当归、香附各 15 克，鸡肉 250 克，葱、姜、盐适量。

配制方法 将前三味以纱布袋包好，用清水稍加浸洗后与鸡肉一起入锅，加水煮。烧开后去浮沫，加入葱、姜，待鸡肉熟烂，除去药袋，加盐调味即可。

服用方法 佐餐食用。

三、斜擦小腹两侧

具体的按摩方法是：双手置于小腹两侧，从后向前斜擦，方向由生殖器向外。不要往返擦动，要方向一致，以按摩致温热为度，共按摩 5 分钟。这是治疗女性痛经的按摩方法中最有效的一种。

预防 和护理

日常生活细节对痛经的治疗和预防有不可忽视的作用，因此在药物治疗的同时，患者还应该做好护理。

（1）经期要注意避免吃冰冷、寒凉的食物，如冷饮、凉水果以及食性偏寒的食物。

（2）在经期应注意避免剧烈运动，如跑步、打球、跳跃运动等，防止过度疲劳。

（3）洗澡要用淋浴，保持外阴清洁，可每晚用温水清洗外阴部。

（4）要注意保暖，忌淋雨、涉水、受寒，避免用冷水洗澡和洗头、坐在阴凉湿地上等。

（5）要保持情绪舒畅，以免血行不畅，引起痛经。

（6）痛经发作时，应卧床休息，下腹部置热水袋，以温暖盆腔，促进血液流通。

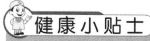

健康小贴士

痛经的时候，要合理休息，避免过于劳累，特别是剧烈的运动及劳动，都可能导致经期延长和月经不调。

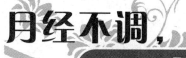

月经不调，
对症治疗是关键

月经不调是妇科最常见的疾病之一，月经的期、量、色、质的任何一方面发生改变，均可称为月经不调。月经不调包括月经的周期、行经期、经量、经色、经质等的异常，是妇科最常见的疾病。临床上有以下特点：月经周期提前或延后7天以上，或月经不按周期来潮，或先或后。月经较以往明显增多或明显减少，或点滴即净，或淋漓半月方净。可有不同程度的发胀、腹痛以及全身不适等反应。

中医学认为本病多由先天不足、房劳多产、情志不畅及感受寒、热之邪所致，与肝、脾、肾三脏关系密切。可发于任何年龄段，若不进行积极的治疗与调养，可进一步发展为闭经、功血、不孕等。

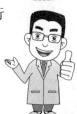

141

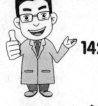

月经 不调的原因

　　引起月经不调的原因有多种，如全身性疾病、生殖道炎症或肿瘤等均可引起月经不调。月经不调的发生还与精神、环境、地理、气候和生活习惯等因素有密切的关系。如情绪异常，如长期的精神压抑、精神紧张或遭受重大精神刺激和心理创伤，都可导致月经失调或痛经、闭经。妇女经期受寒冷刺激，会使盆腔内的血管过分收缩，可引起月经过少甚至闭经。过度节食，由于机体能量摄入不足，造成体内大量脂肪和蛋白质被消耗，致使雌激素合成障碍而明显缺乏，影响月经来潮，甚至经量稀少或闭经，香烟中的某些成分和酒精可以干扰与月经有关的生理过程，引起月经失调。

　　除此之外，月经不调与内分泌功能以及卵巢功能也有密切关系。中医学认为，月经不调多由愤怒郁结、思虑过度，损伤了肝脉、脾脉、冲脉、任脉四脉，或气血虚弱、寒热之邪客于血分所致。因为致病因素不同，所以可出现月经提前、错后或经期紊乱等不同症状。

月经 周期不准

一、中成药的选用

　　女金丹，每次1粒，每日2次，适用于月经先后不定期者。逍遥丸，每次9克，每日3次，适用于肝郁气滞型月经先后不定期者。

二、简易食疗方

虫虾仁

方剂组成 九香虫9克，虾仁100克，黄酒、蛋清、生粉等调料适量，熟猪油、豆油少许。

配制方法 虾仁用蛋清、酒、盐、生粉拌匀。猪油入锅烧热，将虾仁倒入拌炒，约1分钟即用漏勺盛起虾仁，倒出余油。再倒入豆油，放入香虫，炒熟炙酥，将虾仁及调料同时入锅、翻炒，加生粉勾芡后盛出即可服食。

服用方法 随量食用。

清蒸黑鱼

方剂组成 黑鱼250克，熟地、当归、丹参各10克，姜、盐、味精适量。

配制方法 将药物研成末，黑鱼按常规洗净，鱼身两面各切4～5道斜刀口至脊骨，姜切成细末。将药粉涂抹在鱼身上，多余的撒在鱼腹内。姜置于盆底，鱼置于葱、姜上，味精撒在鱼表面，上笼旺火蒸1小时即可。

服用方法 佐餐食用。

益母草煲鸡蛋

方剂组成 鸡蛋2只，益母草30克，红糖适量。

配制方法 鸡蛋先煮熟，剥去蛋壳；益母草洗净，把益母草与鸡蛋放入锅内，加清水适量，大火煮沸后，转成小火煲约1小时，下红糖煮5～10分钟。

服用方法 吃蛋饮汤。

乌鸡茯苓汤

方剂组成 乌鸡1只，茯苓9克，大枣10枚。

配制方法 将鸡洗干净，把茯苓、大枣放入鸡腹内，用线缝合，放砂锅内煮熟烂，去药渣。

服用方法 食鸡肉饮汤。每日1剂，分2次服完，月经前服，连服3剂。

豆豉羊肉汤

方剂组成 豆豉500克，羊肉100克，生姜15克，食盐适量。

配制方法 前三味共置砂锅中煮至熟烂，加盐调味。

服用方法 每次月经前1周开始服，连服1周。

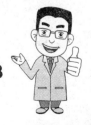

143

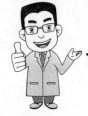

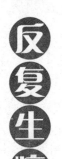

反复生病 轻松搞定

月经 量少

一、中成药的选用

乌鸡白凤丸，每次 1 粒，每日 2 次，适用于月经后期与量少者。调经活血片，每次 5 片，每日 3 次，用于月经后期与量少者。

二、简易食疗方

当归大枣鸡蛋汤

方剂组成 当归 10 克，大枣 3 枚，带壳鸡蛋 1 个。

配制方法 一同煮 15～20 分钟即可。

服用方法 喝汤吃鸡蛋。

黑木耳大枣茶

方剂组成 黑木耳 30 克，大枣 20 枚。

配制方法 所有材料一起煮成汤服下。

服用方法 每天 1 次，连续服用 7 天。

枸杞炖羊肉

方剂组成 羊腿肉 1000 克，枸杞 50 克，调料适量。

配制方法 羊肉整块用开水煮透，放冷水中洗净血沫，切块。锅中放油烧热，下羊肉、姜片煸炒，烹入料酒炝锅，翻炒后倒入枸杞，清汤、盐、葱、烧开去浮沫，开小火炖约 1 小时，待羊肉熟烂，去葱、姜，入味精。

服用方法 吃羊肉喝汤。

乌鸡汤

方剂组成 当归、黄芪、茯苓各 9 克，乌鸡 1 只。

配制方法 把乌鸡洗净去脏杂，把准备的材料放在鸡腹内，最好把鸡腹缝起来，放在砂锅内煮熟，去渣，加入适合自己口味的调料，分 2～3 次服完。

服用方法 在来月经前每天服用 1 剂，连服 3～5 次。

月经 量多

一、中成药的选用

固经丸，每次 6 克，每日 2 次，常服。适用于月经先期与量多者。宫泰冲剂，每次 1 包，每日 3 次，冲服。适用于月经提前与量多者。

二、简易食疗方

归地烧羊肉

方剂组成 羊肉 500 克，当归、熟地各 15 克，干姜 10 克，盐和酒适量。

配制方法 羊肉洗净切块入砂锅内，加入当归、熟地、干姜及盐和酒等调料，烧至熟烂食用。

服用方法 佐餐食用。

天冬红糖水

方剂组成 天冬 30 克，红糖适量。

配制方法 天冬洗净，入砂锅内，加水 3 碗，煎成 1 碗，加红糖适量再煮沸。

服用方法 温服，每日 1 次，连用数日。

黑豆大枣煎

方剂组成 黑豆 50 克，大枣 5 枚，生姜 3 片。

配制方法 上 3 味共煎至豆熟烂。

服用方法 吃豆和大枣，喝汤。每日 1 剂，月经前 3 天开始服。

马齿苋煮鸡蛋

方剂组成 马齿苋 250 克，鸡蛋 2 个。

配制方法 马齿苋捣烂取汁，鸡蛋去壳，加水煮熟，兑入马齿苋汁。

服用方法 分 2 次服完，连服数 6 天。

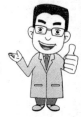

145

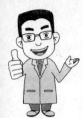

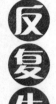

月经 不调小偏方

（1）取黑木耳30克，大枣20枚，共煮汤服之。每日1次，连服。适用于气虚型月经过多。

（2）将羊肉500克洗净切块，与洗净的当归、生地黄各15克，干姜10克一同入砂锅，加适量清水和调味料炖至熟烂。佐餐常服，用于治疗气虚型月经过少。

（3）取荷叶30克、丝瓜籽10克。用时水煎服，每日1剂，分2次服。适用于月经先期及量多者。

（4）米醋200克，豆腐250克。将豆腐切成小块加醋煮，以小火煨炖为好，煮熟。饭前吃，一次吃完。用于月经不调。

（5）取老母鸡1只洗净，切块，加15克艾叶、10克黄芪一起煮汤，分2~3次食用。适用于体虚不能摄血而致的月经过多的患者。

（6）取鸡血藤9~15克（干品），大枣10枚，瘦猪肉200克，炖服。每次月经前连服5天，每天1剂。适用于血虚型月经过少的患者。

（7）墨旱莲30克，洗净切碎，水煎内服。适用于血热引起的月经失调。

（8）取丝瓜籽适量，焙干，水煎后加红糖适量，温黄酒冲后服用，每日2次。适用于血热引起月经过多者。

（9）将葱白100克、生姜50克、盐250克共捣烂后一起炒热，用干净布包好敷于气海穴（在腹中线脐下1.5寸处），每日2次。适用于月经不调的患者。

（10）将益母草和苎麻根各100克洗净，切碎，再加黄酒一起炒热，敷于小腹部即可，每日可敷2次。适用于月经不调的患者。

预防 和护理

月经不调重在调理，女性朋友在日常生活中应养成良好的生活习惯，这样可以有效缓解月经不调的现象。

（1）积极治疗原发病，消除引发月经不调的各种因素。

（2）注意寒温变化，避免受寒、雨淋、曝晒等。

（3）注意外生殖器的卫生清洁。

（4）注意保暖，避免寒冷刺激。

（5）经血量多者忌食用红糖，这样量会更多。

（6）不宜吃生冷、酸辣等刺激性食物，多饮开水。

（7）保持心情舒畅，稳定情绪，消除紧张、烦闷、恐惧等不良心理状态。

健康小贴士

女性朋友要避免熬夜、过度劳累、生活不规律等，这些问题都会导致月经不调。

盆腔炎，
并非不能治愈的疑难杂症

盆腔炎是指盆腔内脏器及其周围组织的炎症病变，包括子宫、输卵管、卵巢、盆腔腹膜及盆腔结缔组织的炎症。炎症可以局限于某一部分，也可以几个部分同时发生。根据发病的过程，可分为急性盆腔炎与慢性盆腔炎。

急性盆腔炎发作期常伴有发热、头痛、怕冷等症状，严重者可引起弥漫性腹膜炎、败血症、感染性休克，严重的甚至会危及患者生命。慢性盆腔炎主要表现为：白带多，持续性下腹部及腰骶部隐痛或坠痛，月经期加重，有时伴有月经不调或痛经。在劳累、性交后、排便时及月经前后症状加重，给患者的生活带来了极大的困扰。

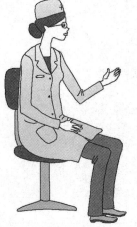

慢性盆腔炎在妇科较常见，多为急性盆腔炎治疗不彻底所致。有时可无急性盆腔炎史。慢性盆腔往往反复发作，缠绵难愈，平时症状可能不是很明显，但是当机体抵抗力降低时，慢性盆腔炎患者可有急性发作。

慢性盆腔炎常能诱发痛经、月经不调等疾病，也是不孕症的常见原因之一。慢性盆腔炎的临床表现比较复杂，轻者仅仅表现为经常小腹部位隐痛，重者可以出现发热、腹部剧烈疼痛等症状。病情严重者应该及时去医院治疗，病情轻者可以参考下列治疗方法。

盆腔炎 轻松外治

一、外敷法

（1）每天可用温热物品热敷小腹部。在家中可用热水袋、电子取暖器等，也可用粗盐炒热布包进行热敷，这样可以促进盆腔炎症吸收，加快血液循环，缓解组织粘连，只要坚持，就有很好的作用。

（2）取大蒜50克，芒硝、大黄各25克，将以上材料捣烂如泥，加醋搅匀后敷于痛处，用纱布固定，2小时后去除，再敷。

（3）急性盆腔炎可用炒大青盐500克，或醋拌坎离砂500克，装入布袋敷于下腹部，可减轻症状。

（4）慢性盆腔炎可用川椒、大茴香、乳香、没药、降香各等份，共研细末，加干面粉及高粱酒少许调湿，摊于纱布上，放在痛处，上用热水袋热熨，每日2次。

二、熏洗法

（1）生地、熟地、苦参、知母各15克，黄肉、茯苓、泽泻、赤芍各10克，甘草5克。将全部药材加水煮30分钟，趁热熏洗阴部，待水温适宜时进行全身泡浴。

（2）生地、麦冬、玄参、金银花、连翘、丹参各15克，黄连10克，竹叶心6克。将全部药材加水煮30分钟，趁热熏洗阴部，待水温适宜时进行全身泡浴。

（3）金银花、连翘、红藤、败酱草、赤芍、丹皮各15克，薏苡仁12克，延胡索10克，生甘草6克。将全部药材加水煮30分钟，趁热熏洗阴部，待水温适宜时进行全身泡浴。

小动作 减轻盆腔炎

1. **俯卧屈伸** 两膝屈向胸部，臀部抬起，大腿与床垂直，胸部与床紧贴，两臂在头两旁伸直，停留片刻，还原成俯卧，如此反复10~15次。

2. **屈伸开合** 仰卧，两腿伸直，屈膝，两腿外展，内收后再伸直，如此反复10~15次。

3. **交腿下蹲** 两腿交叉站立，臀部尽量下蹲，然后缓慢站起来，再下蹲，反复20~30次。

4. **横剪竖蹲** 仰卧，两腿伸直，同时抬起45°，两腿作内收、外展交叉动作10~15次，然后两腿再模仿骑自行车做10~15次。

5. **按揉小腹** 仰卧位，用手掌在小腹延顺时针方向慢慢揉动约2

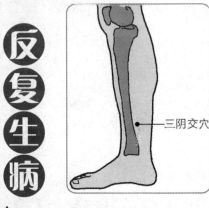

三阴交穴

分钟，以腹内有热感为宜。

6. **旋转摩擦** 以两手手掌按在耻骨联线上的小腹部，向两侧同时旋转摩擦至腹股沟处，再自腹股沟处旋转摩擦至小腹部，重复20～30次。

7. **搓手按揉** 将两手互相搓热，以热手搓腰部，两侧各18次；再用双手的示指和中指揉尾骶部，两侧各30～40次。

8. **按摩三阴交穴** 先用拇指在一侧三阴交穴处揉捻约2分钟，然后用大鱼际擦小腿内侧1分钟，再以同样的方法治疗另一侧。

盆腔炎 调养法

一、中成药的选用

（1）妇乐冲剂，每次1袋，每日3次，开水冲服；或妇宝冲剂，每次1袋，每日3次，开水冲服；或妇科千金片，每次6片，每日3次；可选择服用。

（2）连翘败毒丸，每日2～3次，每次6克。适用于盆腔炎引起的下腹疼痛，拒按，白带量多，色黄有臭气。

（3）六味地黄丸，每日2～3次，每次6克。适用于下腹隐痛，日久不愈，白带增多，两膝疼痛者。

（4）体质较差的盆腔炎患者可服用一些补益的中成药，如十全大补膏，每次1汤匙，每日3次，开水冲服；或黄芪生脉饮，每次10毫升，每日3次。

（5）瘀血内阻型慢性盆腔炎患者可服用妇女痛经丸，每次服9克，每日 2 次，温开水送服；或者桂枝茯苓丸 1 丸，每日 3 次，温开水送服；也可以用妇科回生丸 1 丸，每日 2 次，用黄酒或温开水送服。

二、 简易食疗方

鱼腥草乌鸡汤

方剂组成 鱼腥草 30 克，乌鸡半只，蜜枣 5 粒，盐、味精各适量。

配制方法 鱼腥草洗净，乌鸡洗净，切小块；锅中加水烧沸，下入鸡块汆去血水后，捞出。将清水适量放入锅内，煮沸后加入所有用料，大火煲开后，改用小火煲 2 小时，加调味料即可。

服用方法 吃肉喝汤。

适应证 适用于湿热型盆腔炎患者。

薏苡白扁豆粥

方剂组成 薏苡仁 60 克，白扁豆、金银花各 30 克，鸡冠花、芡实各 24 克，茯苓 12 克。

配制方法 将后 4 味入锅先水煎，去渣取汁，入薏苡仁、白扁豆继续煎煮成粥，豆烂熟为度。

服用方法 温热服用。

适应证 健脾利湿，清热解毒，适用于慢性盆腔炎患者。

红花煮鸡蛋

方剂组成 红花 30 克，鸡蛋 2 个，盐少许。

配制方法 将红花洗净，放入锅内，加水适量，水沸后煎煮 5 分钟；再往红花中打入鸡蛋煮至蛋熟，加入盐，继续煮片刻即可。

服用方法 吃蛋喝汤。

适应证 适用于血瘀型盆腔炎患者。

油粟肉桂粉

方剂组成 油菜籽、肉桂各 60 克。

配制方法 将其研成细粉和匀备用。

服用方法 每次取药 2 克，用白开水冲服，每日服 2 次。

适应证 适用于盆腔炎。

二草红豆汤

方剂组成 红豆 200 克，益母草、白花蛇舌草各 15 克，红糖适量。

配制方法 将益母草、白花蛇舌

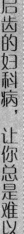

草加水，以大火煮沸后转小火，煎煮至剩一半水关火，滤渣，取药汁备用。再将药汁加红豆以小火续煮1小时后，至红豆熟烂，加红糖调味即可食用。

服用方法 吃豆喝汤。

适应证 本汤能活血化瘀、燥湿止痒，清热解毒，适用于慢性盆腔炎。

银花莲子汤

方剂组成 金银花、牡丹皮各30克，莲子、白糖各50克。

配制方法 前2味水煎，去渣取汁，放入莲子再煎煮至熟烂，加白糖拌匀即可。

服用方法 分早、晚吃莲子喝汤。

适应证 本汤能清热解毒，凉血消炎，适用于热毒盆腔炎的辅助治疗。

冬瓜粥

方剂组成 槐花10克，薏苡仁30克，冬瓜仁20克，粳米适量。

配制方法 将槐花、冬瓜仁加水煎成浓汤，去渣后再放薏苡仁及粳米同煮成粥。

服用方法 温热服用，早晚各一次。

适应证 可用于急性盆腔炎的辅助治疗。

高良山楂粥

方剂组成 高良姜20克，大米90克，山楂30克，鲜枸杞叶、盐、味精各少许。

配制方法 高良姜、山楂洗净切片，锅置火上，加水后放入大米、高良姜、山楂，用大火煮至米粒开花，放入枸杞叶，改小火煮至粥成，调入盐、味精入味即可。

服用方法 早晚温热服用。

适应证 能散寒止痛，适用于寒湿型盆腔炎。

洋参炖猪肉

方剂组成 西洋参、茯苓各6克，甘草3克，生姜3片，银杏7粒，瘦猪肉120克，酒、食盐少许。

配制方法 以上诸药煎汤，去渣取汁，炖猪肉至烂熟，加食盐及酒即可。

服用方法 空腹喝汤吃肉，分顿服。

适应证 可用于慢性盆腔炎的治疗。

芡实炖老鸭

方剂组成 芡实 200 克，老鸭 1 只，生姜、葱、食盐、料酒等适量。

配制方法 鸭去毛、内脏，洗净，芡实放入鸭腹中，置砂锅内，加水适量及诸佐料，大火烧沸，之后转小火炖 2 小时，加味精适量调味即可。

服用方法 分顿食用，1 周连食 2 只鸭为 1 个疗程。

适应证 适用于脾肾两虚导致的带下量多，伴腰酸困，下腹坠痛等慢性盆腔炎病。

预防 和护理

慢性盆腔炎系慢性疾病，往往反复发作，缠绵难愈，要想彻底治愈，除了进行积极的治疗外，日常的生活调理对恢复健康也是很重要的，生活中要注意以下几方面：

（1）宜吃高蛋白、高维生素的营养饮食，比如瘦肉、猪肚、豆腐、鱼、鸡肉等。

（2）严格禁止烟、酒、浓茶和辛辣刺激性食物。

（3）注意产期、经期卫生并绝对禁止性交、盆浴、游泳。

（4）保持外阴部清洁，每日用温水清洗外阴一次。

（5）增加饮食营养，月经期杜绝各种生冷饮食。

（6）勤换内裤，并将内裤放在日光下曝晒。

（7）注意劳逸结合，提高机体抵抗力。

（8）积极参加体育运动，保持身体健康。

健康小贴士

尽量避免不必要的妇科检查，以免扩大感染，引起炎症扩散。

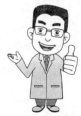

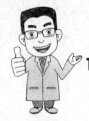

反复生病 轻松搞定

经前期综合征，
简单调养最重要

经前期综合征是临床的一种常见病，几乎每个女性朋友都会受到它的困扰。那么，什么是经前期综合征呢？

经前期综合征是指女性在月经来潮前数天内出现精神异常等一系列症状，月经后消失，且反复发作。其主要表现为精神紧张、失眠多梦、腹胀、倦怠乏力、乳房胀痛、小便减少、容易感冒、声音嘶哑。有的患者还伴有心慌、狂躁不安、情绪激动、头晕头痛等症状。

症状一般于经前 7 ~ 10 日出现，于月经来潮前 24 ~ 48 小时达高峰，并于月经开始数小时后消退。如此周期性发作。经前期综合征一般以 40 岁的妇女多见，绝经后不再出现。

经前期综合征的原因

经前期综合征的确切原因目前还不十分清楚。一般认为，可能与体内雌激素水平过多、雌孕激素分泌不平衡、醛固酮水平增高、精神紧张以及维生素 B_6 缺乏等有关。中医学认为，本病是由于情志失和、肝郁不疏、肝火过旺、痰火互结引起的。

据研究，医学专家认为，经前期综合征可能会随着年龄的增长而逐渐产生，也可能由于妊娠、生殖器感染或情感打击而突然发病。某些女性更容易患病，尤其是有家族病史的人易发生经前期综合征。平时情绪紧张、急躁、抑郁的人也比较容易发生经前期综合征。

经前期综合征虽然不是什么大病，但是会随着月经周期而反复发作，给患者在心理上、精神上带来巨大的痛苦，严重影响日常的工作和生活。那么，女性朋友应该怎么办呢？对于经前期综合征，你可以采用以下的1～2种方法来治疗。

中成 药的选用

症状轻者服逍遥丸、小金丹等即可；经前期综合征症状较严重者用疏肝理气为主的中药汤剂最为有效。

（1）逍遥丸，每日2～3次，每次6克。适用于经前乳房胀痛有块，或乳头触痛，少腹胀痛累及胸胁，精神抑郁易怒者。

（2）右归丸，每日2～3次，每次6克。适用于月经前后面目、四肢浮肿，头晕体倦，胃口不佳，腰膝酸软，经行量多者。

（3）归脾丸，每日2～3次，每次6克。适用于月经前后胸闷心慌，夜寐不安，神疲乏力者。

心理 调养法

我们知道，并不是所有的女性都有经前期综合征的症状，究其原因，这与妇女的心理情绪有着一定的关系。

有研究认为，经前期综合征的严重程度与情绪因素有关，当患者情绪紧张时，会使症状加重。并且越是性格孤僻，情绪过分、易激动的

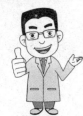
反复生病轻松搞定

人，其经前期综合征临床症状越严重。

此外，经前期综合征的发生与心理压力大小紧密相关，压力大的女性最易患经前期综合征。

因此，对于经前期综合征，从心理方面进行调养是很重要的。我们可以通过心理疏导、情绪调适以及家庭支持帮助等来改善经前期综合征，也可以通过培养良好性格和心理治疗等方式来达到治疗目的。

经前期综合征简易食疗方

合欢花粥

方剂组成 合欢花 50 克，粳米 100 克，红糖适量。

配制方法 同入砂锅内，加水 500 毫升，用小火烧至粥稠即可。

服用方法 睡前 1 小时服用。

适应证 适用于经期的烦躁不安、失眠多梦症。

海参粥

方剂组成 海参 15 克，粳米 50 克，葱段、生姜片、食盐各适量。

配制方法 将海参用温水泡发，洗净，切成小段，备用。将粳米淘洗干净，与海参、葱段、生姜片等

同放入锅内，加入适量食盐和水，用小火煮成稠粥。

服用方法 早晚分食。

适应证 适用于经前疲劳乏力，特别是身体疲劳者。

菱角大补汤

方剂组成 菱角 250 克，大枣 12 枚，花生仁 35 克，红糖适量。

配制方法 锅中放入适量清水，放入菱角、大枣、花生仁，先大火煮沸，再改为小火熬煮，直至菱角和花生烂熟，再加入适量红糖调味即可。

服用方法 温热顿服。

适应证 调脾胃，益气养血，适

用于经前期综合征患者。

银耳参汤

方剂组成 银耳15克，太子参25克，冰糖适量。

配制方法 银耳和太子参加适量水，水煎，去渣取汁，加冰糖调味。

服用方法 饮用，每日1次。

适应证 适用于经前期心烦不寐、心悸不宁、头晕目眩等症患者。

桑葚牛奶茶

方剂组成 新鲜桑葚50克，鲜牛奶200毫升。

配制方法 将新鲜桑葚晒干，放入大茶杯中，用沸水冲泡，加盖焖15分钟；将鲜牛奶放入锅中，用中火煮沸即离火，将牛奶调入冲泡桑葚的杯中，拌匀即成。

服用方法 早晚各一次。

适应证 适于肝血不足引起的经前眩晕。

花生豆奶

方剂组成 黄豆40克，花生仁20克，白糖10克。

配制方法 将黄豆、花生仁淘洗干净，然后用冷水浸泡4～5小时，放入豆浆机中，加清水磨碎，滤渣取汁，加入白糖即成。

服用方法 早晚分服，当日饮完。

适应证 适用于经前疲劳乏力，特别是身体疲劳者。

参麦枸杞蛋

方剂组成 洋参、麦冬、枸杞各9克，鸡蛋1个。

配制方法 将前四味一同煎煮，吃蛋喝汤。

服用方法 月经前，每天1剂，共服4～5剂。

适应证 适用于经前期紧张症。

芹菜益母草鸡蛋汤

方剂组成 芹菜250克，益母草30克，佛手片6克，鸡蛋1只，盐、味精各少许。

配制方法 将前四味加水煎汤，加调料服食。

服用方法 月经前每天1剂，连服4～5剂。

第四章

不要让难以启齿的妇科病，让你总是难以启齿

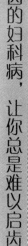

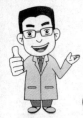

反复生病轻松搞定

适应证 适用于肝气郁滞所致的经前期紧张症。

石膏菊芷粥

方剂组成 石膏 20 ~ 30 克，菊花、白芷各 10 克，粳米 100 克。

配制方法 将石膏加水 2000 毫升，煎取 100 毫升药汁，去渣后与淘洗干净的粳米一同入锅，加水熬煮成稀粥，调入适量白糖。

服用方法 日服 1 剂，分数次食用。

适应证 适用于经前偏头痛。

黑芝麻豆奶

方剂组成 黑芝麻、红糖各 30 克，黄豆 40 克。

配制方法 将黑芝麻用微火炒熟，趁热研成细末；将黄豆用清水浸泡 8 小时，研磨成浆，将浆汁放入锅中，大火煮沸后，加入红糖 30 克，并调入黑芝麻细末，拌和均匀即成。

服用方法 可当饮料，随意食用。

适应证 适于肝血不足引起的经前眩晕。

参芪冬瓜鸡丝汤

方剂组成 冬瓜、鸡脯肉各 200 克，党参、黄芪各 5 克。

配制方法 将鸡脯肉洗净后切丝，与洗净的党参、黄芪一同放入砂锅内，加清水 500 毫升，用小锅炖至九成熟，加入冬瓜片，冬瓜熟透后调味即可。

服用方法 吃冬瓜、鸡肉，喝汤。

适应证 适用于经前水肿的患者。

大枣甘草汤

方剂组成 大枣 10 枚，甘草 4 克，浮小麦 30 克。

配制方法 用 3 大碗水把上述食材煮成一碗，过滤留汁。

服用方法 饮其汁。

适应证 用于缓解经前综合征的精神症状。

百合枣仁汁

方剂组成 鲜百合 50 克，生、熟枣仁各 15 克。

配制方法 将枣仁用水煎，过滤留汁，用其汁煮百合。

服用方法 喝汁吃百合。

适应证 用于治疗经前期失眠、烦躁、易怒等症。

益智仁莲子粥

方剂组成 益智仁20克，莲子30克，粳米100克，白糖适量。

配制方法 将益智仁浓煎2次，提取浓缩液60毫升，再与淘洗干净的粳米、莲子同入锅中，加入适量水，煮成稠粥，调入白糖即成。

服用方法 早晚分食。

适应证 适用于经前畏寒怕冷，尿频者。

经前 期综合征实用小偏方

（1）取苏木20克，熟黑豆、红糖各适量。将苏木与炒熟的黑豆加水同煎留汁，然后加入红糖调匀服用即可。每天1剂，连服半个月。

（2）取玉竹9克，小麦15克，大枣10颗，粳米60克。将以上材料均洗净，然后加水共煮为粥食用。

（3）取柴胡、黄芩、姜半夏各9克，党参12克，白术8克，炙甘草6克。将上药材用水煎服。在本病症状出现前1~2天开始服药至月经来潮。

（4）在温水中加入1杯海盐和2杯小苏打（碳酸氢钠），然后泡20分钟，每天1次。此法可放松全身肌肉，缓解经前期综合征。

自我 护理

（1）避免精神紧张，经前保持愉快的心情。

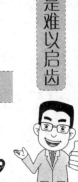

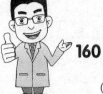

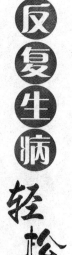

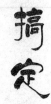

（2）注意饮食规律，加强营养，多吃牛奶、鸡蛋、瘦肉、鱼、豆制品等营养价值高的食物。

（3）避免进食对中枢神经系统有兴奋作用的食物，如咖啡、浓茶等，减少糖和盐的摄入。

（4）经前限制食盐的摄入量，忌过咸食物。

（5）出现水肿、体重增加等症状与水潴留有关，所以宜吃清淡、利水的食物，如粥类、百合汤、绿豆汤、瓜类等。

（6）平时注意锻炼身体，增强体质。

（7）月经期注意休息，避免过度劳累。

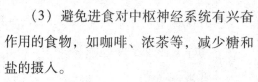

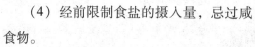

健康小贴士

经前期综合征的大多数病症是可以通过良好的生活习惯减轻或者避免的。

男科疾病鲜临门，
靠的就是养肾护肾

当男性朋友患上阴囊肿痛、阴囊湿疹等生殖器上的疾病后，总会在心理上有所顾忌，在治疗上会出现某种失误，让这些原本就容易复发的病症变得更容易复发，最终成为男人难言的一种痛。如果，我们换一种心态，并采取积极有效的办法，就可以轻松地搞定这些疾病，并减少其复发的概率。

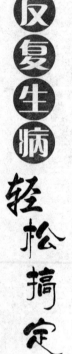

反复生病轻松搞定

阴囊肿痛不用烦，
偏方食疗就可巧解

有时候，一些男性朋友会出现阴囊肿大并且隐隐作痛，或者是沉坠的感觉。这种症状在站立或者行走的时候更为明显，但是躺下来休息一段时间后就可以得到很好的缓解。这就是男科疾病中最为常见，也是极易复发的一种病症，称作阴囊肿痛。

似乎不用多说，男人患上这种病症确实有些难以启齿，再加上躺着休息会儿就能得到好转，以至于不少的男人在患上这种病症后，要么是等症状自然消失，要么便是偷偷地服用一些相关的药物。这样做表面上治好了，但也因此埋下了复发的隐患，或者是导致病情加重。接下来，我们就看看阴囊肿痛不及时治疗给男性身体与健康所带来的影响。

首先，会影响到生育能力。在患病期间，男性的性功能下降，甚至完全丧失。不能将精子送到女性体内，又怎么能成功受孕呢？即便在病愈后，同样会出现死精或无精的情况，降低了女性受孕的概率。

再者，可能会并发慢性前列腺炎。因为在病情没能得到及时治疗的情况下，很容易导致炎症出现，转变成慢性前列腺炎。我们都知道，慢性前列腺炎要想治疗好不是件简单的事，不仅容易因此而出现各种不适症状，还会对正常的生活和工作带来不利的影响。

值得提醒的是，除了上面所说的症状之外，还可能诱发更为严重的疾病，甚至可能并发泌尿感染疾病、精囊炎、精索静脉曲张以及肾炎等，对患者的健康产生严重的影响。

由此可见，男性朋友在出现阴囊肿痛时不应掉以轻心，而是应该打破心中那些不必要的顾忌，以正确、科学的方法加以治疗。

阴囊 肿痛的原因

一般来说，引起阴囊肿痛的主要原因有以下三种。

原因一：阴囊壁病变。如阴囊壁水肿阴囊壁血肿、丝虫病后阴囊壁象皮肿、丹毒皮肤坏疽、蜂窝组织炎、尿外渗阴囊壁良性肿瘤，包括皮脂瘤、血管瘤 X 阴囊壁恶性肿瘤等。

原因二：阴囊内含物的病变。如鞘膜积液鞘膜积血、鞘膜积脓；急慢性附睾炎、附睾结核、附睾血丝虫、绝育术后附睾淤滞、精液囊肿；睾丸：睾丸炎症睾丸结核、睾丸梅毒；精索炎精索鞘膜积液、精索静脉曲张、精索扭转精索鞘膜囊肿、精索血丝虫结节、精索血肿绝育术后输精管痛性结节、绝育术后精子肉芽肿等这些情况都会出现阴囊肿痛。

原因三：腹腔内容物进入阴囊。如腹水或腹股沟斜疝内容物进入阴囊。

以上是现代医学的说法，在看到这些原因后，相信患者不会再对此病症有所轻视了。虽说如此，但是在这儿要提醒的是，在发现阴囊肿痛后不要惊慌，应及时到医院进行检查，在确定了病症病因后，对症治疗后再通过相应的方法就可以让患者永无烦恼了。

治疗 阴囊肿痛常见的中成药

龙胆泻肝丸、泻青丸或防败毒丸。

第五章 男科疾病鲜临门，靠的就是养肾护肾

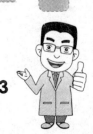

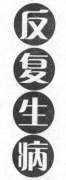

辅助 治疗阴囊肿痛的外治法

（1）取肥大老生姜1块，切片外敷，每日或隔日1换，直至痊愈。

（2）用防风90克，艾叶60克，花椒、雄黄各10克，加水煎煮洗外阴部。

（3）取冰片1克、白及10克，共研磨成细末后，取少许外搽阴囊肿痛的局部区域。

（4）取蒲公英50克，羌黄粉末20克，食醋50毫升。先将蒲公英捣烂，然后加入羌黄粉和食醋，在充分调匀后，外敷患处。每日换药1~2次。

减缓 阴囊肿痛的实用小偏方

（1）芙蓉树叶适量，麻油少许。用法：研成极细末，加入麻油调敷患处，每日数次。

（2）干老丝瓜一个，陈皮10克，共研成细末，用开水冲服，每次服10克，一日服2次。有消气镇痛的功效。

（3）鸡蛋2个，醋500毫升，先将鸡蛋用醋浸一日，再将醋煮剩至一半，趁热吃蛋喝汤。如有汗出则效果更佳。有消气止痛的功效。

（4）干大枣250克，桔核若干，将大枣去核，每个包6粒桔核，放在火炉边焙干，研成细末，每次服15克，早晚空腹用黄酒送服。

（5）橄榄核、荔枝核、山楂核各等份，烧炭存性，研成末，每服10克，空腹，茴香煮汤调服。有消肿止痛的功效。

（6）大蒜1瓣，黄酒120克，烧酒60克，将大蒜与黄酒、烧酒混合装在一个碗内蒸熟，一日3次服完。主治阴囊肿痛。

（7）茄子1个，茄根、茄子叶适量。将茄子、茄子根、茄子叶分别洗净，入锅加水共煎。用煎好的药汤熏洗患处。每日 2~3 次。

（8）鸡蛋 2 个。将鸡蛋煮熟，去皮及蛋白。留蛋黄放在铝勺内，以上火煎至出油。每日以此油涂搽患处 2 次，7 日可愈。

（9）将老生姜洗净切片。每次 8~10 片外敷于患侧阴囊，以纱布将阴囊兜起。每日更换 1 次。阴囊局部有创面或睾丸有溃脓者禁用。

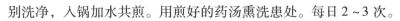

阴囊 肿痛的调养食疗方

赤小豆汤

方剂组成 赤小豆、粳米各 50 克。

配制方法 赤小豆先用温水泡 2~3 小时，然后加水煮烂，再倒入粳米同煮。

服用方法 早晚温热顿服。

适应证 可利尿消肿、清热解毒，适用于阴囊肿大。

薏米赤豆汤

方剂组成 薏米（薏苡仁）30 克，赤豆、玉米须各 15 克。

配制方法 3 味同煮汤，去玉米须后食用。

服用方法 每日 1 剂，连服 7~8 天。

适应证 可用于缓解阴囊肿痛。

茯苓大枣粥

方剂组成 茯苓粉 30 克，粳米 100 克，大枣 20 枚。

配制方法 先用粳米、大枣煮粥，粥熟后加茯苓粉再煮沸即成。

服用方法 每日早晚分 2 次服食。

适应证 利水渗湿，健脾补中。

山楂茴香饮

方剂组成 山楂、生姜、红糖各 30 克，茴香 18 克，白酒 1 小杯。

配制方法 将山楂、生姜、茴香水煎取汁，加入红糖、白酒调服。

服用方法 每日 1 剂。

适应证 活血化瘀，散寒止痛。

茴香炖猪肉

方剂组成 猪瘦肉 200 克，小茴

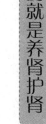

反复生病轻松搞定

166

香 15 克，盐、黄酒、姜汁适量。

配制方法 将猪瘦肉洗净，剁碎成泥状；小茴香研为末，撒在肉上，加姜汁、黄酒、盐抓匀，制成丸子，加水煮熟。

服用方法 佐餐食用。

适应证 消肿，顺气。适用于阴囊肿大。

大枣扁豆粥

方剂组成 大枣 10 枚，扁豆 30克，红糖适量。

配制方法 将大枣、扁豆洗净后，一同放入锅中，加水煮烂熟，将出锅时加入红糖调匀即可。

服用方法 趁热服食。

适应证 适用于阴囊肿大。

芹菜豆腐汤

方剂组成 芹菜 250 克，豆腐 150克，精盐适量。

配制方法 将芹菜与豆腐一同放入锅中，炖至熟烂，放入精盐调味后即可食用。

服用方法 吃豆腐芹菜喝汤，每日 1 剂。

适应证 适用阴囊红肿、起泡、流水型的阴囊湿疹患者。

生大黄薏米粥

方剂组成 生大黄 5 克，薏米 100克，白糖 15 克。

配制方法 将生大黄洗净，放入杯中，用沸水冲泡，加盖焖 10 分钟，去渣取汁，与淘洗干净的薏米一同入锅中，加适量水，用大火煮沸，改以小火煨煮至薏米熟烂，趁热调入白糖，待糖溶化即成。

服用方法 早晚分两次食用。

适应证 化湿通络。适用于湿热导致的阴囊肿痛。

芸苔炒杞苗

方剂组成 芸苔、枸杞苗、葱姜、调味品、植物油各适量。

配制方法 将芸苔、枸杞苗分别洗净后切断，锅内倒入适量植物油，放入葱姜爆香，之后放入芸苔、枸杞苗等，翻炒至熟，调入食盐、味精即可。

服用方法 佐餐食用，每天 2 剂。

适应证 适用于阴囊疼痛。

日常 护理

（1）阴部潮湿多汗，平时应注意保持干燥。

（2）要穿透气性能好的裤子，减少活动量，以防局部摩擦损伤。

（3）注意饮食，不可食用辛辣、鱼腥等刺激性食物，不要吃肥肉，戒烟酒。

（4）在内裤的选择方面，要用纯棉制品，并且不要过于紧身。

（5）对于患处，一定要注意不要搔抓和烫洗。

健康小贴士

阴囊肿痛在治疗时要做到用药的时间足够，最好保持在4周左右。否则因为治疗不彻底，可导致病情的反复。

阴囊湿疹瘙痒难当，
及时治疗才能免忧患

阴囊湿疹，在中医上叫"肾囊风""绣球风""阴汗"，即阴囊皮肤湿疹，是男科中的常见病，也是多发病，并且极易复发。这种病症多发生在夏季，较为炎热的时候。患有此症，在开始的时候阴囊或者大腿内侧部位经常汗多，且汗味臊臭，就像是有水没有完全擦干净。

此种病症按疾病的发展过程可分为急性期、亚急性期、慢性期三个过程。急性发作时阴囊皮肤潮红、瘙痒、有丘疹，瘙痒挠得多了，会露出光滑的红色皮肤；亚急性发作时，阴囊剧烈瘙痒，不思饮食，大便稀，小便黄，有时有水疱轻度糜烂。慢性发作时，瘙痒时断时有，精神

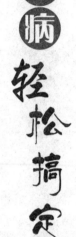

紧张、饮酒、食辛辣食物时瘙痒加剧，阴囊皮肤摸起来较硬，皮肤表面颜色呈暗红或紫褐色。患有此症不予以及时治疗，不仅会引发男性前列腺炎、附睾炎、精囊炎、精索静脉曲张等症，还有可能导致与之性接触的女性患上妇科病。

阴囊 湿疹的原因

中医上认为此病症是由湿热或风邪外袭所致，事实上，引起此病症的原因较为复杂，既有内部原因，也有外部原因。

（1）内部的原因：跟体质、情绪状态以及肠胃功能以及内分泌失调等有关。如体质过敏，精神长期处于紧张状态、情绪变化波动较大的人就容易患上此症；患有慢性消化系统疾病、胃肠功能紊乱、内分泌失常、新陈代谢障碍的人，也较为容易患此症。

（2）外部的原因：跟工作和生活环境、气候以及内衣裤的穿着习惯有关。如长期在空气湿度较大的环境中工作、生活；天气忽冷忽热，出汗较多又过度搔抓；经常穿较紧的内裤或不注意卫生，都容易患上此症。

中成 药的选用

清解片合地龙片、龙胆泻肝丸合防风通圣丸、防风通圣丸、参苓白术散（或丸剂）是治疗阴囊湿疹常见的中成药。

阴囊 湿疹的外治法

（1）取甘草、茶末适量，先将甘草煎汤，晾凉备用清洗患处，然后用茶末敷贴。

（2）用芒硝30克、食盐3克，加适量水煎煮，过滤去渣后倒入盆内，等待变温后浸洗患部。每天2～3次。

（3）取上等茶叶5克，用1000毫升开水冲成浓茶，茶水变温倒入干净盆内，并取一块洁净纱布浸入盆内，然后用茶水轻轻淋洗阴囊，再取出盆中的纱布敷于患处5～7分钟。每日1次。

（4）将适量的紫苏叶研成细末，涂搽患处，每日2～3次。

阴囊 湿疹简易食疗方

苦参鸡蛋

方剂组成 鸡蛋2个，红糖、苦参各10克。

配制方法 先将苦参煎取浓汁，再放入打散的鸡蛋及红糖，煮熟即可，吃蛋喝汤。

服用方法 每日1次，连服6天为1个疗程。

适应证 适用于阴囊湿疹。

龙胆草蛋

方剂组成 龙胆草10克，鸡蛋3个，蜂蜜30克。

配制方法 先将龙胆草加水煎煮，去渣取汁，然后打入鸡蛋煮成荷包，留汁，再放入蜂蜜。

服用方法 每日2次，吃蛋喝汁，连服5天。

适应证 适用于阴囊湿疹。

杞黄地乌粥

方剂组成 枸杞、黄精、地肤子、何首乌各10克，大米50克，白糖适量。

配制方法 先将诸药择净，放入锅中，加清水适量煎煮取汁，再加大米煮粥，待熟时调入白糖，再煮一两沸。

服用方法 每日1剂，7天为1疗程，连续1～2疗程。药渣水煎取汁，外洗患处，每日3次。

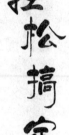

反复生病轻松搞定

适应证 阴囊湿疹，瘙痒。

将军蛋

方剂组成 生鸡蛋1个，大黄末3克。

配制方法 先将鸡蛋从顶端敲出1小孔，再放入生大黄末，然后用纸糊住小孔，放入水中煮熟。

服用方法 空腹食，每日3次，4~5天为1疗程。

适应证 适用于阴囊湿疹，瘙痒。

二豆饮

方剂组成 赤豆、绿豆各100克。

配制方法 赤豆、绿豆洗净，放入温水中浸泡1小时，捞出放入砂锅，加适量水，先用大火煮沸，再用小火煨煮1小时，待赤豆、绿豆酥烂，停火即成。

服用方法 早晚分服，吃豆喝汤。

适应证 适用于各种类型阴囊湿疹。

三草蝉蜕粥

方剂组成 苦胆草、龙葵草、白花蛇舌草、蝉蜕各10克，大米50克，白糖适量。

配制方法 将上面各种药物择净，放入锅中，加清水适量，水煎取汁，再加入大米熬煮成粥，熟后加入白糖，再煮一两沸。

服用方法 每日2剂，7天为1疗程，连续1~2个疗程。剩下的药渣水煎取汁，外洗患处，每日3次。

适应证 用于阴囊湿疹，时流黄水，口苦，小便短黄等。

苦瓜粉

方剂组成 苦瓜1000克。

配制方法 苦瓜洗净，晒干或烘干，研成细粉，装瓶防潮备用。

服用方法 温开水送服，每日3次，每次10克。

适应证 适用于各种类型的阴囊湿疹。

龙胆草银花蜜饮

方剂组成 龙胆草3克，金银花10克，蜂蜜30克。

配制方法 龙胆草、金银花洗净，放入砂锅，加适量清水，煎煮2次，每次15分钟，合并2次煎汁，回入砂锅，小火煨煮至沸，停火后加入蜂蜜，搅拌均匀。

服用方法 每天早晚分次服用。

适应证 用于出现阴囊颜色暗红，表面糜烂，渗液较多，瘙痒难忍，苔薄黄的湿热下注型阴囊湿疹。

治疗 时的注意事项

（1）阴囊湿疹不是癣，因此在治疗的时候千万不能采取治癣的方法进行治疗，如用碘酒、癣药水、大蒜等。

（2）尽量选择外治法，避免使用激素类药物，同时不要依赖激素药物，病情缓解了就可以停药了。

（3）在使用外治法进行治疗时，要想根治，就得长期坚持用药，一般来说坚持使用两个月就能恢复。

（4）因过敏引起的阴囊湿疹使用新药，会发现没有明显效果，是因为皮肤具有一定的抗药性，坚持一段时间后就会好转；如果患处更红更痒，则是因为药有不良反应，皮肤不适应所致，需要减量使用，等过一段时间皮肤适应后再恢复用量即可。

日常 护理

（1）选择纯棉质、宽松舒适的内裤，并勤换洗。

（2）不要轻易让皮肤直接接触人造纤维、毛皮等制品。

（3）饮食上，多食新鲜的蔬菜和水果。

（4）忌食辛辣、鱼虾等刺激性发物食品，忌烟、酒、浓茶、咖啡等刺激性饮料。

（5）不能用黄酒、癣药水、大蒜等治疗。

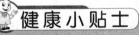

健康小贴士

出现阴囊潮湿应及时治疗，否则会引发其他疾病，如诱发糖尿病、男性功能丧失、睾丸癌等。

171

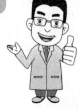

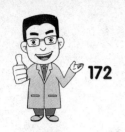

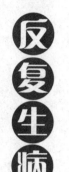

反复生病 轻松搞定

小便频急，
分清原因才能轻松巧应对

一般来说，正常成年男性白天排尿平均次数在 4～6 次，晚间不超过 2 次。然而有不少的男性朋友常常是隔不了多长时间就要小便，远远超出了上面所说的正常次数；还有的人有尿意就迫不及待地想要排尿，这就有可能是泌尿道急性感染的尿频尿急症状。

尿频 尿急，不一定就是有病

出现尿频尿急是不是就一定是疾病，或者就像是有些人所说的那样是前列腺炎症的先兆呢？在这儿，我们要予以区分，不要过度紧张。

一般的来说，如果在大量饮水或摄入利尿的饮料如咖啡、茶、啤酒等，食入西瓜等含水丰富的水果时，排尿次数和尿量显著增加就属于正常现象；由于外界环境的影响，精神变得十分紧张，出现尿频尿急，但是过后消失的也属正常现象。当我们在出现尿频尿急时，如果刚好属于以上两种情形，就大可不必为此而担心。除了上面所说的情形外，如果在小便的时候，伴有滴沥不尽，尿道涩痛，小腹拘急，痛引腰腹等症状就应该注意了。

为什么 会出现尿频尿急

在中医医学上将尿频尿急列为"肾虚"的症状之一，并认为主要是由于患者体质虚弱，肾气不固，膀胱约束无能，气化不宜所致。另外过于疲劳，脾肺二脏俱虚，上虚不能制下，土虚不能制水，膀胱气化无力，也可以引起尿频尿急。因此可见，尿频尿急多为虚症，治疗时应以调养为主。

简单 有效的尿频尿急食疗方

莲子芡实瘦肉汤

方剂组成 莲子肉 50 克，芡实 75 克，猪瘦肉 100 克。

配制方法 把上面的食材洗净后，放到砂锅中加水适量煎煮至肉熟。

服用方法 连汤带药共食，每日服 1 ~ 2 次，每日 1 剂，大多数情况下 3 ~ 5 剂可治愈。

适应证 对尿急尿频的患者有益。

甘蔗藕汁

方剂组成 鲜甘蔗、白藕各 500 克。

配制方法 先将鲜甘蔗洗净剥皮，切碎，用纱布压挤汁液。然后将白藕洗净，切碎，放到甘蔗汁液中浸泡 4 ~ 5 小时，用纱布压挤汁液。

服用方法 分 2 ~ 3 次一日之内饮完。

适应证 对尿急尿频者有益。

萝卜浸蜂蜜

方剂组成 萝卜 1500 克，蜂蜜、盐各适量。

配制方法 将萝卜洗净，去皮切片，用蜂蜜浸泡 10 分钟，然后焙干，再浸再焙连续 3 次。

服用方法 每日 4 ~ 5 次，嚼服或用盐水送服。

第五章 男科疾病鲜临门，靠的就是养肾护肾

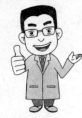

适应证 清热、润燥、解毒、散瘀血，对各种淋证有食疗效用。

韭菜汁

方剂组成 鲜韭菜 100 克，白糖适量。

配制方法 韭菜洗净，用干净纱布包好，绞汁。

服用方法 在服用韭菜汁时加点白糖。每日 2 次，每次 5～10 毫升，连饮数日。

适应证 对尿急尿频者有益。

大枣生姜汤

方剂组成 大枣 100 克，生姜 150 克。

配制方法 大枣、生姜洗净，切碎，加水 1000 毫升，煎煮 10 分钟，取汁，加白糖适量。

服用方法 代茶饮，每日 1 剂，分数次饮完。

适应证 可缓解老人尿频尿多的症状。

肉桂炖狗肉

方剂组成 狗肉 500 克，肉桂 20 克（布包）。

配制方法 狗肉处理干净，加入肉桂放在陶瓷容器内，加水适量煮至肉烂。然后将煮熟的狗肉放铁锅内用素油炒，并加盐和其他调料，再将原汁倒入煮开。

服用方法 连吃数日。

适应证 对尿急尿频者有益。

豆豉鲫鱼汤

方剂组成 活鲫鱼 1 条（重约 200～250 克），淡豆豉 60 克，葱白 7 根，生姜 3 片。

配制方法 活鲫鱼去鳞及内脏，同淡豆豉、葱白、生姜放碗内加水蒸熟。

服用方法 连鱼带汤食用，每日 1～2 次，连用 2 日。

适应证 清热解毒，通阳利水。

油炸香椿糊

方剂组成 鲜香椿叶，白面、食油、盐各适量。

配制方法 鲜香椿叶洗净切碎，白面加水调成稀糊，然后放盐，与香椿叶拌匀。将油锅烧热，用小勺把糊料慢慢一勺勺放入锅内，炸至焦黄后捞出。

服用方法 分次食用。

适应证 对淋证有辅助治疗作用。

枸杞羊肾粥

方剂组成 枸杞叶 250 克，羊肾 1 只，羊肉 100 克，粳米 150 克，葱白 2 根，细盐少许。

配制方法 羊肾剖洗干净，去内膜，细切成丝；羊肉洗净切碎；将枸杞叶煎汁去渣后同羊肾羊肉、葱白、粳米一起煮粥，待粥成后，加入细盐少许，再稍煮片刻。

服用方法 饮用。

适应证 适用于尿频或遗尿等症。

凤尾海带汤

方剂组成 凤尾草、海带各 30 克，油盐适量。

配制方法 凤尾草洗净后装入纱布袋内，海带泡发洗净切段，一同放入砂锅中，加清水 1000 毫升，小火炖至 300 毫升，去药袋，加油盐调味。

服用方法 喝汤吃海带。

适应证 益肝补肾，清热利湿，消肿解毒。

百试 百灵的治疗尿频尿急小偏方

（1）冬瓜瓤汁治五淋。取冬瓜 1 个，取瓤，用纱布绞汁。每次服 1 杯，日 2 或 3 次，常饮有效。

（2）小茴香汤。取小茴香根 50 克洗净切碎，用适量白酒煎煮。分 2 次服。轻者 2 剂，重者 3 ~ 4 剂。

（3）取一些老头草，洗净后放入白铁锅内，添上适量的凉水煮沸，打进一个红皮鸡蛋，待鸡蛋煮熟之后，将老头草捞出。先吃鸡蛋后喝汤。每天 3 次，坚持 1 周左右。

第五章 男科疾病鲜临门，靠的就是养肾护肾

175

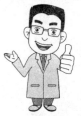

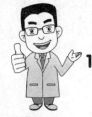

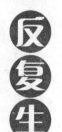

反复生病轻松搞定

治疗 尿频尿急的调理方

生棉花籽煮鸡蛋

方剂组成 生棉花籽10克，鸡蛋2只，白糖适量。

配制方法 生棉花籽用清水洗净后同鸡蛋放入砂罐内，再加入清水适量，用小火熬煮。鸡蛋煮熟去掉蛋壳后再放入罐内，煮3分钟左右。

服用方法 先将蛋取出，放在碗内或杯中，后倒入"鸡蛋棉籽汤"，再加入适量白糖，趁热用筷子把蛋弄碎，搅拌一会儿，吃蛋喝汤。每天吃一次，连续服用15天。

适应证 用于治疗肾虚腰痛、阳痿、夜尿多等。

核桃仁鸡卷

方剂组成 净公鸡1只（约1250克），核桃仁60克，葱、姜丝各10克，植物油750克或蚝油50克，料酒、味精、香油各适量。

配制方法 核桃仁去皮，用植物油炸熟剁碎。先将鸡从脊背下用刀剔尽骨，保持整形不破裂，把鸡用盐、料酒、味精、葱、姜抹匀腌渍3小时，拣去鸡身上的葱、姜，皮朝下放于案上，理开铺平；再将去皮用植物油炸熟剁碎的核桃仁放在一端，向前卷成筒形，再包卷两层净布，用细麻绳捆紧。烧开卤汤，放入鸡卷，煮约1.5小时，捞出晾凉，解去线布，再重新用布裹紧捆好，再放入卤汤内煮30分钟，捞出解去绳布，刷上香油。

服用方法 切成约2毫米厚的圆形薄片，食用。

适应证 适用于因肾阳不足所致的阳痿、尿频，肺肾两虚而致的咳嗽、气喘，精血亏少而致的眩晕、便秘等症。

预防 与护理

（1）大小便后冲洗会阴部，保持局部干燥卫生，勤洗澡。

（2）性生活前后加强个人卫生。

（3）平时多喝温开水，增加尿量，使尿液不断冲洗尿道，尽快排出细菌和毒素。

前列腺炎，
清热利湿活血化瘀和补肾同时进行

如果要说让男士苦不堪言的病症，恐怕非前列腺炎莫数。在患有此症时，不仅仅会出现尿频尿急等症状，并且还渐渐沥沥地撒不干净，并且伴有刺痛感。在宁浩导演的《疯狂的石头》中郭涛饰演的角色在影片开始时在厕所内的痛苦模样，就是无数身患此症者的表现。虽说很多患者在患有此病症后以积极的态度求治，可是难以真正痊愈，常常会反复发作。

前列腺炎症的病因

前列腺炎，是男科常见病以及易复发病症之一，指的是由于各种因素导致前列腺急性或慢性的炎症，在中医中率属"淋证""尿浊"等病症范畴。其主要临床表现为，尿频，尿急，尿痛，尿道灼热感，尿混浊，尿后滴白，以及在不同程度上会感到腰骶部疼痛，乏力，严重者伴生殖系症状，如阳痿、早泄、遗精、滑精、性欲减退、神疲乏力等。

在中医中，将前列腺炎分为三种类型：

1. **血瘀型**　主要症状为会阴部，少腹，尿道腰骶等处酸胀疼痛，

177

有时痛引睾丸，尿道口滴白较少，常伴小便滴沥涩痛，排尿不畅，舌质暗红，或有瘀斑，苔薄白，脉弦细或沉涩。

2. **湿热型** 主要症状为小便频数，热涩疼痛，腰骶及会阴部胀痛，或遗精频作，或阴茎痿软，阴囊及会阴潮湿、臊臭，下肢困重，或恶心呕吐、舌质红、苔黄腻、脉濡数。

3. **肾虚型** 主要症状为小便频数，淋漓不畅。肾气不固则尿如膏脂；肾阳不足则尿清冷伴小腹冷痛；肾阴亏虚则尿频数灼热。舌淡红、苔少、脉细。

血瘀型前列腺炎轻松治疗

一、中成药的选用

茴香橘核丸、血府逐瘀丸，这两种中成药具有很好的活血、化瘀、止痛功效，对前列腺炎有很好的疗效。

二、简易食疗方

白兰花瘦肉粥

方剂组成 瘦猪肉 150 克，鲜白兰花 30 克。

配制方法 瘦猪肉洗净、切块，与白兰花加水共煮即可。

服用方法 吃肉喝汤，每日 1 剂。

南瓜汤

方剂组成 南瓜 500 克，大枣 50克，红糖少许。

配制方法 南瓜去皮，切成块状；大枣去核后洗净，两者同时放入锅中，加水煮烂，然后加红糖调味。

服用方法 分顿食用。

泽兰炖鲫鱼

方剂组成 鲫鱼 1 条，泽兰叶 100克。

配制方法 用热水烫鲫鱼，促使其排尿，然后切开去肠脏，将泽兰叶纳入鱼腹中，加清水适量，放在瓦盅内炖熟。

服用方法 吃肉。

湿热 型前列腺炎轻松治疗

一、中成药的选用

知柏地黄丸、补中益气丸。

二、简易食疗方

车前绿豆高粱米粥

方剂组成 车前子60克，橘皮15克，通草10克，绿豆50克，高粱米100克。

配制方法 绿豆、高粱米用清水浸泡5小时；车前子、橘皮、通草洗净，用纱布袋装好，煎汁去渣，加入泡好的绿豆和高粱米熬煮成粥。

服用方法 空腹喝，连服数日。

清炒绿豆芽

方剂组成 绿豆芽250克，植物油、食盐各适量。

配制方法 绿豆芽洗净，起油锅炒熟，加盐调味即可。

服用方法 随量食用或佐餐。

京拌鲜莴苣

方剂组成 鲜莴苣250克，食盐、黄酒各适量。

配制方法 鲜莴苣去皮，洗净切丝，以食盐、黄酒调拌。

服用方法 随量食用。

绿豆车前子汤

方剂组成 绿豆60克，车前子30克。

配制方法 车前子用细纱布包好，绿豆淘洗干净，同置于锅中加水烧开，改用小火煮至豆烂，除去车前子。

服用方法 饮用。

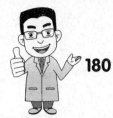

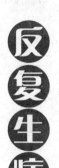

反复生病轻松搞定

肾虚型前列腺炎轻松治疗

一、中成药的选用

菟丝子丸、肾气丸、知柏地黄丸。

二、简易食疗方

板栗炖乌鸡

方剂组成 乌鸡1只,板栗100克,海马2只,盐、姜片各适量。

配制方法 乌鸡去毛及肠杂,洗净切块,与板栗、海马、姜片、盐同放碗内,隔水蒸熟。

服用方法 吃鸡肉。

莲须芡实粥

方剂组成 莲须8克,芡实16克,粳米半杯。

配制方法 先将粳米淘洗干净;莲须、芡实放入锅中,加水煎取药汁,去渣;将粳米与药汁一同放入锅中,熬煮成粥。

服用方法 食用。

冬虫夏草炖老鸭

方剂组成 老雄鸭1只,冬虫夏草15克。

配制方法 老雄鸭去毛及杂肠,将冬虫夏草纳入鸭腹中,加清水适量,放瓦盅内隔水炖熟,调味。

服用方法 食用。

前列腺炎治疗小偏方

(1)取荷叶50克,如果是新鲜的荷叶分量加倍,研成细末后备用,每日早晚各取5克用热米汤送服。

(2)用嫩柳枝皮120克加白糖30克煎汤饮用,每日分2次服。

（3）取杨梅 60 克去核，捣烂，加温开水 250 毫升后搅匀饮服，每日 2 次。

（4）榨鲜藕汁 100 毫升，加入冰糖 50 克，共蒸熟服，每日 2 次。

（5）取老丝瓜 200 克，焙黄研末，用甜酒分 2 次冲服。

（6）鲜猕猴桃 100 克，洗净后捣烂取汁服用，每日 2 次，连服 35 天，对急性、慢性前列腺炎有很好的辅助治疗效果。

（7）取马齿苋 60 克，车前草 60 克，将二味药物洗净加水煎汤代茶饮。

（8）把 250 克的鲜葡萄去皮、去核、捣烂，加适量温开水饮用，每日 2 次。

（9）鲜绿豆芽 500 克，洗净后用干净的纱布绞汁，加适量白糖代茶饮。

（10）取艾叶 30 克，加温水适量，每日坐浴 1 次。

日常 护理

（1）治疗期间，患者应注意休息，避免过度劳累，节制性生活。

（2）在食物的选择上应多选用清凉、清补之品。

（3）由于上呼吸道感染可使前列腺瘀血、尿道内压增高、排尿困难等症加重，因此应当预防受寒感冒。

（4）平时应该多饮水，保持大便通畅。

（5）不可久坐或长时间骑车、骑马，以防会阴部血液循环不畅。

健康小贴士

夏季是前列腺疾病的高发和复发季节，一旦出现症状，一定要及早治疗。

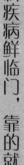

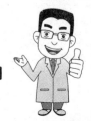

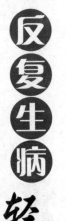

反复生病轻松搞定

常常出现遗精，
辨证治疗轻松化解难言隐痛

遗精，指的是男性在没有性交的情况下出现精液自行排出的现象，属于性功能障碍疾病。它可能在睡梦的时候出现，也可以在清醒的时候发生。不过对于成熟的男性朋友来说，每月偶尔出现 1～2 次遗精，并且在第二天没有任何不适，属于正常生理现象，不需要任何治疗，但是如果出现的频率过多，每周 2 次以上或一夜数次，并在次日出现头昏眼花、腰腿酸软、两耳鸣响等症状者，就应当及时治疗。

引起 遗精的原因

出现遗精的原因比较复杂，例如劳心过度、饮食不节、积湿生热、湿热下注等都可以引起遗精。但是在中医学看来，病理性的遗精多由肾气不固、肾精不足所致。是由于劳心太过，郁怒伤肝，恣情纵欲，嗜食醇酒厚味，影响肾的封藏功能所致。

从中医学的角度来讲，遗精主要分为下面三种类型：

1. **阴虚火旺型** 其主要症状为有梦遗精、阳事易举，或易早泄。伴两颧潮红、头昏心慌、心烦少寐、神疲乏力、舌质偏红、苔少、脉细数。

2. **肾精不固型** 这种类型的遗精患者多见滑精不禁、精液清冷、精神萎靡、腰腿酸冷、面色苍白、头晕耳鸣；或见囊缩湿冷、舌淡、苔白滑、脉沉溺无力。

3 湿热下注型 其主要表现为遗精频作，茎中涩痛，小便热赤，口苦或渴，舌苔黄腻，脉滑数。

阴虚 火旺型遗精的治疗与调理

一、中成药的选用

知柏地黄丸。

二、简易食疗方

芡实老鸭煲

方剂组成 老鸭 1 只，芡实 100 ~ 120 克。

配制方法 老鸭去毛和内脏，洗净；将芡实放入鸭腹内，置砂锅中，加清水适量，用小火煮 2 小时左右，加食盐少许调味。

服用方法 服食。

桑葚双子粥

方剂组成 桑葚 30 克，金樱子、菟丝子各 15 克，粳米 60 克。

配制方法 桑葚、金樱子、菟丝子加水煎，取汁去渣，用药汁同粳米兑水煮粥。

服用方法 喝粥，每日 1 次。

二地茱萸粥

方剂组成 生地黄、山茱萸、熟地黄各 15 克，粳米 100 克，白糖适量。

配制方法 将生地黄、熟地黄、山茱萸洗净，放入锅中，添适量水煎煮药汁。粳米淘洗干净，放入药汁中熬煮成粥，然后撒上白糖调味。

服用方法 喝粥。

银耳百合米粥

方剂组成 银耳、百合各 30 克，粳米 50 克。

配制方法 银耳、百合洗净后同置锅中，加清水 500 毫升，然后加入粳米，急火煮开 3 分钟，改小火

183

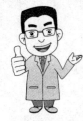

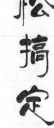

煮 30 分钟，成粥。

服用方法 趁热服用。

白果鸡蛋羹

方剂组成 白果仁 2 枚，鸡蛋 1 个，精盐少许。

配制方法 白果仁研为细末，放入碗内，打入鸡蛋，加盐及清水少许，调匀后上笼蒸熟。

服用方法 食用，每日早晚各 1 次。

肾精不固型遗精的治疗与调理

一、中成药的选用

金锁固精丸。

二、简易食疗方

胡桃栗子糖羹

方剂组成 胡桃肉、栗子各 500 克，白糖适量。

配制方法 栗子炒熟去壳，与胡桃肉捣成泥，加入白糖适量拌匀。

服用方法 食用，分 10 份，每天 1 份，10 天 1 疗程。

金樱鲫鱼汤

方剂组成 金樱子 30 克，鲫鱼 250 克，香油、食盐各 5 克。

配制方法 鲫鱼去鳞及内脏，洗净后，加金樱子及适量水煲汤，用香油、食盐调味。

服用方法 吃鱼喝汤。

韭菜籽猪腰汤

方剂组成 韭菜籽、芡实各 30 克，田七 10 克，猪腰 300 克，盐、味精、葱、姜、米醋各适量。

配制方法 猪腰洗净切片氽水；韭菜籽、芡实洗净，三七、葱、姜洗净备用；净锅上火倒入油，将葱、姜炝香，加水适量，调入盐、味精、米醋，放入猪腰、韭菜籽、芡实、三七，小火煲至熟。

服用方法 吃肉喝汤。

白果莲子粥

方剂组成 白果10枚，莲子50克。

配制方法 莲子洗净，加水煮熟，再加入炒熟去壳的白果煮粥，用白糖调味。

服用方法 喝粥。

百合芡实汤

方剂组成 百合30克，芡实50克，糖适量。

配制方法 百合、芡实洗净，加水煮熟，加糖调味。

服用方法 随量服用。

湿热 下注型遗精的治疗与调理

一、中成药的选用

二妙丸、猪肚丸。

二、简易食疗方

车前苡米粥

方剂组成 车前子12克（布包），薏苡仁50克。

配制方法 车前子加水煮汤，取汤水煮苡米为粥。

服用方法 温后饮服，连续服用10～15天。

泥鳅炖豆腐

方剂组成 泥鳅500克，豆腐250克，食盐少许。

配制方法 泥鳅去鳃、肠以及内脏，洗净放入锅中，加食盐少许及适量水，清炖至五成熟，加入豆腐，再炖至鱼熟烂。

服用方法 吃鱼和豆腐，并饮汤。

米仁芡实粥

方剂组成 薏苡仁、芡实、粳米各30克，砂糖、桂花适量。

配制方法 薏苡仁、芡实、粳米

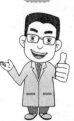

洗净后加水煮粥，再加入适量砂糖和桂花。

服用方法 作点心食用，1 日 1 次。

酒炒螺蛳

方剂组成 螺蛳 500 克，植物油、料酒、盐、醋、姜末各适量。

配制方法 螺蛳洗净；把醋、姜末与盐调成味汁备用；油锅烧热，放入螺蛳大火快炒片刻，加适量料酒翻炒几下，再加少许沸水，大火煮沸后转小火慢煮；待汤将煮尽时即可盛出。

服用方法 蘸调好的味汁吃螺蛳。

车前草猪腰汤

方剂组成 猪腰 1 个，车前草 15 克，杜仲 30 克，生姜 12 克，食盐、大蒜、味精适量。

配制方法 猪腰洗净去筋膜，剖开切成腰花，与上药加适量水共同放砂锅中煮汤，至猪腰熟后调味。

服用方法 吃腰花喝汤，连服数日。

车前薏米粥

方剂组成 车前子 12 克，薏米 50 克。

配制方法 将车前子放入锅中，倒入适量清水煎汁，放入薏米熬粥。

服用方法 趁温热服食，连服 10 日。

简单 易行的遗精外治法

1. **热敷疗法**

（1）大葱白带须 3~5 根，洗净后捣烂炒熟，用薄白棉布包好，热敷于脐部。

（2）取五倍子末 15 克，用米醋调成稠粥状，摊于白棉纱布上，敷于脐部，夏季每日一换，冬季可隔日一换。

2. **握药法** 取皮硝 60 克，分放在患者两手心内，令其握紧，直至皮硝完全溶化，每日 2 次。

方便 易行的运动疗法

1. **半蹲站桩法** 挺胸塌腰，屈膝半蹲，头部挺直，眼视前方，两手握重物，尽力前伸。在两膝保持姿势不变的情况下，尽力往内夹，使腿部、下腹部及臀部保持高度紧张，持续半分钟后复原。每天早晚各做1回，次数自便。

2. **仰卧收腹** 采取仰卧位，两臂伸直在头后，然后上体和两腿同时迅速上举，使双手和两足尖在腹部上空相触，上举时吸气，还原时呼气。每天早晚可各进行 1 次。每次可做 24～32 次，在腹肌力量增强后，可逐步增加重复的次数。

3. **提肛锻炼** 每晚临睡前坐在床上收缩肛门，其动作好像忍大便的样子，反复做 20～30 次。在收缩时深吸气，放松时呼气，动作宜柔和缓慢而有节奏。

日常 护理

（1）饮食清淡，尤其是晚餐不宜过饱。

（2）在睡眠时注重睡姿，夜间睡眠时侧身而卧为宜，另外在睡眠中切勿用手触压外阴部，被褥也不要盖得过厚、过暖。

（3）在服饰的选择上，内衣、衬裤和长裤不宜过紧、过小。

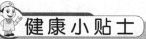

健康小贴士

偶尔遗精属于正常的生理现象，不必惊恐；经常遗精就要进行积极的治疗，不可大意。

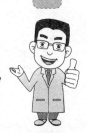

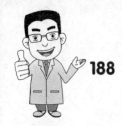

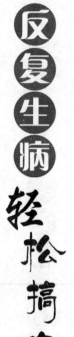
反复生病 轻松搞定

前列腺增生，
中药外治能发挥神奇效果

在男科疾病中，还有一种常见而且难以治愈的疾病，那就是前列腺增生。此病主要有以下 2 种症状：①尿频，尤其是在夜间更为明显；②会出现排尿等待的情况，排尿时缓慢、隔断以及时间延长，严重者在排尿后仍有尿失禁、血尿等症状。此病症的患者大多在 50 岁，如果不及时治疗，会引起尿路梗阻，使尿道、膀胱及肾脏产生一系列功能紊乱，严重者可导致功能损害，出现尿毒症，并继发感染及结石。

前列腺增生的病因

在现代医学看来，前列腺增生主要跟内分泌变化有关；而在中医医学上则认为，此病是由于长期患病或者过于劳累损伤肾精，或者是受到外邪的侵害所致。其实，不管前列腺增生是由什么原因引起的，都应当及时治疗，否则都会给患者的身心健康带来严重的影响。

治疗前列腺增生的常用中成药

1. **金匮肾气丸**　肾阳不足型的前列腺增生症，症见尿频、夜尿增多，小便不利等，可以服用金匮肾气丸。

2. **逍遥丸** 肝气郁滞型前列腺增生症，症见小便不利，甚至不通，情志抑郁，头痛目眩，咽干口燥等，可以服用逍遥丸。

3. **桂枝茯苓丸** 适用于尿路瘀阻型前列腺增生症，症见小便点滴而下，或尿细如线有分叉，甚则小便不通，小腹胀满疼痛，可以服用桂枝茯苓丸。

前列 腺增生的外敷法

1. **田螺鲜葱外敷法** 取田螺、鲜葱、鲜薄荷适量，捣如泥于脐上，固定半小时，每日 1 次。

2. **独头蒜外敷法** 取独头蒜 2 个，栀子 3 枚，盐少许。捣烂，摊纸贴脐部。

3. **艾叶汤脐法** 取艾叶 60 克、石菖蒲 30 克，炒热后装入布包，烫脐。

4. **黄芪热敷** 取黄芪、肉桂、穿山甲、海藻、三棱、王不留行、当归、桃仁、赤芍、牛膝、大黄各等份，共研为粗末。取上述药末 250 克，白醋适量，拌匀，置铁锅内用小火炒热，温度以不烫伤皮肤为宜，再装入布袋内，然后将药袋贴小腹部热敷，冷却后可重新炒热再敷。每日 6 ~ 8 次，1 周为 1 疗程，连续用药 4 个疗程。

前列 腺增生的沐浴法

1. **恒温热水坐浴** 用恒温浴盆，每日坐浴 2 次，水温以 45.5℃ 为宜，每次 20 分钟，20 日为一疗程。

2. **栝楼煎汤浴** 取栝楼 30 ~ 60 克，每日煎汤，坐浴约 20 分钟，以微汗为宜。

3 **栀子黄柏浴** 取栀子、黄柏、苍术各 10 克，滑石、连翘各 15

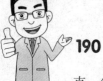

反复生病 轻松搞定

克，冬葵子 12 克，水煎取汁 3000 毫升，坐浴。

4. **擦浴法**　取麻黄、桂枝、荆芥、防风、苍术、五倍子各 15 克，赤芍、丹皮、川芎各 30 克，黄芩、黄柏、大黄、甘草各 20 克，艾叶 10 克。将上述的各种药物放到锅中，加水盖过药物 2 厘米左右煎煮，反复 3 次，然后将 3 煎所取药液混合备用。然后，用一浴盆装 40℃ 温热水，清洗腰骶、臀部、下腹、会阴、大腿及阴茎部位，洗净后将水倒掉，再取适量温开水，水温 45℃ 左右适宜，然后加入适量的备用药液混匀，坐于盆中浸浴，同时用一块毛巾蘸药水反复揉擦腰骶、臀部、下腹、会阴、大腿及阴茎，重点为会阴部，揉擦力度以局部皮肤潮红为适度。每日 2 次。

前列腺增生的按摩法

在对肛门进行常规消毒后，戴无菌手套，将示指插入肛门内，摸准前列腺，以中等力度均匀按压，由两侧叶自上而下进行前列腺按摩，由外向内逐渐移向中央沟，每侧重复 2 ~ 3 次。然后再用拇指由球部尿道向尿道口方向按压，即可使前列腺液自尿道溢出或滴出，一般每周 1 次，有利于前列腺内炎性物排出，增加血液循环，促进炎症吸收。不过要提醒大家注意的是，如果有急性前列腺炎、急性尿道炎及有明显压痛的患者，禁止使用此种按摩法。

其他外治法

1. **喷嚏法**　用一消毒棉签，向鼻中轻轻取嚏；也可用皂角末 0.3 ~ 0.6 克，吹鼻取嚏。因为打喷嚏能开肺气举中气，又通下焦之元气，所以有通利小便的作用。

2. **肛栓法**　取丹参、蒲公英、鱼腥草、夏枯草各 30 克，黄芩、栀子、赤芍各 15 克，配合加入西药已烯雌酚 6 毫克。将上述药物制成栓剂 30 粒备用。每次用 1 粒塞入肛门内 2 厘米处，每日 2 次，30 日为 1 疗程。

治疗 前列腺增生的小偏方

（1）取莲子 18 克，土香芋 24 克，加水煎服，每日 2～3 次。

（2）取王不留行 10 克、苦参 20 克，加水煎服，每日 1～2 次。

（3）用蒲黄 6 克、覆盆子 15 克、白茅根 30 克，水煎服，每日 1～2 次。

（4）取独头蒜 1 枚，栀子 3 枚，盐少许，捣烂，摊于纸上，贴脐部。

（5）艾叶 60 克，石菖蒲 30 克，炒热，布包熨脐。

（6）食盐 500 克，生葱 250 克，将生葱切碎，与盐入锅内炒热，然后取出，用布包裹。待温度适宜时熨小腹，冷则易之。一天数次。

（7）取麝香 1 克左右，置于脐中，并用医用胶布覆盖，每 4～5 天一换。用于阳虚尿潴留的患者。

前列 腺增生的日常饮食调养方

龙马童子鸡

方剂组成 海龙、海马各 1 条，童子鸡 1 只。

配制方法 童子鸡去毛以及内脏杂物，洗净；海龙、海马洗净后加葱、姜、酒盐等调料一起隔水蒸煮。

服用方法 每日食用。

适应证 适用于前列腺增生。

玉米须炖蚌肉

方剂组成 玉米须 50 根，蚌肉

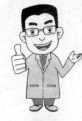

反复生病轻松搞定

100 克。

配制方法 先将蚌肉洗净，同玉米须一起加清水同煮，待肉熟后调味。

服用方法 隔日服用，每日 1 次，连续 15 次。

适应证 适用于前列腺增生。

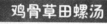

鸡骨草田螺汤

方剂组成 鸡骨草 50 克，田螺 500 克。

配制方法 将田螺放在清水盆中养 24～48 小时，勤换清水，待污泥除尽后与鸡骨草一起炖汤。

服用方法 喝汤。

适应证 适用于前列腺增生。

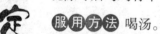

壮阳狗肉煲

方剂组成 熟附子、巴戟、生姜各 15 克，狗肉 250 克，陈皮 6 克，食盐适量。

配制方法 将上述各物洗净，用小火煲，煮至狗肉熟烂。

服用方法 吃肉喝汤。

适应证 适用于前列腺增生。

茅根瘦肉汤

方剂组成 鲜茅根 150 克，猪瘦肉 250 克。

配制方法 将猪肉切成细丝，与茅根一起加水适量煮熟，酌加调料。

服用方法 分次喝汤吃肉，可常服。

适应证 适用于前列腺增生，症见小便点滴不通，或量极少而灼痛，小腹胀满。

黄芪鲤鱼汤

方剂组成 生黄芪 60 克，鲜鲤鱼 1 条。

配制方法 将鲤鱼去鳞、腮及内脏，与黄芪同煮汤。

服用方法 喝汤吃鱼肉。

适应证 适用于前列腺增生，症见欲小便而不出，或量少而排出不畅等。

山药地黄粥

方剂组成 山药 20 克，生地黄 30 克。黄柏、车前子各 10 克，粳米 100 克。

配制方法 将上4味药置砂锅中，加水400毫升，煎20分钟，去渣取汁；粳米淘净，置砂锅中加入药汁及清水煮成粥食用。

服用方法 温热顿服。

适应证 适用于前列腺增生，症见小便不通或不畅，或尿频尿急、腰膝酸软等。

茅根赤小豆粥

方剂组成 白茅根、赤小豆、粳米各100克。

配制方法 先将白茅根放入砂锅，加水煎煮半小时，去渣留汁，加入赤小豆和粳米，煮至豆烂粥成，调味食用。

服用方法 早晚各1次。

适应证 清热利湿、适合前列腺肥大的患者。

枸杞炖牛肉

方剂组成 枸杞15克，牛肉100克。

配制方法 将牛肉洗净、切块，与枸杞一起放入砂锅中，加水，用小火炖煮至牛肉烂熟，加调料即成。

服用方法 佐餐食用。

适应证 适用于前列腺增生。

参芪冬瓜汤

方剂组成 党参15克，黄芪20克，冬瓜100克，味精、香油、盐各适量。

配制方法 将党参、黄芪水煎15分钟，去渣留汁，趁热加入冬瓜烧熟，再加调料即成。

服用方法 佐餐食用。

适应证 适用于前列腺增生。

调整 坐姿可以改善前列腺增生

人在正常端坐的时候，重心会很自然地落到前列腺的位置，时间久了，增生的前列腺必然要承受体重的压力，因而难免造成增生的前列腺向尿道管扩张，而压迫尿道，严重者会造成排尿困难，甚至闭尿。因此，患者在日常端坐时有意识地改变一下坐姿，将重心移向左臀部或右臀部，也可以左右臀部适当轮换，就可以避免人体重心直接压迫增生的前列腺，从而避免或减轻增生的前列腺向尿道压迫。长期使用这种方法，对增生的前列腺有一定的保护作用。

除了上面所说的调整坐姿外，患者还可尝试全身抖动的方法，即在做一次深长的呼吸后，以两膝及臀部为着力点，全身轻松自如而快速地上下抖动5分钟。在抖动的过程中，手臂、手腕、手掌、阴部、亦随之起伏抖动。抖动动作遵循由慢加快的规律，在即将结束时，则应逐渐放慢。像这样抖动有活血化瘀、疏经活络之功效，对前列腺增生有一定的益处。

日常 护理

（1）平时多参加适当的体育活动。

（2）注意平时的精神调养，避免忧思恼怒。

（3）节制房事。

（4）不要长时间憋尿，要保持大便通畅。

（5）饮食上忌肥甘厚味及辛辣刺激的食品。

健康小贴士

健康始于细节，要想身体健康就要注重日常生活的保养。

小儿疾病不反复，要用就用这几招

孩子，因为年龄较小，抵抗力较成人弱很多，这也就导致一些儿童疾病容易发生并且经常复发。对每一位家长来说，没有谁愿意看到自己的孩子承受这样的痛苦。事实上，要想孩子不再受到疾病的伤害并不是很难。

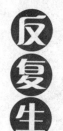

反复生病轻松搞定

学会物理降温，
小儿发热不用愁

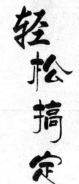

由于小儿对外界环境的适应能力差，身体免疫系统尚未发育完全，稍有不适就容易发热，有时即使服药退烧后，体温又迅速回升。尤其是夏天，使用空调不当、小儿喝水喝得少、不适应高温天气等都会引起反复发热的情况。

小儿的正常体温是 36 ~ 37℃（腋下），若超过这个标准就是发热了。发热时，患儿往往会出现烦躁不安、哭闹、面部潮红、出汗、心跳和呼吸加快，有的还伴有精神萎靡、昏睡不醒，食欲减退、腹胀、便秘、腹泻、呕吐等症状。

引起发热的病因有很多，主要是细菌、病毒入侵，引发呼吸道、肠胃感染，导致发热。此外，疫苗接种、中暑、内分泌功能异常和一些影响散热的皮肤病也会造成发热。

发热时，患儿体温高低可能与病情的轻重是不成比例的。并不是说体温越高病情就越严重，体温越低病情就较轻。有些疾病，如流行性感冒，患儿体温高达 39℃ 仍然照常玩耍，可以在几天之内全面康复。然而，也有不少患儿体温并不很高，如肺结核患儿，体温往往在 38℃ 左右，但需要治疗很长时间才能痊愈。因此，孩子发热了，我们不能因为其体温不是很高就不在意，也不能因为其体温过高就不知所措，要做的是仔细观察患儿的情况，以便查明原因，对症治疗。

一般来说，轻度发热对人体的危害并不大，而一旦出现高热，或持续长时间发热不退，则会影响正常的新陈代谢，使体内的调节功能失常，甚至对肝、肾、脑组织等主要器官造成损害，从而影响小儿的健康。因此，如果小儿有发热的症状，一定要想办法把体温降下来，你可以选择以下方法来降温。

物理降温法

小孩发热怎么办？一般来说，如果小孩发热不超过 38.5℃，家长应该采取物理降温方法，如冷敷、洗热水澡、贴退热贴等，具体来说，方法如下：

1. **冰敷** 在塑料袋内装入刚从冰箱取出的冰块，扎紧，然后在外面包上毛巾即可。将冰袋敷在后枕部、前额部或者腋窝下、颈部，腹股沟等大血管经过的地方。10 分钟换一次，直至高热有所下降为止。

2. **凉毛巾敷额头** 防止高热对大脑的损害，可在头部敷凉毛巾，这样能使体温迅速下降。

3. **酒精擦浴** 用 30%～50% 的酒精或冷水浸湿纱布，擦洗发热宝宝的上肢、下肢、额部、颈部、腋下及腹股沟等处。需要注意的是，不能用凉毛巾给患儿擦身体，以免引起惊厥。

4. **温水浴** 让发热宝宝在 30℃ 左右的温水中沐浴 20～30 分钟。

5. **温水擦身** 准备好温水，温度在 30℃ 左右。将小儿的衣服解开，毛巾打湿，用温水毛巾上下搓揉小儿的身体。10 分钟换 1 次毛巾。

6. **退热贴** 沿缺口撕开包装袋，取出贴剂，揭开透明胶膜，将凝胶面直接敷贴于患儿额头或太阳穴，也可敷贴于患儿颈部大椎穴。每天 1～3 次，通常每贴可持续使用 8 小时。

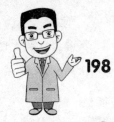
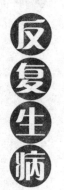
反复生病 轻松搞定

小儿反复发热用什么药

如果发现孩子的体温已经超过 38.5℃ 时，我们应该密切观察孩子的情况，以便做出及时的反应。对于小儿来说，当其体温超过 38.5℃ 时，需要进行药物治疗，通常情况下选择西药治疗。目前临床常用的是布洛芬类退烧药和对乙酰氨基酚类退烧药，这两类药物相对来说还是比较安全的。

1. **布洛芬类** 用于婴幼儿的退热，缓解由于感冒、流感等引起的轻度头痛、咽痛及牙痛等。按体重一次 5～10mg/kg，需要时每 6～8 小时一次，可重复使用，每 24 小时不超过 4 次。

2. **对乙酰氨基酚类** 吸收快速而完全，口服 30 分钟内就能产生退热作用。每千克体重 10～15 毫克/次，每 4 小时 1 次，每 24 小时不超过 5 次。

在用药时，要注意的是，用药不可操之过急，如果服用一次后，热度不退，再次服药需间隔 4～6 小时；服用的退热药用量不可太大，应该按照说明或者在医生的指导下用药。

不宜在短时间内让小儿服用多种退热药，降温幅度不宜太大、太快，否则宝宝会出现体温不升、虚脱等情况。在用药过程中，要仔细观察患儿情况，如果服用退热药后，出汗较多，要及时给患儿补充水分，以免发生虚脱。

小儿反复发热吃什么好

只有均衡的饮食才能增强小儿抵抗力，才能使其身体尽快恢复健康。那么，小孩反复发热吃什么好？一般来说，应该以供给充足的水分，补充大量维生素和无机盐，供给适量的热量和蛋白质为原则。饮食应以流质和半流质饮食为主。下面介绍几种适宜发热患儿食用的饮食。

珍珠母粥

方剂组成 珍珠母（或蚌肉）120克，粳米50克。

配制方法 珍珠母（或蚌肉）水煮30分钟，取汁，再加入粳米煮粥。

服用方法 晾凉后服用。

适应证 适用于小儿发热、口渴之症。

竹叶粥

方剂组成 鲜竹叶30克，生石膏15克，粳米100克，白糖适量。

配制方法 将前二味药水煎取液，加入粳米煮成稀粥，白糖调味服食。

服用方法 温热食用。

适应证 适用于小儿发热。

薄荷粥

方剂组成 薄荷末3克，粳米50克。

配制方法 粳米加水熬成稀粥后，撒入薄荷末，搅匀；再煮一会儿即

可食用。

服用方法 温热食用。

适应证 适用于小儿发热。

绿豆粥

方剂组成 绿豆25克，大米15克，白糖适量。

配制方法 煮绿豆和大米成粥，煮好后放白糖食之。

服用方法 趁热食用。

适应证 适用于小儿发热。

绿豆汤

方剂组成 绿豆、冰糖各适量。

配制方法 将绿豆煮烂，取绿豆汤，加入适量冰糖。

服用方法 代水饮。

适应证 本汤具有清热、解毒、祛暑的作用，可以协助退热。

米汤

方剂组成 大米适量，白糖适量。

配制方法 将大米煮烂去渣，加入少许白糖。

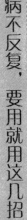

第六章 小儿疾病不反复，要用就用这几招

199

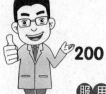

反复生病轻松搞定

200

服用方法 代水饮。

适应证 米汤的水分充足，易于消化吸收，有助于退热。

蔗浆粥

方剂组成 青色新鲜甘蔗适量，粳米 100 克。

配制方法 将新鲜甘蔗洗净后榨汁 100 毫升，加入粳米和适量水，煮成粥。

服用方法 每天分 2～3 次食用。

适应证 适用于小儿发热。

西瓜汁

方剂组成 新鲜西瓜适量。

配制方法 西瓜去籽取瓤，榨汁。

服用方法 代水频服。

适应证 适用于小儿发热。

麦冬粥

方剂组成 麦冬 30 克，粳米 100 克，冰糖适量。

配制方法 麦冬煎汤取汁，加入粳米，煮半熟时加入麦冬汁及冰糖适量，同煮成药粥。

服用方法 早晚服食。

适应证 适用于小儿发热。

荷叶粥

方剂组成 新鲜荷叶一张，粳米 100 克、白砂糖适量。

配制方法 新鲜荷叶洗净煮汤 500 毫升左右，滤出的荷叶水加粳米、白砂糖煮粥。

服用方法 每天早晚食用。

适应证 适用于小儿发热。

特别 注意

小儿反复发热，总好不彻底，除了采取措施，进行降温外，还要做好护理。

（1）引起发热的原因很多，所以一旦发现孩子体温升高，就应仔细查找原因，以免贻误治疗。

（2）当体温达到39℃或以上时，往往会引起高热惊厥或昏睡，此时必须采取降温措施，防止高热的伤害。

（3）宝宝发热后首先要降低环境温度，不要将门窗紧闭，应保持室内空气流通。

（4）当孩子发热时，最好给孩子少穿衣服，方便孩子呼吸，方便散热。

（5）新生儿期宝宝发热一般不宜采用药物降温。

（6）发热期的小儿要少食多餐，宝宝每天进食以6~7次为宜。

（7）如果小儿因为发热而食欲不好，不要勉强喂食，但要尽量补充水分。

（8）在发热期间，不要任意给小儿增加以前没有吃过的食物，避免引起腹泻。

（9）发热期间，如果小儿面色如常或者潮红，可以安心在家中护理，一旦出现面色暗淡、发黄、发青、发紫，眼神发呆等症状，则说明病情严重，应该及时就医。

健康小贴士

孩子出现发热最为急人，关键在于细心观察，留心自己孩子的种种变化，然后采取相应的措施。

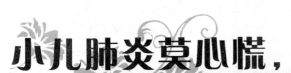

小儿肺炎莫心慌，
好得快有方法

小儿肺炎是由不同病原体或其他因素所致的肺部炎症，是小儿科常见的病症。小儿肺炎中以支气管肺炎最为常见。本病多见于3岁以下婴幼儿。一年四季均可发病。我国北方以冬季和春季多见；南方以夏季和秋季多见。

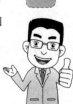

小儿患肺炎后的主要症状为咳嗽、呼吸急促、发憋、鼻翼翕动、呕吐、口唇或指甲发青发紫、不爱吃东西、嗜睡、烦躁等。多发高热，体温一般在 38 ~ 39℃，有的可高达 40℃。弱小的婴儿大多起病较慢，发热不高，咳嗽也不明显，常见拒食、呛奶、呕吐和呼吸困难。严重的时候，患儿会出现呼吸微弱、面色发灰、颜面及四肢水肿、心律失常、四肢冰冷、烦躁不安、嗜睡、说胡话等症。

小儿肺炎一般发病比较急，病情进展快，开始可能只是轻症肺炎，在短时间内可进展成重症肺炎。我们要做的是就是观察小儿的病情，比如发热和呼吸的变化。早期的小儿肺炎，除了发热、咳嗽等症状外，还会有精神不振、食欲减低、烦躁不安、轻度呕吐、腹泻等症状。

小儿肺炎是临床常见病，四季均易发生，以冬春季为多。如治疗不彻底，易反复发作，导致多种并发症，从而影响孩子发育。因此，一旦发现小儿有肺炎的症状，应积极治疗，避免病情恶化和出现并发症。

小儿 肺炎的原因

小儿肺炎多发生于冬春寒冷季节及气候骤变时。主要病因是细菌或病毒感染，有少数患儿还可能由真菌、支原体或寄生虫引起，也有非感染因素引起的肺炎，如食物或呕吐物呛入呼吸道而发生吸入性肺炎。

环境因素也可诱发小儿肺炎，比如室内居住拥挤、通风不良、空气污浊，致病微生物增多，容易发生肺炎。

免疫力差也是小儿肺炎的常见原因之一。小孩免疫系统不是很完善，很容易受到空气中细菌、病毒的影响。所以当感冒时，不得到及时有效的治疗，就可以会转化成肺炎。此外有营养不良、维生素 D 缺乏性佝偻病、先天性疾病等并发症也容易发生本病。

如发现小儿患有肺炎症状，要找准原因，及时治疗，防止小儿肺炎的发生。

小儿肺炎用什么药

（1）如果小儿出现咳嗽，喉痒声重，痰白清稀，鼻塞流涕，可选用风寒感冒冲剂、咳嗽糖浆、参苏丸、罗汉果冲剂等。

（2）如果咳嗽不爽，痰黄黏稠，口渴咽痛，发热有汗，可选服桑菊感冒片、川贝枇杷露、儿童清肺丸等。

（3）如果咳嗽痰黄，黏稠难咯，并伴有发热面赤，唇红口苦的症状，可选用猴枣散、泻白丸、清肺化痰丸、枇杷止咳糖浆、祛痰灵等。

（4）如果咳嗽日久，干咳痰少，喉痒声嘶，并且鼻咽干燥，可选服川贝枇杷糖浆、养阴清肺糖浆、养阴清肺膏、秋梨膏等。

小儿肺炎简易食疗方

百合莲子饮

方剂组成 鲜百合 50 克、薏苡仁 30 克、莲子 25 克，冰糖适量。

配制方法 鲜百合、薏苡仁、莲子加水适量，煮至软烂，加入适量冰糖搅匀即可。

服用方法 晾凉后分次服用。

适应证 适用于肺炎恢复期体质弱的患儿。

核桃仁鸭梨羹

方剂组成 核桃仁、冰糖各 30 克，鸭梨 150 克。

配制方法 把核桃仁、冰糖、鸭梨（去核）一起绞碎，加水煮开，待温度合适后给宝宝服用。

服用方法 每次 1 大匙，每日 3 次。

适应证 适用于小儿肺炎。

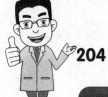
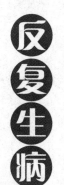
反复生病

轻松

搞定

柚子猪肉汤

方剂组成 柚子肉5瓣，白菜干60克，北芪15克，猪瘦肉250克。

配制方法 把上述材料一起煲汤熟后，待温度合适给宝宝服用。

服用方法 每日1次，分两次服。

适应证 可益气养阴，润肺化痰。

鱼腥草饮

方剂组成 鲜鱼腥草300克，蜂蜜适量。

配制方法 鲜鱼腥草洗净，略捣一下，榨取汁液，加适量蜂蜜调匀，放入杯中，隔水蒸10～20分钟。

服用方法 每日3～4次，每次1～2匙。

适应证 适用于各种病因引起的小儿肺炎。

姜豉饴糖饮

方剂组成 生姜6克，豆豉10克，饴糖12克。

配制方法 将生姜洗净后切片，与淡豆豉一起放入锅内，加水适量，用小火煮沸20分钟，取汁液加入饴糖至溶即可。

服用方法 温热服用，每日2～3次。

适应证 适用于小儿肺炎，症见发热恶寒、咳嗽、气喘鼻翕、痰白而稀等。

蒲公英甘草饮

方剂组成 蒲公英30克、生甘草5克，粳米50克。

配制方法 蒲公英、生甘草加水适量，煎煮20分钟，去渣取汁，加入粳米熬成稀粥。

服用方法 候温服食。

适应证 适用于肺炎初起发热者。

太子参山药莲枣粥

方剂组成 太子参、山药、莲子、百合各12克，大枣10枚，白糖适量，粳米150克。

配制方法 将粳米放入锅内，加入太子参、山药、莲子肉、百合、大枣和适量清水，烧沸，再转成小火熬煮至米熟烂成稀粥，加白糖即可食用。

服用方法 趁热服，每日 2 次。

适应证 用于小儿肺炎、脾肺气虚、咳嗽少气无力、体质虚弱、精神倦怠、动则汗出等症。

五汁饮

方剂组成 雪梨、荸荠（去皮）、鲜藕、鲜芦根、西瓜各 500 克。

配制方法 榨汁。

服用方法 分次服。

适应证 适用于肺炎恢复期。

杏梨枇杷汁饮

方剂组成 甜杏仁 6 克（去皮、尖），鸭梨 1 枚，枇杷叶 10 克。

配制方法 将杏仁洗净捣烂成泥；将枇杷叶洗净，切段，放入锅内加水适量，烧沸，用小火熬煮 10 分钟，去枇杷叶渣，留药汁，加入杏仁泥、鸭梨块，继续煮至梨熟烂。

服用方法 取汁饮服，吃梨。

适应证 适用于小儿肺炎后期、肺燥阴伤、干咳无痰、口渴等症。

青果萝卜粥

方剂组成 青果 50 克，白萝卜 100 克，粳米适量。

配制方法 青果洗净、去核，白萝卜洗净、切片，一同入锅，加粳米和适量水熬粥即可。

服用方法 晾凉服用。

适应证 适用于咳嗽，痰黄黏稠的患儿。

日常 护理

（1）一旦确诊为肺炎后，要密切观察宝宝的体温变化、精神状态和呼吸情况。

（2）居室应保持空气流通、新鲜，太闷、太热对肺炎患儿都不好，会加重咳嗽。

（3）地上应经常洒些水，避免室内空气太干燥。

（4）要给小儿多喂水，这样可以使咽喉部湿润，使稠痰变稀，呼

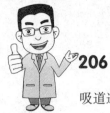

吸道通畅。

（5）小儿吃奶时会加重喘咳，应改用小勺喂，不要用奶瓶喂奶。

健康小贴士

如果出现严重喘憋或突然呼吸困难加重、烦躁不安，常是痰液阻塞呼吸道的表现，需要立即就医。

（6）要注意小儿鼻腔内有无干痂，如果有，要用棉签蘸水后轻轻取出，让鼻腔保持通畅。

（7）保证室内阳光充足，可减少空气中的致病细菌，阳光中的紫外线有杀菌作用。

（8）衣被要合适，不要给小儿穿、盖太多的衣物被褥。

（9）一旦宝宝出现呼吸急促，可用枕头将背部垫高，以利于呼吸畅通。

（10）气候寒暖不调时，随时增减衣物，防止感冒。

小儿腹泻呕吐常发作，

轻松搞定就这几招

小儿腹泻是由不同病因引起的综合征，以腹泻和呕吐为主要表现。发病年龄多在2岁以下，1岁以内者占半数。一年四季皆可发生，以夏秋季最为多见。本病属中医的"泄泻"范畴，因小儿脏腑娇嫩，形气未充，脾胃虚弱，无论内伤乳食、感受外邪或脾肾虚寒等，均易引起腹泻。

一般无不良后果，但是长期反复腹泻，容易导致营养不良、贫血、生长发育迟缓等。

小儿腹泻的原因

小儿腹泻由多种病因、多种因素所致，主要有以下几种：

（1）婴幼儿时期，神经系统对胃肠道调节功能较差，不易适应食物的质和量，且生长发育快，营养物质的需要相对较多，胃肠道负担较大，消化功能经常处于紧张状态，易发生消化功能紊乱。

（2）小儿吃入带有细菌或病毒的饮食引起胃肠炎。最容易造成小儿腹泻的细菌是大肠杆菌，由这种细菌引起的腹泻，多发于夏季；病毒引起的腹泻，多发于秋季。轮状病毒是引起婴幼儿腹泻的主要病原。

（3）小儿患上呼吸道感染、肺炎、肾盂肾炎、中耳炎、皮肤感染及其他急性感染性疾病时可伴有腹泻。营养不良、佝偻病和异常体质都可发生腹泻。

（4）喂奶量过多、长期奶量不足、食物种类搭配不当、糖类太多、油类过胜、添加辅食或更换饮食婴儿不适应等，都可以引起小儿腹泻。

（5）气候突然变化，使肠蠕动增加，消化酶和胃酸分泌减少，可诱发腹泻。

总之，饮食不当引起的腹泻和细菌或病毒感染引起的腹泻是日常生活中最常见的。那么，这两者之间有什么区别，我们怎么来辨别呢？

一般来说，因饮食不当、喂养不合理引起的腹泻，表现为大便次数多、色黄或带绿色、含有少量黏液和白色奶块，有的呈蛋花汤样，常常伴有恶心或呕吐的症状。

而因细菌或病毒感染引起的腹泻，病情往往较重。大便呈白色或淡黄色水样便，一次量很多，次数频繁，有腥臭味，常常伴有发热、呕吐、精神萎靡、嗜睡等症状，严重的可出现昏迷和惊厥。

因肠道细菌感染引起的急性腹泻，应立即到医院接受抗菌、补液治

疗，否则会出现脱水、休克等危重症状。若是因为消化不良等引起的慢性腹泻，可选择以下方法来治疗。

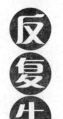

小儿腹泻吃什么药

（1）如果小儿久泻不止、食入即泻、便质清稀，伴有形寒肢冷、面色苍白、精神萎靡等症，可以服用附子理中丸，每次3克，每日3次。

（2）如果小儿腹胀腹痛、泻前哭闹、泻后痛减、大便酸臭、状如败卵，并伴有屁多、口臭纳呆、呕吐、夜卧不安等症，可选用保和丸、保济丸，每次3克，每日3次，3岁以下儿童剂量减半。也可选用小儿消食片，每次2片，每日3次。

（3）如果泄泻物清稀多泡沫，臭气不甚，时有腹痛，得热则舒，有些患儿兼有感冒发热等症，可以选用正气片，每日3次，每次2~3片。

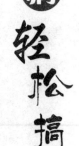

（4）如果小儿泄泻清稀、多夹泡沫、臭气不甚、肠鸣腹痛、或伴发热、鼻塞、流清涕、轻咳等，可选用藿香正气水，每次3~5毫升，每日2次。

（5）如果小儿大便稀薄如水样，色黄而有腥臭味，有时大便中可见粘冻或脓血，伴有恶心呕吐，可以选用香连丸，每日3次，每次2~3片。

（6）如果小儿大便稀如鸭溏，色淡不臭，面色黄，人瘦神疲，腹泻时好时坏，常易反复发作，可以选用婴儿素，每日2次，每次1/2瓶。

小儿腹泻吃什么食物好

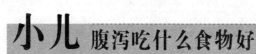

孩子腹泻期间，不应禁食，而应鼓励患儿进食，因为孩子正处于发育时期，需要充足营养。而腹泻会导致大量养分流失，如再限制饮食，

会容易诱发或加重营养不良，妨碍生长发育。饮食以清淡为原则，下面介绍一些常用的食疗方：

枣香汤

方剂组成 大枣20枚，木香6克。

配制方法 大枣去核用小火先煮1小时，后入木香再煮片刻，去渣留汤。

服用方法 温服，每日2～3次。

适应证 适用于脾虚久泻。

栗子糊

方剂组成 栗子3～5个。

配制方法 栗子去壳捣烂，加水适量煮成糊状，再加白糖适量调味。

服用方法 喂服，日服2～3次。

适应证 适用于脾虚泄泻。

扁豆干姜莱菔子汤

方剂组成 扁豆10克，干姜3克，莱菔子6克，红糖适量。

配制方法 前三味加水适量煎汤，煎成后加红糖少许，再煎3分钟取汁。

服用方法 分数次饮用。

适应证 适用于大便稀薄如泡沫状，色淡，臭味少，伴有肠鸣腹痛。

苹果泥

方剂组成 苹果适量。

配制方法 苹果切块，捣成果泥后食用。也可取苹果一个洗净切碎，加糖5克，共煎汤。

服用方法 苹果泥分2～3次食用，每次30～60克。苹果汤分2～3次饮用。

适应证 适用于6月龄以上小儿的腹泻症。

绿茶饮

方剂组成 云南绿茶粉1克。

配制方法 云南绿茶粉研细，分3次用温开水或乳汁调服。

服用方法 连服1～4日为1疗程。

适应证 适用于湿泻者。

淮山药粥

方剂组成 粳米50克，淮山药细粉20克。

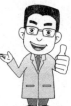

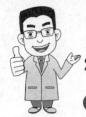

反复生病轻松搞定

配制方法 上述材料同煮成粥。

服用方法 温服，每日 2 ~ 3 次。

适应证 具有健脾的功效。对反复的慢性腹泻有效。

胡萝卜汁

方剂组成 鲜胡萝卜 100 克。

配制方法 取鲜胡萝卜洗净切碎后放入锅内加适量水，煮烂后去渣取汁。

服用方法 每天分 2 ~ 3 次服用。

适应证 有健脾消食作用，适用于小儿腹泻。

扁豆薏米仁山药粥

方剂组成 扁豆、粳米各 50 克，山药 60 克，薏米仁 30 克。

配制方法 将扁豆炒熟，与薏米仁、山药、粳米、少许盐同煮成粥食用。

服用方法 温热服用。

适应证 适用于腹泻久泻不愈，面色萎黄，食欲减少等症。

山楂麦芽饮

方剂组成 山楂、炒麦芽各 30 克，红糖 15 克。

配制方法 先用小火将山楂及麦芽炒至略焦，离火，加少许酒搅拌，再置火炉上炒至干，然后加 200 毫升水，煎煮 15 分钟，去渣后加入红糖再熬至沸。

服用方法 待温后分几次服用。

适应证 适用于有腹胀、腹痛，腹泻前哭闹不安的症状。

山药蛋黄粥

方剂组成 山药 500 克，鸡蛋黄 2 个。

配制方法 山药去皮捣碎，加水适量，先用大火烧开，之后用小火煮 10 分钟，再调入鸡蛋黄，煮 3 分钟即可。

服用方法 分数次食用。

适应证 适用于腹泻久不愈，大便稀薄，带有白色奶块。

丝瓜叶粥

方剂组成 鲜丝瓜叶、粳米各 30 克，白糖适量。

配制方法 将丝瓜叶洗净后放入锅中，加水适量，煎煮 15 分钟，再滤取煎汁，煮粳米为粥，粥成加白糖适量调味。

服用方法 每天分2次食用。

适应证 适用于大便呈蛋花样，有少量黏液，伴有发热，口干等症的患儿。

小儿 腹泻实用小偏方

（1）伤湿止痛膏或吲哚美辛膏剪成4厘米×4厘米的方块，对准患儿肚脐中央贴牢，半天换1次，泻止后再贴2天。适用于轻型腹泻的患儿，大便呈黄绿色，稀薄或蛋花样。

（2）将肚脐处皮肤擦洗干净并消毒，取云南白药1～3克，用75%的乙醇（或白酒）调为糊状，敷于肚脐，外用胶布（或伤湿止痛膏）固定，24小时更换1次，连用1～3次。可以治疗小儿腹泻，尤其是治疗秋季腹泻效果良好，本法一般不需要加用任何抗菌药物或止泻药。

（3）取适量的黑椒粉，均匀地撒在婴儿的肚脐眼上，然后用胶布覆盖贴紧，以防掉漏。可1～2日更换1次。

（4）吴茱萸、肉桂、广木香各5克，公丁香、地榆各4克，共研成细末敷于脐上，用纱布固定，48小时后除去，连用2～4次，腹泻即止。

（5）抓一把日常食用的米，在铁锅内炒黄、微煳，再加入适量的水煮开，给患儿饮用。

（6）取1个未去皮的大蒜头，用小火烧烤并不时翻动，致使大蒜外皮烧糊，里面烧软、烧热，然后将烧热的蒜肉碾碎，再喂给患儿。

（7）取1个晒干的鸡内金，在铁锅内反复炒动至焦黄色，摊凉后碾碎成粉末状，用温开水给患儿喂服。

（8）肉桂3克，干姜5克，细辛1克，共研成细末，水调后敷脐上，一次即止，连用2～3次即愈。

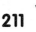

211

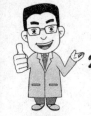

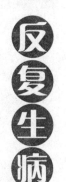

反复生病 轻松搞定

按摩 可缓解小儿腹泻

如果小儿的腹泻不是很重，而小儿吃东西又非常困难，我们可以给孩子按摩，通过调整、改善、增强胃肠道的消化吸收功能，使腹泻停止。

1. **摩腹法**　患儿平卧，将手掌贴于患儿腹部，以脐为中心，按顺时针方向持续抚摸3分钟，每日1次。动作应轻柔而有节律。

2. **揉足三里穴**　患儿仰卧，点揉双侧足三里穴，再让患儿俯卧，捏脊8～10次，手法稍重，每次捏至第一腰椎处时提拉1次。

3. **推示指**　将一手握住患儿的手，令其示指伸直，另一手在患儿示指外侧从指尖推到指根，持续1分钟，每日1～2次。用力要较轻，速度要较快。

4. **环形按摩**　患儿仰卧，将掌心搓热，按于小腹部，做环形按摩法3～6分钟，然后双拇指沿腹部任脉自下而上轻推8～10遍，再搓患儿双掌心、双足心至红热为止。

5. **推背法**　患儿俯卧，单掌用小鱼际从患儿腰骶的龟尾穴（位于尾椎骨端）向上直推至背部，以感觉微微发热为度。

6. **捏脊法**　患儿取俯卧位，医者两手自然握成半拳状，拇指伸直，示指和中指横抵在尾骨上，将皮肤捏起，两手交替向前推进，随捏随推，每推捏3次，须轻轻向上提1次，到颈部大椎穴为止，反复3遍。

日常 护理

小儿腹泻的治疗，首先要预防脱水，然后注意孩子饮食，合理用药，并且要做好护理，预防并发症的出现。

（1）提倡母乳喂养，避免夏季断奶，辅食应逐渐增加。

（2）注意饮食卫生，不应暴饮暴食，不要过食肥甘滋腻之品。

（3）呕吐频繁者可先禁食数小时，然后先喂米汤，再用脱脂奶，逐渐恢复正常喂养。

（4）轻症患儿，宜适当减少乳食，缩短喂奶时间和延长间隔时间。

（5）小儿的衣着，应随气温的升降而增减，避免过热，夜晚睡觉要避免孩子腹部受凉。

（6）初愈后仍应注意调理饮食，戒油腻、生冷之品。

（7）保持清洁卫生，勤换尿布，保持皮肤清洁干燥，每次大便后，须用温水清净臀部，并扑上爽身粉，以防发生红臀。

（8）平时注意小儿身体锻炼，加强户外活动，增强体质，提高机体抵抗力，避免感染各种疾病。

（9）小儿日常生活中应防止过度疲劳、惊吓或精神过度紧张。

（10）发现腹泻患儿和带菌者要及时做好隔离治疗，患者的粪便应做消毒处理。

健康小贴士

对于腹泻的患儿要注意观察病情变化，一旦患儿出现面色苍白、神志不清、眼神凝滞、手脚发凉等休克症状，要及时送医院。

小儿咳嗽老不好，
试试用这几种方法

咳嗽是生活中小儿常见的一个症状，本病之所以多发，是由于小儿形体未充，肌肤柔弱，在气候变换的季节，小儿寒暖不知自调，不懂增

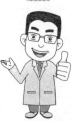

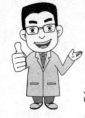

减衣服，易被外邪所侵，引起肺气不宣而咳嗽。一年四季均可发病，但以冬春两季为多，并且常常反复发作，难以治愈。

小儿咳嗽的原因包括上呼吸道感染、支气管炎、咽喉炎、过敏性病史以及吸入异物，故任何病因引起呼吸道急、慢性炎症均可引起咳嗽。

在小孩子的成长过程中，由于感冒、各种炎症以及吸入异物引起的咳嗽是非常常见的，咳嗽是人体的一种保护性呼吸反射动作，短时间的咳嗽对身体并无害处，但如果长时间咳嗽不愈，则会对孩子的身体造成危害，因此，对于小儿咳嗽切不可掉以轻心。

小儿 咳嗽吃什么药

1. **小儿咳喘灵冲剂** 如果小儿患了风热咳嗽，出现咳嗽、气喘、发热的症状，可以服用小儿咳喘灵冲剂，2 岁以内 1 次 1 克；3～4 岁 1 次 1.5 克，5～7 岁 1 次 2 克，1 日 3～4 次。

2. **健儿清解液** 如果小儿表现为咳嗽不爽，痰黄黏稠，不易咳出，鼻流浊涕，咽喉疼痛等症状，可以服用健儿清解液，1～3 岁每次 5 克，4 岁以上每次 10 毫升，每日 4 次。

3. **儿童咳液** 如果小儿出现咳喘，吐痰黄稠或咳痰不爽，咽干喉痛等症状，可以服用儿童咳液，1～3 岁每次 5 克，4 岁以上每次 10 毫升，每日 4 次。

4. **小儿清热止咳口服液** 外感引起的发热恶寒，咳嗽痰黄，气促喘息，口干声哑，可以服用小儿清热止咳口服液，1～2 岁每次服 3～5 毫升；3～5 岁每次服 5～10 毫升，每日 3 次。

5. **儿童清肺口服液** 适用于外感风寒引起的面赤身热、咳嗽气促，痰多黏稠等症，可以服用儿童清肺口服液，每次 20 毫升，6 岁以下每次 8 毫升，6 岁以上每次 10 毫升，每日 3 次。

小儿 咳嗽这样吃好得快

　　小儿老咳嗽，反反复复难以治愈，怎么办呢？小儿咳嗽可以吃些什么？如果吃了不合适的食物，会加重小儿咳嗽的病情，那么小儿咳嗽吃什么好得快？我们不妨试试下面的食疗方，这些食疗方对小儿咳嗽有一定的缓解和治疗作用。

花生冰糖水

方剂组成 花生 100 ~ 150 克，冰糖适量。

配制方法 花生、冰糖及清水适量同煮糖水，煮至花生熟烂时即可。

服用方法 代水饮。

适应证 适用于干咳痰少，秋冬燥咳，小儿百日咳等症。

杏仁核桃蜂蜜饮

方剂组成 杏仁 50 克，核桃仁 500 克，蜂蜜 100 克。

配制方法 将杏仁、核桃仁一起放入锅炒至香熟，研为细末，加入蜂蜜拌匀，贮瓶备用。

服用方法 每日早晚空腹各 1 次，每次 2 匙，连服 5 ~ 7 剂。

适应证 可以化痰止咳，适用于小儿久咳。

姜汁杏仁猪肺汤

方剂组成 生姜汁 1 ~ 2 汤匙，北杏仁 10 ~ 15 克，猪肺 250 克，食盐少许。

配制方法 猪肺洗净切块，与北杏仁共煮汤，将熟时加入生姜、食盐少许调味食用。

服用方法 佐餐喝汤。

适应证 适用于久咳不愈，寒痰多（白泡痰），肠燥便秘。

白梨蜂蜜饮

方剂组成 大白梨 1 只，蜂蜜 30 克。

配制方法 将大白梨洗净，挖去内核，倒入蜂蜜，放入碗内，隔水

第六章

小儿疾病不反复，要用就用这几招

215

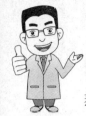
反复生病轻松搞定

蒸熟，即可食用。

服用方法 每日 1 ~ 2 剂，每剂 1 次服食，连服 3 ~ 5 天。

适应证 适用于小儿干咳、久咳，咽干痰少，手足心热等。

蒜汁蜂蜜饮

方剂组成 大蒜 20 克，蜂蜜 15 克。

配制方法 将大蒜去皮捣烂，用开水 1 杯浸泡，晾冷后再隔水蒸 20 分钟。

服用方法 取汁调蜂蜜饮。

适应证 可以止咳祛痰，主治小儿久咳不愈。

白菜牛百叶汤

方剂组成 白菜 1000 克，牛百叶 300 克，猪瘦肉 100 克，蜜枣 10 颗。

配制方法 白菜洗净，梗、叶切开，把白菜梗、蜜枣放入开水锅内，大火煮沸后，小火煲 1 小时，放入白菜叶再煲 10 分钟，再放入猪瘦肉片及牛百叶煲沸，调味。

服用方法 取适量食用。

适应证 用于治燥热干咳痰少，秋季口、鼻、唇干燥。

五味党参粥

方剂组成 五味子、党参各 6 克，大米 30 克，白糖少许。

配制方法 将诸药择净，放入药罐中，加清水适量，浸泡 5 ~ 10 分钟后，水煎取汁，同大米煮粥，待熟时调入白糖，再煮一、二沸即成。

服用方法 每日 1 剂，连续 3 ~ 5 天。

适应证 适用小儿咳嗽，咳而无力，食欲缺乏、食量小等。

芥菜叶粥

方剂组成 芥菜叶、大米各 30 克。

配制方法 将芥菜叶洗净，切细备用。大米淘净，放入锅中，加清水适量煮粥，待煮至粥熟时，调入芥菜叶等，再煮一、二沸服食。

服用方法 每日 1 剂，连续服用 2 ~ 3 天。

适应证 适用于小儿咳嗽，痰白

而稀，时或鼻塞等。

白萝卜蜂蜜梨

方剂组成 白萝卜250克，梨500克，蜂蜜750克，冰糖200克。

配制方法 白萝卜和梨切碎后放入砂锅内，加水煮沸1小时，去渣存汁，加入蜂蜜和冰糖，混用小火煮浓，然后倒入瓷碗内备用。

服用方法 两岁小孩每次服30～50克，3～5岁小孩每次服50～100克。每日服3次。

适应证 主治小儿咳嗽。

冰糖杏仁梨

方剂组成 鸭梨1只，甜杏仁3～5粒，冰糖5克。

配制方法 鸭梨洗净，自靠近蒂部2厘米处横切一刀，切下部分留作盖用，挖出梨核；甜杏仁去皮砸碎，连冰糖一起装入梨肚中，加盖

梨盖，口朝上放入碗中，隔水蒸熟。

服用方法 每晚1剂，温热服之，连服3日，见效后再连服2天。

适应证 用于小儿偶感风热，咳嗽，痰稠不爽，口干，全身燥热。

豆浆鸭蛋冰糖饮

方剂组成 豆浆200毫升，鸭蛋1个，冰糖适量。

配制方法 鸭蛋去壳后磕入碗内，冰糖碾碎放入其中，将二者搅拌均匀。再将豆浆煮沸，立即倒入盛放鸭蛋冰糖的碗内，焖盖5～10分钟即可。

服用方法 每日1剂，小儿可一次服完，婴幼儿可分次服完

适应证 适用于小儿咳嗽、咳痰，口干烦渴，喜冷厌热。

第六章

小儿疾病不反复，要用就用这几招

小儿 咳嗽治疗偏方

（1）橘子1个，直接放在小火上烤，不断翻动，直到橘皮发黑，并从橘子里散出热气即可。待橘子稍凉，剥去橘皮，让宝宝吃温热的橘

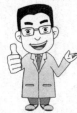

瓣。一次吃 2~3 瓣。

（2）生明矾 30 克，将明矾研成细末，用适量的醋调成糊，敷贴足心，每日更换 1 次。

（3）取蜂蜜 20 克，香油 3 克，将二味混匀，用开水适量冲泡，温服，每日 2~3 次。本方适用于 3 岁以下的小儿咳嗽，一般 2~3 天可治愈。

（4）黑木耳 3 克，冰糖 5 克，加水适量共煮服，每日分 4~6 次服用。

（5）鸡蛋 2 枚，香油 30 克，将鸡蛋打开放油锅内炸熟，加醋适量再煮，早晚各服 1 个。

（6）鲜生姜切开烤热，用切面涂抹患儿头颈前后与肩部，此法可以止咳安眠。

（7）鲜胡萝卜 120 克，大枣 12 个，加清水 3 碗，小火煎成一碗，每次服一两匙，日服 3 次。

（8）玉米须、橘皮各适量，共加水煎，日服 2 次。此法可以止咳化痰、治疗小儿风寒咳嗽、痰多症。

（9）百合 60 克，蜂蜜 30 克。将百合洗净晾干，与蜂蜜拌匀，入锅隔水蒸熟。此蜜制百合可作点心让小儿服用。

（10）梨一个洗净，横断切开挖去中间核后，放入 20 颗花椒，2 粒冰糖，再把梨对拼好放入碗中，上锅蒸半小时左右即可，一只梨可分 2 次吃完。此法治疗风寒咳嗽的效果非常明显。

（11）取两三瓣大蒜拍碎放入碗内，加 1 粒冰糖和半小碗水，加盖上锅烧开后用小火蒸 15 分钟，晾到温时喝下，一天 2~3 次。

预防 与护理

（1）患儿居室要保持空气新鲜，但又要防止感受风寒。

（2）防止不良刺激，如风、烟、劳累、精神紧张等。

（3）衣被勤洗晒，保持清洁。

（4）发病后，患儿要注意休息，保证睡眠，对夜间咳频影响睡眠的孩子，可酌情给予镇静药。

（5）注意饮食调节，食物要求干、软易消化。做到少量多餐，随时补充。

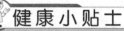

（6）患儿应多吃新鲜蔬菜、水果，如萝卜、菠菜、冬瓜、丝瓜、鲜藕、梨、枇杷等。

（7）尽量避免让孩子去人员密集的公共场所，注意给孩子保暖，

（8）孩子咳嗽时不宜吃寒凉食物或冷冻饮料。

（9）忌让孩子吃得过咸，过咸易诱发咳嗽或使咳嗽加重。

小儿长痱子，
别把爽身粉当万能药

孩子天性活泼好动，天天蹦蹦跳跳、一刻不停，加之孩子体内新陈代谢旺盛，非常容易出汗，汗多又没有及时擦干就易造成汗毛孔堵塞，因此孩子特别容易生痱子。痱子是夏季最常见的一种皮肤病，一旦不注意，就会反复发作，此起彼伏。

痱子多发生在前额、颈、胸、背、肘窝、腋窝等部位。初起时皮肤发红，随后出现针头大小的红色丘疹或丘疱疹，严重时甚至密集成片。生了痱子后，宝宝一般会出现剧痒、疼痛，有时还会有阵发性的灼热感。

痱子的产生主要与汗孔阻塞有关。小儿由于皮肤娇嫩，汗腺发育和

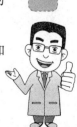

219

通过汗液蒸发调解体温的功能较差，汗液不易排出，排不出来的汗液使汗腺内压力增高而发生破裂，汗液渗入周围组织引起刺激，就会在汗孔处形成疱疹和丘疹，于是就出现了痱子。

本病中医亦称"小儿痱子"。多由于湿热蕴蒸肌肤，闭塞毛窍，汗出不畅，郁于肌肤腠理之间而成。

因为痱子很痒，小儿常常会用手去抓痒，皮肤往往会被抓破，发生继发皮肤感染，最终形成疖肿或疮。因此，我们一旦发现小儿长了痱子，要及时进行处理，不妨采用以下方法。

去痱子 简易小偏方

1. **黄连金银花** 黄连、金银花各20克，煎水涂搽患处。

2. **甘草滑石粉** 取甘草1份研末。与滑石粉2份混合，扑擦患处。可适用于较重的痱子。

3. **马齿苋汁** 新鲜马齿苋，绞汁搽患处。

4. **金银花水** 取金银花6克，用开水浸泡约1小时即可，用棉签或纱布蘸金银花浸泡液轻轻涂抹患处，每日3次。

5. **败酱草** 取败酱草9克加约500毫升水，大火烧沸后改小火煎5分钟，用棉签或纱布蘸败酱草药汁轻轻涂抹患处。每日2次。

6. **藿香枇杷汁** 藿香、佩兰、野菊花各20克，枇杷叶60克，滑石30克，加水2000毫升，煎沸15分钟，取汁倒入盆内，再加水5000毫升，洗浴全身。每日1次，5日为1疗程。

7. **涂十滴水** 取十滴水涂于患处，以皮肤涂药处略有灼热痛感为宜。让其自然风干。每日涂抹。连续两三天即可。但婴幼儿不宜直接擦涂，可将十滴水与温开水按1：10的比例稀释后再用。

8. **冬瓜汁** 新鲜冬瓜适量。将冬瓜洗净去皮，切成厚片，涂搽患处。

9. **新鲜苦瓜叶60克** 将苦瓜叶洗净捣烂，用消毒纱布绞汁，涂搽患处。

10. **桃叶汁** 取桃叶用500毫升清水煎煮，煮至只剩250毫升，取汁直接涂擦患处即可。

11. **苦瓜汁洗澡** 将1～2个苦瓜洗净，切成薄片，放入锅内，倒入2大碗清水煎汁，过滤取煎汁。把苦瓜倒入温水中搅匀，给小孩洗澡，每日2次，连洗5～6日。

12. **花椒水** 花椒10克放入搪瓷缸内，冲入200毫升开水，小火上煮5～6分钟，凉至不烫手，用药棉蘸花椒水轻擦患处。

13. **生姜片** 取生姜切成片，涂擦患处几小时后痱子即消退。

14. **苦瓜水** 将苦瓜切丝，装碗中，加食盐1撮（0.3～0.5克），搅拌，腌制几分钟，揉汁搽患处，每天1～2次。

简易 食疗方

冬瓜汤

 方剂组成 冬瓜60克，清水适量。

 配制方法 把冬瓜用水煮熟，待汤温凉后给宝宝喝汤，适量饮用即可。

 服用方法 每天1次，连续喝7～8天。

适应证 适用于小儿热痱。

乌梅金银花饮

方剂组成 乌梅5～6枚，金银花6克，白糖适量。

配制方法 乌梅洗净，入锅煮30分钟后，投入金银花同煎煮20分钟，取汁去渣，加入白糖。

服用方法 晾凉后饮用。每日1次。

适应证 适用于小儿痱子。

肉丝炒苦瓜

方剂组成 苦瓜500克，瘦猪肉100克，绿红小辣椒、花生油各50克，调味品适量。

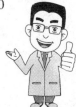

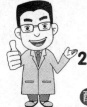

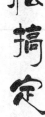

配制方法 将瘦肉洗净，切成丝状，用水淀粉、精盐调匀；苦瓜、小辣椒切成丝状；将炒锅置于火上，放油烧至八成热，入肉丝滑散盛起。锅内留底油，放小辣椒、苦瓜丝煸炒 5~6 分钟，撒入精盐，再将肉丝倒入锅中翻炒，加调味品炒匀即可食用。

服用方法 佐餐食用。

适应证 对预防幼儿起痱子具有较好的功效。

荷叶绿豆汤

方剂组成 绿豆适量，鲜荷叶 1 张。

配制方法 将绿豆、荷叶洗干净，加水煎服。

服用方法 代水饮。

适应证 去火消暑，可防治婴儿痱子。

三鲜汤

方剂组成 冬瓜、海带、绿豆各适量。

配制方法 分别将冬瓜、海带、绿豆洗干净放入锅中，加适量的水共煎汤。

服用方法 代水饮。

适应证 对治疗痱子十分有益。

三豆汤

方剂组成 绿豆、赤豆、黑豆各 10 克。

配制方法 用绿豆、赤豆、黑豆加水 600 毫升，小火煎熬成 300 毫升，连豆带汤喝下即可，宜常服。

服用方法 代水饮。

适应证 有清热解毒、健脾利湿的功效，对小儿痱子有良效。

绿豆汤

方剂组成 绿豆 100 克，白糖适量。

配制方法 将绿豆洗净，放入锅中，煲汤，加白糖调匀。

服用方法 代饮料饮用。

适应证 适用于小儿痱子。

萝卜荸荠饮

方剂组成 红萝卜、荸荠各适量。

配制方法 将红萝卜、荸荠加水共同煎汤。

服用方法 代茶饮，每日数次。

适应证 适用于小儿痱子。

冬瓜丝瓜粥

方剂组成 冬瓜、丝瓜各 60 克，粳米 100 克，冰糖适量。

配制方法 冬瓜、丝瓜洗净，切碎。粳米洗净，入锅煮粥至米开花。放入冬瓜、丝瓜煮至粥稠。用冰糖适量调味。

服用方法 每日数次，温服，连食 1 周。

适应证 主治小儿痱子。

金银花饮

方剂组成 鲜金银花 100 克，冰糖适量。

配制方法 鲜金银花洗净，锅内加水适量，浓煎，用冰糖调味。

服用方法 每日数次，代茶饮。

适应证 主治小儿痱子。

预防 和护理

（1）经常用温水给宝宝洗澡，洗浴后揩干，扑撒痱子粉。痱子粉要扑撒均匀，不要过厚。

（2）不能用肥皂和热水烫洗痱子。

（3）为防止小儿抓挠，可将其指甲剪短，也可采用止痒、敛汗、消炎的药物。

（4）小儿衣着应宽大通风，保持皮肤干燥，减少出汗。

（5）小儿的活动场所及居室都要通风，并要采取适当的方法降温。

（6）不要让小儿在日光直晒的地方活动时间过长。

（7）要及时擦洗干净小儿活动后身上的汗液，保持皮肤清洁。

（8）如果小儿睡着了，要勤给他翻身。

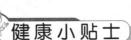 健康小贴士

小儿长了痱子，一定要注意护理，可用温水清洗，轻轻拭干，撒上扑粉或痱子粉。

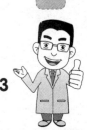

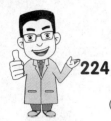
（9）要给幼儿穿较为宽松、柔软、吸水性强的衣服。

（10）生痱子后，可适当喝些清凉饮料，如绿豆汤、绿豆稀饭、小豆粥等，并多吃青菜和瓜果。

（11）幼儿活动时，要注意活动量与活动强度不要太大，避免幼儿出汗过多。

（12）如果小儿因缺钙而引起多汗，应在医生的指导下服用维生素D制剂及钙剂。

小儿厌食症没食欲，
打开胃口是关键

小儿厌食症是指小儿长时间内食欲不振，厌恶或抗拒进食，尤以学龄前儿童多见。其主要表现为小儿长期厌食，食量较同年龄正常儿童明显减少，病程较长，一般连续2个月以上，并伴有体重不增或下降。有的小儿厌食虽不吃饭，却有多吃糖果、点心等零食的习惯。厌食症患儿一般有面色萎黄、呕吐、恶心、多食后腹胀、大便偏干或偏稀等症状。

厌食是很多小孩都会得的一种儿科疾病。虽然患厌食症的孩子没有什么明显的病变，只是不肯好好吃饭，但绝对不能掉以轻心。因为这样持续下去的话，很容易使宝宝发生营养不良，造成宝宝的形体偏瘦、贫血、体重减轻，严重影响宝宝的健康发育，还容易引起其他疾病。

小儿厌食的原因

小儿厌食症多由不良的饮食习惯引起，微量元素缺乏、多种慢性疾病等都会导致小儿厌食。

（1）大多数的厌食症与不良的饮食习惯有关。餐前饮用大量饮料、进食时注意力不集中，比如边听故事、边看电视边吃饭等不良的习惯，可以扰乱或抑制胃酸及消化酶的分泌，从而使患儿食欲减退。

（2）零食吃得过多。一些宝宝每天在正餐之间吃大量的高热量零食，血液中的血糖含量过高，没有饥饿感，所以到了吃正餐的时候就根本没有胃口，过后又以点心充饥，造成恶性循环，于是就形成了厌食症。

（3）长期强迫进食会导致厌食症。有些家长常常过分担心小儿营养不足，进食量小，于是就在进餐时强迫小儿进食，这大大影响了小儿的情绪，使其对进食产生恐惧，并逐渐形成了条件反射性拒食，最终发展成厌食。

（4）长期服用药物可能会导致小儿厌食。如红霉素、氯霉素、磺胺类药物以及氨茶碱等。维生素 A 或维生素 D 服用过量导致中毒，也会引起小儿厌食。

（5）缺锌也会导致厌食。若厌食的小儿找不到其他可以解释的原因时，可做血锌或发锌的浓度测定。

（6）有的小儿经常反复感冒、腹泻或患有其他慢性病，这会使他们的脾胃功能变差，进而影响他们的食欲。

（7）有的小儿因为感染寄生虫导致厌食。因为寄生虫在小儿体内繁殖过多，会伤害他的脾胃，扰乱他的消化吸收机能，令小儿厌食。

小儿出现厌食，一定要寻找原因，针对发病原因对症处理。若厌食出现在感冒、肺炎等患病期间，这种厌食是暂时性的，随着疾病的好转，食欲也会随之改善；若是由于缺乏微量元素或疾病导致的厌食，家长需为小儿补充微量元素，并积极治疗疾病，让小儿尽快康复；若由不良饮食习惯导致，则应改正不良饮食习惯，着重恢复小儿的消化功能；若因全身其他器质性疾病，如肝炎、血液病等引起的，应以治疗主要病症为主。可以选择下列方法治疗：

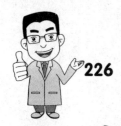

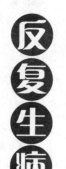

小儿 厌食吃什么药

（1）如果小儿大便臭秽，多食而腹胀，可服用保和丸或保济丸，每次3克，每日3次，3岁以下儿童剂量减半，幼儿服食不便，可以将丸研细，冲服。

（2）患儿不愿饮食，甚则拒食，若进食稍多或进较难消化食物，就会恶心口吐，可服用健脾消食糖浆或二九童泰口服液，每次10毫升，每日3次。

（3）如果患儿面色萎黄，形体消瘦，容易出汗，容易感冒，可以服用好娃友口服液，每日3次，每次10毫升。

（4）如果小儿食欲不振日久，大便时干时溏，夜寐不安，可以服用王氏保赤丸，每月龄1粒，依次累加，每日1~2次。

（5）如果小儿是脾胃失调引起的厌食症，可以服用小儿消食至宝丹，3岁以上每次1丸，每日2次，3岁以下酌减。或者启脾丸，每次0.5~1丸，每日2次。

（6）如果小儿是脾胃虚弱引起的厌食症，可以服用香砂六君丸，7岁以上每次3~5克，7岁以下每次2~3克，每日2次。或用山楂健脾丸，3岁以上每次1丸，每日2次，3岁以下酌减。

小儿 厌食轻松外治法

对于服药困难或不愿接受其他疗法的患儿，可采用药物贴脐的方法，此外治法简便易行，无痛苦，非常适合小儿使用。

（1）用炙黄芪、鸡内金、焦白术、五谷虫各6克，炒山药10克，研末，调成糊状，敷于脐部，以胶布固定。每周2、3次，10次为1疗程。

（2）炒神曲、炒麦芽、焦山楂各 10 克，炒莱菔子 6 克，鸡内金 3 克，薏苡仁、苍术各 15 克，共研细末，加少许淀粉，与水调成稠糊状。临睡前敷肚脐部，再用纱布固定，次日早晨取下，连用数日。

（3）砂仁 6 克，白扁豆、莱菔子各 9 克，共研细末，用纱布包扎好，握在手中或用绷带固定于手心。每次 30 分钟，每日 1 次。

（4）吴茱萸、肉桂、白蔻仁各 4 克，干姜、陈皮各 6 克，炒苍术 10 克，共研细粉。每次取少许，与温开水调成厚糊状，贴敷于脐部，纱布覆盖，胶布固定，每日换药 1 次。

（5）槟榔 2 份，高良姜 1 份，用纱布包扎好，煎汤取汁，去掉药包，将药汁倒入浴盆，待药液温热不烫后用于患儿洗浴。每日 1 次。

（6）元明粉、胡椒粉各等份，同研和匀，取适量，撒入脐中，外以纱布覆盖，胶布固定，每日换药 1 次，用于小儿伤食型厌食。

按摩 按摩，可以轻松改善小儿厌食

如果按照下面的方法为小儿按摩，可以有效缓解宝宝的厌食症状。

（1）用左手拇指、示指捏住小儿拇指，使之微屈，再用右手拇指从拇指尖推向指根，反复 100～300 次。

（2）将宝宝的手心朝上，用拇指指面或示指、中指两指指面自腕关节开始，沿小儿小臂正面的外侧缘直推到肘关节，共推 200 次。

（3）用拇指或中指指端揉宝宝的大鱼际（手掌大拇指根部的大肌群）100 次。

（4）用大鱼际揉小儿肚脐上方 2～3 指处 10 分钟。

（5）手心贴脐中，左右来回按摩腹部约 10 分钟，肌肤有灼热感即可。

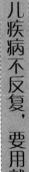

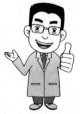

227

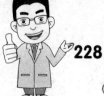

（6）用手掌或四指抚摩小儿腹部10分钟。

（7）捏脊3～5遍，当按捏至背部的脾俞穴和胃俞穴处时，稍用力向上提3次，然后配合按、揉脾俞和胃俞，分推上背部。

（8）用拇指或示指指面从患儿虎口开始，沿示指靠近拇指一面直推到示指尖100次。

（9）用中指指端按揉患儿两锁骨内侧端之间的凹陷处30次。

小儿 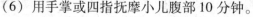 厌食吃什么好

小儿厌食症并非实质病变，患儿多是出于心理原因不愿进食。因此，对于厌食症患儿，并无太多饮食禁忌。在保证营养均衡丰富的前提下，可选择具有酸味和香味的食物，帮助小儿开胃，增强食欲。我们可以尝试以下食疗方：

雪梨山楂粥

方剂组成 雪梨3个，大米40克，生山楂10克。

配制方法 将梨洗净切碎、加水适量煮半小时，捞去梨渣，加入大米、生山楂煮粥。

服用方法 趁热食用。每日1次，5～7日为1疗程。

适应证 能健脾开胃，适用于小儿厌食。

山楂粥

方剂组成 山楂50克，粳米

100克。

配制方法 先将山楂加水煎汁，取汁加入淘净的粳米，用小火煮成粥，加入适量白糖调味。

服用方法 每日早、晚分2次服完。

适应证 健脾消食，主治小儿厌食、小儿消化不良。

鲫鱼生姜汤

方剂组成 鲫鱼1条，生姜30克，橘皮10克，胡椒1克。

配制方法 将鲫鱼去鳃、鳞及内

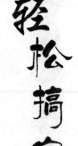

脏，洗净。将生姜洗净，切片，与橘皮、胡椒一同用纱布包扎好，填入鱼腹，放锅内，加水适量，用小火炖至鲫鱼肉熟烂，加食盐调味。

服用方法 空腹食用。

适应证 适用于脾胃虚弱所致的小儿厌食。

扁豆薏米粥

方剂组成 扁豆 20 克，淮山药 15 克，薏米 10 克。

配制方法 将扁豆、淮山药、薏米等洗净一同放入砂锅，加水煮沸，开小火煮成粥。

服用方法 每日 1 次，连服 5 ~ 7 天。

适应证 和中健脾，消暑化湿。主治小儿厌食。

胡萝卜粥

方剂组成 鲜胡萝卜 150 克，粳米 60 克。

配制方法 将胡萝卜洗净，切碎，捣汁，与粳米同煮成粥。

服用方法 每日早、晚分食。

适应证 适用于脾胃失调引起的小儿厌食。

番茄汁

方剂组成 番茄数个。

配制方法 把番茄洗净，用开水泡过，剥皮，去籽，用洁净的纱布绞挤汁液。

服用方法 每次饮服 50 ~ 100 毫升，日服 2 ~ 3 次，不放糖为宜。

适应证 有健脾开胃，生津止渴的作用。

萝卜酸梅汤

方剂组成 鲜胡萝卜 50 克，酸梅 5 枚，盐少许。

配制方法 先将胡萝卜洗净，切片，加清水 1 大碗，同酸梅共煮，煎至半碗，加食盐调味。

服用方法 代水饮用。

适应证 主治津液不足、厌食。

茯苓粥

方剂组成 茯苓粉 30 克，粳米 100 克，大枣 20 枚。

配制方法 先将大枣放入锅中，用小火煮烂，连汤放入粳米粥内，

229

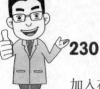

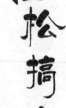

反复生病轻松搞定

加入茯苓粉再煮数沸即成。

服用方法 每日服2次。

适应证 本粥适用于脾胃虚弱的患儿。

炖苹果泥

方剂组成 苹果1个。

配制方法 将苹果洗净，去皮，切成薄片，放碗内加盖，置锅中隔火炖熟，用汤匙捣成泥状服食。

服用方法 随量食用。

适应证 适用于小儿厌食。

内金粉

方剂组成 鸡内金6个，干橘皮3克，砂仁2克，粳米50克，白糖适量。

配制方法 将前3味药研末，粳米煮粥，粥成后入药粉，加白糖调味服食。

服用方法 每日2次。

适应证 适用于小儿厌食症。

橘皮山楂茶

方剂组成 橘皮15克，焦山楂、莱菔子各10克。

配制方法 将上3味共制粗末，放入杯中，用沸水冲泡。

服用方法 代茶饮用。每日1剂。2岁以下小儿药量减半。

适应证 健脾开胃，适用于小儿厌食。

小儿厌食实用小偏方

（1）韭菜籽9克，面粉适量。将韭菜籽研末，调入面粉和匀，制成饼，蒸熟，日分3次服用，连服3～5日。适用于小儿食欲不振等症。

（2）鸡内金3克，烤黄，研为极细粉末。用温开水送服，3岁以下每次0.3克，3～5岁每次0.6克，5岁以上每次1克，每日3次。主治小儿厌食。

（3）胡萝卜250克，红糖少许。水煎，加红糖少许。代茶频饮。主治小儿厌食，腹胀，食积不化，吐泻不止。

（4）蚕豆500克，红糖适量。将蚕豆用水浸泡后，去壳晒干，磨粉（或磨浆过滤后，晒干），即成。每次30～60克，加红糖适量，冲入热水调匀食。

（5）栗子10枚，白糖25克。栗子去皮，加水适量煮成糊膏，下白糖调匀饮服。每日2次。用于治小儿消化不良、脾虚腹泻。

（6）鲜麦冬500克，白蜜适量。将鲜麦冬捣汁，入白蜜，隔水加热至饴糖状。每服2～3匙，用温酒或白开水化服。本方适用于小儿因体虚所致之厌食。

（7）山楂6克，陈皮5克，白术4克。将上述3味共研细粉，米汤调糊，敷于脐窝，盖上纱布，外用胶布固定。每日换药1～2次，3～5日为1个疗程。

（8）大白萝1个，洗净，切碎，用纱布绞汁饮用。

（9）饭锅巴1块，文火烤焦，煎汤饮用。

（10）扁豆适量，炒黄，磨成粉。每次3克，每日3次，用麦芽汤送服。

（11）葡萄干作为零食服用，每次10粒，每日3次。

预防 和护理

除了配合治疗外，家长也应逐步改正小儿的不良饮食习惯，才能有效避免小儿厌食。

（1）母乳是最合适婴儿需要的食品，尽可能给予母乳喂养。

（2）断乳后，应给予品种多样，易于消化，又富有营养的食物。

（3）注意小儿的情绪，防止忧思太过伤脾胃。

（4）进食时，不要打骂孩子，不可强迫孩子进食。

（5）应该尽量少吃冷饮，甜食和不易消化的食物摄入，如糯米、

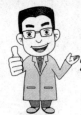

甲鱼等。

（6）重视饮食调节，强调饮食、起居有时，不吃零食，纠正偏食，少进甘、肥、腻食物。

健康小贴士

如果小儿是由于疾病导致食欲下降，需要及早治疗疾病，病愈后小儿食欲自然会增长。

（7）勿乱服滋补之品，食忌过精，要多吃蔬菜。

（8）在宝宝进食时，不要逗引宝宝做其他的事。

（9）饭不要煮得太硬，以便于宝宝咀嚼。

（10）平时应定时、适量地让小儿进食，注意不要使其吃得过饱。

（11）给小儿喝的饮料中，白水是最佳和最提神的，所以要把白水作为首选饮料。

小儿积食，

饮食调养很重要

现在生活条件好了，家长有什么好东西都给孩子吃。可是一旦宝宝因为吃的东西太杂，就容易造成积食。俗话说："要想小儿安，三分饥和寒。"意思是说要想小儿不生病，就不要给他吃得太饱、穿得太多。无论是哪一种食物，再有营养也不能吃得太多，否则很容易造成小儿积食。

积食，又叫积滞，因小儿喂养不当，内伤乳食，停积胃肠，脾运失司所引起的一种小儿常见的脾胃病证。日常生活中，冷热食物混合吃，比如花生和红薯混合吃，红薯和鸡蛋混合吃，或者吃过多油腻的食物后腹部受凉，都很容易出现积食。积食的小儿往往会出现食欲不振、厌食、口臭、肚子胀、胃部不适、睡眠不安和脚心发热等症状。这是一种小儿常见病，一年四季皆可发生，并且会反复出现，影响小儿的健康。

那么，如何判断孩子是否得了积食呢？其实很容易。小儿患了积食往往会有几种表现：在睡眠中身子不停翻动，有时还会咬牙；平时胃口很好，突然胃口小了，食欲明显不振，或者常说自己肚子胀，肚子疼。如果细心观察，发现小儿眉间及鼻梁两侧发青，舌苔白且厚，呼出的口气中有酸腐味，就说明宝宝积食了。

我们需要注意的是，积食不是小问题，它会给小儿的肠、胃、肾脏增加负担，时间长了会造成营养不良，影响小儿的生长发育。因此，我们要加以重视，一旦发现小儿积食了，要查明原因，积极调养治疗。

小儿 积食吃什么好

发现小儿积食后，最好不要着急用药，可以对其进行饮食调理，饮食以清淡为主，如多吃面条、面汤、青菜、水果等，少吃肉，适当增加米食、面食，蛋白质适量即可。我们还可以试试以下几个食疗方：

糖炒山楂

方剂组成 山楂、红糖各适量。

配制方法 取红糖适量，入锅用小火炒化（为防炒焦，可加少量水），加入去核的山楂适量，再炒5~6分钟，闻到酸甜味即可。

服用方法 饭后食用。

适应证 适用于吃不易消化的食物过多引起的积食。

山药米粥

方剂组成 山药片100克，大米或小米100克，白糖适量。

配制方法 将大米淘洗干净，与山药片一起碾碎，入锅，加水适量，熬成粥。

服用方法 温热食用。

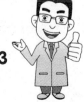

适应证 用于小儿积食不消，吃饭不香，体重减轻，面黄肌瘦。

栗子山药姜枣粥

方剂组成 栗子、大枣各 30 克，山药 60 克，生姜 6 克，粳米 100 克，红糖适量。

配制方法 将栗子剥壳除皮，山药去皮洗净，大枣、生姜洗净，大米淘洗干净。锅置火上，放入适量清水，下大枣、山药、生姜、粳米同煮粥，粥成后加红糖调味。

服用方法 早晚服食，连服 7 天。

适应证 适用于小儿消化不良、胃肠功能紊乱，大便溏稀的积食。

白萝卜粥

方剂组成 白萝卜 1 个，大米 50 克，红糖适量。

配制方法 把白萝卜、大米分别洗净。萝卜切片，先煮 30 分钟，再加米同煮，煮至米烂汤稠，加入适量的红糖，煮沸即可。

服用方法 温热食用。

适应证 对小儿消化不良、腹胀有很好的疗效。

大米胡萝卜粥

方剂组成 胡萝卜 250 克，粳米 50 克。

配制方法 将胡萝卜洗净切片，与大米同煮为粥。

服用方法 空腹服用，每日 2 次。

适应证 适用于小儿积滞、消化不良。

鸭粥

方剂组成 青头雄鸭 1 只（约重 2000 克），粳米适量，葱白 3 根。

配制方法 将鸭宰杀，处理干净，去骨，切成细丝（或薄片）。锅置于火上，放入鸭肉，烧沸后加入粳米、葱白煮粥。

服用方法 温热食用。

适应证 适宜小儿积食，症见水肿者。

枣黄面丸

方剂组成 大枣 100 枚，大黄 30 克，白面 100 克。

配制方法 将大枣去核，大黄研末，做成枣核大的丸，塞入大枣内，外面裹以白面，在火中煅至熟，捣为丸，如枣核大即成。

（服用方法）每次服 7 丸，1 日 2 次。

（适应证）主治脾虚积滞的小儿积食。

健脾茶

（方剂组成）橘皮 10 克，荷叶、生麦芽各 15 克，炒山楂 3 克。

（配制方法）橘皮、荷叶切丝，与山楂、麦芽一起，加水煎半小时取汁。

（服用方法）代茶饮。

（适应证）可消积化滞，适用于小儿积食。

淮莲汤

（方剂组成）淮山药、莲子（去芯）、芡实各 30 克，瘦猪肉 100 克，调味品适量。

（配制方法）将淮山药、莲子、芡实洗净，瘦猪肉在沸水锅中稍烫，切成块。锅中加油，先入葱、姜炒香，入猪肉和适量盐，再加水烧沸，加入淮山、莲子、芡实，用小火炖汤。

（服用方法）吃肉喝汤。

（适应证）适用于久病体弱，脾胃呆滞，不思饮食的患儿。

小儿积食用什么药

如果通过饮食调理，小儿的积食症状得不到有效缓解，可以让孩子服用消食药，但是服药时不要盲目，要对症下药。

（1）如果小儿积食，并且伴有大便干燥的症状，可以服用小儿化食丸，或者肥儿丸，1 岁以下每次服用 1 丸，每天 2 次；大于 1 岁每次服用 2 丸，每天 2 次。也可让孩子喝点健儿清解液帮助消积清热。

（2）如果小儿积食，并伴有咳嗽、喉痰鸣、腹胀如鼓，不思饮食，口中有酸臭气味等症状，可以让孩子服用小儿消积止咳口服液。

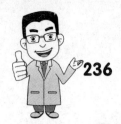

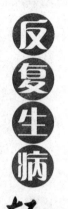

小儿 积食实用小偏方

孩子得了积食怎么办？其实，一些民间的小偏方完全可以帮助你解决小儿积食的问题。

（1）吃生冷果品引起的积食，可用白蔻3克，用保温杯泡水饮服；还可取丁香2克，神曲15克，用沸水冲泡，当茶喝。

（2）用麦芽10克，神曲30克，炒萝卜子10克加水煎服，每日2次。适用于吃谷类食物过多引起的厌食积食。

（3）蚕蛹、蜂蜜各适量，蚕蛹炒熟后，同蜂蜜拌匀，每次食3～5粒，每天3次。

（4）将12克萝卜子炒熟捣烂后煎水饮服，即可逐渐痊愈；或用20克麦芽煎水饮服，每日1剂，分3次服。适用于吃面食引起的积食。

（5）猪瘦肉100克，凤眼果7～10个，去壳，加清水适量煲汤，用食盐调味，饮汤食凤眼果及猪瘦肉。适用于小儿积食。

（6）将3～5个鸡内金焙干，研成粉末，泡水或熬粥喝。每天2～3次。症状严重者可适当增加次数。适用于年龄较小的小儿。

预防 与护理

一旦小儿出现积食了，在日常生活中，我们要注意做好护理。

（1）饮食要选择清淡的蔬菜、容易消化的米粥、面汤、面条等，不吃油炸、膨化食品。

（2）少吃甚至不吃肉类食物，可适当吃点鱼肉。

（3）饭后带宝宝温和散步0.5～1小时。

（4）一日三餐要定时定量，不能饥一顿饱一顿，影响消化功能的

正常运转，

（5）晚上吃饭时，别让宝宝吃得太饱。即使喝配方奶，也要多加些水，少放一点儿奶粉。

（6）小儿刚睡醒后的 1 小时内不要进食，因为胃肠等内脏从休息状态运转到正常状态需要一点时间。

（7）让小儿多做运动，增加肠胃的蠕动。

（8）若小儿不愿吃东西，不要强迫其进食，可暂不进食，以减轻脾胃负担。

健康小贴士

防止积食的发生，最主要的是调节饮食。宝宝自制力不强，父母可以适当帮助宝宝控制进食量。

小儿湿疹好了又来，
只因没用对方法

小儿湿疹俗称"奶癣"，是一种过敏反应。一般在出生一个月后就开始出现，如果处理得当很快就可控制，但往往反复发作，一直拖到 1～2 岁才痊愈。其主要症状是皮肤表面出现红斑、米粒样丘疹、疱疹、糜烂、渗液和结痂，炎症反应明显，局部皮肤有灼热感和痒感。

湿疹通常在小儿的额头、面颊、外耳部，甚至可以遍及整个颜面部和颈部，严重的手、足和胸腹部都可见到。皮疹形态不一，白红斑、丘疹、疱疹，以及渗液、结痂及脱屑，轻重不等的皮疹可同时出现。

小儿湿疹以瘙痒、反复发作为主要特征。根据病损的形态。湿疹可分成急性和慢性两种。

急性湿疹，是指小儿的脸和额部突然出现鲜红的斑疹，重者除了鼻

237

子和嘴唇外，整个脸部充血发红。此时，如果患儿常用手抓，或是在枕头上和大人身上来回摩擦，往往会加重病情。

如及时正确处理，大约经过几天到一两个星期就可以好转，炎症逐渐消退，糜烂面的出水逐渐减少，结成黄痂，痂皮脱落后，皮肤会慢慢恢复正常。一旦处理不及时或不恰当，病情会反复发作，病变处发炎现象虽然减轻，但皮肤逐渐增厚、干燥，转化为慢性湿疹，然后就缠绵难愈。因此，发现小儿出现湿疹要及时处理。

湿疹 是什么引起的

湿疹是过敏反应中的一种类型，多数含蛋白质的食物常可引起小儿过敏而发生湿疹，如牛奶、鸡蛋、鱼、肉、虾米、螃蟹等。如果发现小儿有过敏现象，可考虑其是否因对蛋白质过敏而诱发湿疹。

室内温度、湿度对小儿湿疹的发病有一定的影响。比如室内较潮湿或过热，有的居住在过于干燥的地方也会造成湿疹的复发和加重。

此外，灰尘、羽毛、蚕丝、动物的皮屑、植物的花粉等，也能使某些小儿发生湿疹。小儿穿得过厚、吃得过饱等也可促使湿疹的复发和加重。

有的患儿对日常生活用品过敏，如肥皂、洗衣粉、合成纤维的衣服、橡皮泥、塑料玩具等，从而引发湿疹。过度搔抓、继发感染、冷热刺激以及影响排汗等都容易使小儿湿疹加重。

小儿 湿疹轻松外治法

治疗小儿湿疹最有效的方法，就是在患处涂药物，以消炎止痒。治疗小儿湿疹，可以使用的药物种类繁多，我们不妨采用以下的方法来

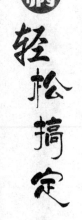

治疗。

（1）如果患部发红、流水，可用0.9%的盐水、1∶10000的高锰酸钾水浸湿纱布，拧干后在患部湿敷，每隔0.5～1小时更换1次。这样治疗1天左右，红肿即可消失，流水也会减少。

（2）苦参60克，白藓皮30克，冰片3克。将上药共研细末，以消毒棉蘸药末，轻沾于患处。每日2～3次。

（3）生大黄、川连、黄柏、苦参、苍耳子各10克，取上药煎后过滤，用药液熏洗患处，每日3次，每次数分钟。

（4）鲜马齿苋30克，煮沸15～20分钟，待温凉后以纱布蘸洗或湿敷患处，每日3～4次。适用于渗出较重者。

（5）轻粉、黄丹、枯矾、松香、烟粉各10克，香油适量。将上药共研细末，用香油配成油膏，涂搽患处。

（6）苦参60克，蛇床子、百部、益母草各30克。将上药加水煎煮，去渣取药液，先熏后洗患处。每日1剂，熏洗2～3次。

治疗 小儿湿疹的小偏方

（1）黑鱼头：将黑鱼的鱼头放在瓦片上烤焦，碾成粉末，然后用麻油拌黑鱼鱼头粉涂在患处，效果颇佳。

（2）苦参煎水：到药店里买些苦参煎水洗澡，连续洗几次即可痊愈。

（3）硫椒膏：硫黄、香油（或豆油）各30克、花椒10克，拌匀研细粉，用凡士林180克，调成膏，轻轻地涂患处，每日1～2次。适用于湿疹初起。

（4）大黄、黄柏、黄芩、苦参各等份，水煎取汁，用纱布蘸药汁擦洗患处。每次20分钟，每日1剂。

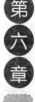

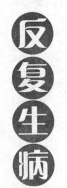

（5）茶油：先以茶油涂患处，以去黄痂，次以野菊花100克加盐少许煎水，外洗，稍干即以云南白药渗之，此方用于治疗顽固性婴儿湿疹。

（6）用艾草或金银花煮水，等到水温降至适宜时，对宝宝出现湿疹的地方进行擦洗，安全且效果不错。

（7）茶叶末：茶叶末适量，先用茶叶末煎水，趁热洗婴儿皮肤红肿溃烂处，再用茶叶末直接敷于患处。

（8）用花椒、艾蒿、盐各适量放水中熬半小时，过滤后取汁液兑水洗澡。

（9）土豆一个，切薄片，敷擦患处。每日数次。

（10）红薯适量，捣烂取汁，用消毒纱布放在红薯汁内浸透，折成两层，贴于患处，然后用干纱布包好，每日换药1次。

（11）鲜马齿苋30克，水煎服，每次50毫升，分3次服。

简易 食疗方

芹菜炒肉

方剂组成 芹菜250克，瘦肉50克。

配制方法 芹菜洗净切段，瘦肉洗净切丝，炒锅加油，放入瘦肉丝稍炒，加芹菜一同炒熟，加调料即成。

服用方法 佐餐食用。

适应证 适用于湿疹、皮损不红、瘙痒较轻者。

芹菜汤

方剂组成 芹菜250克，根据小儿的口味加适量调料。

配制方法 将芹菜洗干净，切成段状，加入适量的水，煎汤。

服用方法 吃菜饮汤，连续服用。

适应证 对湿疹有良好的防治功效。

菜泥

方剂组成 白菜或青色卷心菜适量（其他新鲜蔬菜亦可）。

配制方法 将菜叶切碎后倒入沸水中，15分钟即熟，取出加少许精盐、味精即可。

服用方法 佐餐食用。

适应证 具有清热解毒，驱除湿疹之功效。

白菜萝卜汤

方剂组成 新鲜白菜、胡萝卜各100克，蜂蜜20毫升。

配制方法 将白菜、胡萝卜洗净切碎，按2碗菜1碗水的比例，水沸后加菜，煮5分钟即可食用。

服用方法 喝汤时加入蜂蜜，味道更可口。

适应证 对湿疹的防治十分有效。

绿豆海带粥

方剂组成 绿豆30克，水发海带50克，红糖、糯米各适量。

配制方法 水煮绿豆、糯米成粥，放入切碎的海带末，再煮3分钟加入红糖即可。

服用方法 温热食用。

适应证 此粥可清热解毒，适用于急性湿疹及皮肤瘙痒症。

白菜根汤

方剂组成 白菜根200克，银花、紫背浮萍、土茯苓各20克。

配制方法 上药末水煎。

服用方法 加适量红糖调服。

适应证 适宜湿疹患儿饮用。

预防 和护理

（1）衣物要选择全棉织品，要保证轻、软、宽松和清洁。

（2）如果怀疑是牛奶过敏，可适当延长煮沸时间，使其蛋白变性，可以减少致敏物。

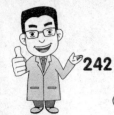

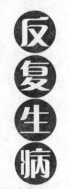

反复生病轻松搞定

（3）患儿的房间要保持空气流通、湿润。

（4）经常打扫房间，保持清洁卫生，减少灰尘的刺激，以避免湿疹的复发。

（5）室温不宜过高，否则会使湿疹痒感加重。

（6）哺乳的妈妈应注意不要吃易引起过敏的鱼、虾、羊肉等食物，最好别吃辣椒等刺激性食品。

健康小贴士

对于湿疹，想对症下药首先要寻找病因，最好找出小儿的过敏原。

（7）洗澡后，可在孩子的皮肤上涂些无味的润肤霜，以免皮肤干燥。

（8）避免有刺激性的物质接触皮肤，不要用碱性肥皂洗患处，也不要用过烫的水洗患处。

（9）不要与患湿疹的患儿接触，防止传染。

（10）夜晚睡觉时最好给孩子戴上纯棉的防抓手套，保持指甲短而清洁，避免孩子搔抓患区皮肤而继发感染。

（11）湿疹发作厉害的时候，停食牛奶和一切荤食，大量喝水、吃水果。

小儿不停地流口水，
补脾养胃好得快

小儿流口水，中医称为"流涎"或"滞颐"，是幼儿的一种常见病。

通常情况下，幼儿自5~6个月龄起，唾液腺开始发育，并长出乳牙，唾液分泌量增加，但幼儿口腔容积小，吞咽调节的功能还不完善，所以会出现流口水的现象，尤其在高兴、发笑时。以上流口水现象是正常的。随着年龄的增长，牙齿萌出，口腔深度增加，婴幼儿逐渐学会用吞咽来调节过多的液体，流口水现象就会逐渐消失。

但是生活中有些孩子，看起来很健康，牙齿也长齐了，可是时不时地流口水，浸渍下巴及胸前，口的周围发红，有的口角出疹子。有的小儿还伴有小便清长、大便稀薄、面白唇淡；或伴有小便黄赤量少、大便臭等症状。这是为什么呢？

流口水 是这样引起的

引起小孩流口水的原因有很多。如果小孩不注意口腔卫生，致使牙缝和牙面上积存食物残渣，则容易发生龋齿等牙部疾病而引发流口水。另外，小孩患有口疮、咽炎、面神经麻痹或先天性脑发育不全等疾病时，也会因为唾液分泌过多甚或不能吞咽而造成流口水现象。

有些母亲用母乳喂养孩子到 15 个月以上才断奶，断奶后再喂辅食，这样的孩子脾胃就比较虚弱，容易发生消化不良，这时候小儿流涎发生率最高。此外，宝宝长牙或患口腔黏膜炎症时，也特别容易流口水。

中医认为"涎为脾之液"，流涎主要是由于脾胃虚寒、脾胃积热、心脾郁热及脾胃气虚等，使涎液不能正常被制约而流出口外所致。

如果小孩体质虚弱，受风寒侵袭而导致脾胃虚寒者，容易流口水。有的流口水现象是由于脾胃积热而引起的，小孩如果外感病毒或者体内久积湿热也会引发唾液过多而流口水。

对于小儿流口水，父母应当在日常生活中注意观察，以分辨其到底是属于生理性的还是病理性的。如果是因长牙或口腔黏膜炎症引起的生理性流口水，父母可不必太担心，只要平时做好护理就可以了。如果无缘无故，孩子经常流口水，我们就要注意了，不妨从调养小儿的脾胃入手来治疗。

243

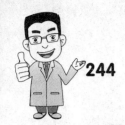

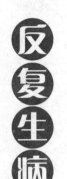

反复生病轻松搞定

脾胃 虚寒型流口水的轻松治疗

脾胃虚寒导致的小儿流口水主要表现为口水清稀，面色萎黄或苍白，通常伴有消化不良、大便稀薄、小便清长的症状。我们可以采用以下食疗方来调养。

茯苓益智仁粥

方剂组成 益智仁、白茯苓、糯米各30~50克。

配制方法 将益智仁和白茯苓研为细末，再用糯米煮粥，然后调入药末，稍煮片刻，待粥稠即可。

服用方法 每日早晚2次，温热服。连用5~7日。

白术益智饼

方剂组成 炒白术、益智仁各20~30克，鲜生姜、白糖各50克，面粉适量。

配制方法 先把炒白术和益智仁一同放入碾槽内，研成细末；把鲜生姜洗净后捣烂绞汁，再把药末同面粉、白糖和匀，加入姜汁和清水，和匀做成小饼15~20块；把小饼放入锅内，烙熟，备用。

服用方法 每日早晚各1次，每次1块，嚼食，连服7~10天。

白术黄芪粥

方剂组成 炒白术6克、干姜1.5克、黄芪10克、甘草3克，糯米100克。

配制方法 煎汁，滤去药渣，加糯米熬粥。

服用方法 分2次服，连服5~7天。

鲤鱼赤小豆汤

方剂组成 赤小豆100克。鲜鲤鱼1条（500克），调味品适量。

配制方法 将赤小豆煮烂取汤汁，将鲤鱼洗净去内脏，与赤小豆汤汁同煮，放黄酒少许。用小火炖1小时。

服用方法 取汤汁分 3 次服用，连服 7 日。

姜糖神曲茶

方剂组成 生姜两片，神曲半块，食糖适量。

配制方法 将生姜、神曲、食糖同放罐内，加水煮沸即成。

服用方法 代茶随量饮或每日2~3 次。

脾胃 积热型流口水的轻松治疗

脾胃炽热导致的小儿流口水主要表现为面色红赤，口水黏稠，舌赤而苔黄，并有口臭，并且会伴有大便干燥、小便短赤的症状。我们可以采用以下食疗方来调养。

灯心草粥

方剂组成 灯心草6克，石膏10克，山栀子3克，粳米30克。

配制方法 先煎石膏、山栀子、灯心草，久煎取汁去渣，加入粳米共煮成粥。

服用方法 每日 2 次服食。

菊花蜂蜜饮

方剂组成 杭菊 10 克，蜂蜜适量。

配制方法 杭菊水煎后加蜂蜜适量调味。

服用方法 分 2 次服，连服 5~7 天。

薏仁山楂羹

方剂组成 薏苡仁 100 克，生山楂 20 克。

配制方法 薏苡仁、生山楂，加适量水，小火炖 1 小时，浓缩汤汁。

服用方法 每日服用 3 次，空腹服用，连服 7 日。

大枣陈皮竹叶汤

方剂组成 大枣 5 枚，陈皮、竹

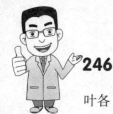

反复生病 轻松搞定

叶各 5 克。

配制方法 将大枣、陈皮、竹叶水煎服。

服用方法 每日 1 剂，分 2 次饮服，连服 3 ~ 5 剂。

白术糖

方剂组成 生白术 30 ~ 60 克，绵白糖 50 ~ 100 克。

配制方法 先将生白术晒干后，研为细粉，过筛；再把白术粉同绵白糖和匀，加水适量，调拌成糊状，放入碗内，隔水蒸或置饭锅上蒸熟即可。

服用方法 每日服 10 ~ 15 克，分作 2 ~ 3 次，温热时嚼服，连服 7 ~ 10 天。

绿豆凉粥

方剂组成 绿豆、大米各 100 克，苦瓜 50 克，薏米 150 克。

配制方法 将绿豆、苦瓜、薏米、大米分别洗净放入锅中一同煮成粥。

服用方法 放凉后给患儿食用。

治疗 小儿流口水的小偏方

（1）取新鲜石榴适量，去皮后将其捣烂，加适量温开水调匀，取石榴汁涂于口腔，对脾胃积热引起的流涎效果不错。

（2）韭菜 30 克绞汁，加牛奶适量饮食，每日 1 次，连用 5 ~ 10 天。

（3）党参 10 克、干香菇 6 克，煎汤。给小儿饮服，连用 5 天。

（4）用大枣 5 枚煮糊去核，加生姜汁 5 滴，喂服，每日 3 次，可长期服用。

（5）天南星 1 个、醋适量。天南星研末，醋调，敷小儿两足心，布包固定，每日换药 1 次。

预防 和护理

（1）发现小儿口疮，或小儿不愿吃奶，吃饭时，找出原因，及时治疗。

（2）合理科学地喂养小儿，不要损伤其脾胃功能。

（3）平时可以用柔软质松敷料垫在小儿的颈部，以接纳吸收流出的口水，需经常更换清洗。

（4）不要用手绢或毛巾给小儿直接擦拭口水，要用干净的毛巾轻轻蘸干，以免擦伤皮肤。

（5）常用温水洗净口水流到处，然后涂上油脂，以保护下巴和颈部的皮肤。

健康小贴士

如果宝宝口水流得特别严重，就要去医院检查，看看宝宝口腔内有无异常病症、吞咽功能是否正常等。

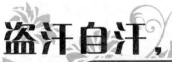

盗汗自汗，
想办法提高小儿的身体素质

一般来说，小儿新陈代谢旺盛，出汗较成人多，这是正常现象。进入夏末初秋后，气候转凉，小儿出汗理应减少，但一些体弱的小儿仍出汗较多，尤其在入睡后明显，醒来后汗止，这种状况被称为"盗汗"。此病症多发生于2~6岁体质虚弱的小儿，并且常常伴有自汗、体倦、纳呆等症状。

盗汗可能是生理性的，也可能是病理性的，小儿盗汗主要以生理性

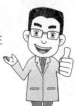

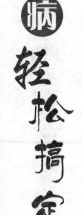

盗汗为主，这是因为小儿的皮肤含水量比较成人多，且新陈代谢也比较旺盛，但自主神经调节功能却还不太健全。一般来说，生理性盗汗并无不良后果，这种患儿一般体质较差，常常容易患其他疾病，如感冒、消化不良等。主要在于调整患儿的身体，增强体质。

小儿 盗汗的原因

小儿盗汗的原因有很多，具体来说，主要有以下几种：

1. 大量的活动　小儿的新陈代谢比较旺盛，如果小儿在睡前进行了过多的活动，那么在睡眠时新陈代谢就会处于非常活跃的状态，为了将体内的热散发出去，汗腺就会分泌出大量的汗液。

2. 饮食不当　如果小儿在睡前吃了过多的食物，那么胃就必须分泌出更多的胃液来消化食物，这也会促进汗腺的分泌。此外，当室内的温度过高、盖的被子过厚或使用电热毯的时候，也很容易出现生理性盗汗。

3. 缺钙因素　缺钙引起的盗汗主要表现为入睡后的前半夜，头部明显出汗。由于枕部受汗液刺激，小儿经常在睡觉时摇晃头部，与枕头摩擦，结果造成枕部头发稀疏、脱落，形成典型的"枕秃"。

4. 疾病引起　小儿患病后期、贫血、甲状腺功能亢进等往往会引起盗汗，主要是因为孩子的体质虚弱，自主神经功能紊乱。此外，佝偻病、低血糖、贫血等病症也会引起盗汗。

小儿盗汗怎么办呢？首先要弄清小儿盗汗的原因，然后对症治疗。如果小儿盗汗没有伴随其他疾病，并且小儿的食欲、睡眠、精神都正常，那就不要担心，可以采取以下几种方法，注意适当营养，经常进行身体锻炼就可以了。

小儿 盗汗不要乱用药

　　小儿盗汗有生理性和病理性之分，对于生理性盗汗，一般不宜用药物，采取相应的措施，去除生活中导致高热的因素，出现盗汗的概率自然减少。如小儿睡前活动量过大，睡着后容易出汗，这时就要控制小儿的睡前活动；有的小儿睡前吃了高热量的食物也会导致夜间出汗，那么就要控制小儿睡前的进食量；有的小儿夜间大汗，是由于室温过高或是盖的被子过厚所致。因此我们就要注意调节卧室的温度，并随气温来选择被子的薄厚。

　　能够做到以上几点，小儿生理性盗汗就不用担心了，即使小儿偶尔有一两次大盗汗，也不必过分担心，注意补充水分就可以了。

　　生活中，小儿盗汗多是因为内热，热逼津液外出，于是盗汗不停，热不清，汗就不可能止。但是很多人发现孩子盗汗了，不问青红皂白乱用药，四处求医，结果小儿服药后没有什么效果，盗汗依旧。因为热没有被清除，药不对症。所以说，小儿盗汗不要乱用药，一定要查明原因，对症用药。

　　一般来说，体质差，容易感冒者，可以服用玉屏风口服液，或黄芪生脉口服液，每次10毫升，每日2次，3岁以下儿童减半；消化不良患儿可以服用龙牡壮骨冲剂，每次10毫升，每日2次。

小儿 盗汗饮食疗法

　　对盗汗患儿，家长不但不能滥用补品，相反地应调整饮食，要控制儿童的荤食、甜食，要让儿童多吃些蔬菜水果，这对治疗盗汗是有益处的，饮食疗法对于治疗小儿多汗症有辅助作用。

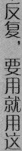

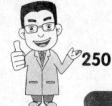

反复生病轻松搞定

浮小麦羊肚汤

方剂组成 浮小麦 50 克，羊肚 250 克。

配制方法 羊肚洗净切块，和浮小麦一起放入锅内，加水适量煮汤，熟后滤去小麦调味即成。

服用方法 吃肚喝汤，每日 2 次。

适应证 适用于小儿自汗不止，动则益甚，神疲乏力。

姜枣汤

方剂组成 大枣、生姜各 500 克，炒甘草 60 克，盐适量。

配制方法 大枣焙干去核，生姜切片，甘草、盐分别炒过，均研为细末。

服用方法 每日晨起空腹服 3 ~ 6 克，开水冲调。

适应证 适用于自汗盗汗、流清鼻涕，咳嗽痰稀，食欲不佳。

猪肚糯米粥

方剂组成 猪肚半个，糯米适量。

配制方法 将糯米用猪肚包严，用线缝紧，放锅内煮烂。

服用方法 吃肚喝汤。

适应证 适用于小儿盗汗症。

清炒豆腐皮

方剂组成 豆腐皮 1 张，葱、盐、油少许。

配制方法 豆腐皮用清水泡发后，切成细丝。将炒锅置于火上，少许加油，待油八成热时入葱、豆腐丝、盐，炒熟即可。

服用方法 每日 1 次，经常食用。

适应证 适用于小儿盗汗症。

黄芪龙眼粥

方剂组成 黄芪、龙眼肉各 15 克，糯米 30 克，红枣 3 枚。

配制方法 先煎黄芪，去渣取汁，再入龙眼肉、糯米、大枣，共煮成粥。

服用方法 温热食用。

适应证 适用于睡中汗出、醒后汗止。

黄芪大枣汤

方剂组成 黄芪 15 克，大枣 20 克。

配制方法 将以上二物加水适量，煮沸后改小火煎煮 1 小时以上。

服用方法 每日 1 剂，分 2~3 次食枣喝汤。

适应证 适用于自汗常出，动则加重，容易感冒。

黄芪黑豆汤

方剂组成 黄芪 30 克。黑豆 60 克。

配制方法 黄芪洗净切片，黑豆洗净以水浸一夜。黄芪和黑豆放锅内加清水适量煎汤，熟后加食盐少量调味。

服用方法 喝汤吃豆。

适应证 适用于自汗或盗汗，疲乏无力，容易感冒的患儿。

核桃莲子糊

方剂组成 核桃、莲子肉各 30 克，黑豆、淮山药各 15 克。

配制方法 把 4 种原料压成细粉，取粉煮成糊吃。煮时也可加适量大米粉和面粉，使汁更黏稠。

服用方法 每次按小儿食量喂食。

适应证 适用于脾虚盗汗。

黄芪羊肉汤

方剂组成 黄芪 16 克，羊肉 90 克，桂圆肉 10 克，淮山药 15 克。

配制方法 将羊肉用沸水稍煮片刻，捞出后即用冷水泡浸以除膻味。用砂锅将水煮开，放入羊肉和三味药同煮汤。

服用方法 可饮汤吃肉。如小儿无咀嚼能力，可煮成浓汤饮用。

适应证 主治病后体虚盗汗。

小麦糯米粥

方剂组成 小麦 60 克，大枣 15 枚，糯米适量。

配制方法 将水烧开，放小麦、大枣（去核）、糯米煮粥，以熟烂为宜。吃时可放白糖或红糖。

服用方法 分数次将粥吃完。

适应证 适用于病后脾虚、盗汗、自汗等症。

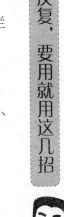

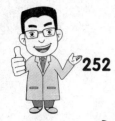
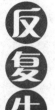

小儿 盗汗实用小偏方

（1）泥鳅 15 ~ 20 克，用热水洗净黏液，去内脏，油煎至焦黄，加水一碗半，煮至小半碗，服汤，每日 1 次，连服 3 日。

（2）牡蛎粉、五倍子各 100 克，调匀，撒在出汗部位。

（3）浮小麦、黑豆各 20 克，水煎，分 2 次 1 日服用。用于治疗小儿盗汗。

（4）苎麻叶 500 克，水煎成汤剂，用此液洗澡。睡出虚汗者最多 2 次即可愈。

（5）甘蔗叶适量，煎水外洗，每日 1 ~ 2 次，连洗 2 ~ 3 日。

（6）五倍子粉适量，醋调成糊状，外敷脐部。

（7）百合 60 克，蜂蜜适量。将百合去杂洗净，放入锅内，加水煮沸 5 分钟，调入蜂蜜即成。每日 1 剂，连服 1 周。

预防 与护理

（1）多汗的小儿往往体质较差，所以饮食以滋补为主，多吃鱼、蛋、奶、豆及豆制品、动物肝及新鲜水果和蔬菜。

（2）吃一些止汗的食物，如燕麦、小麦、糯米、乌鸡、猪脊髓、酸枣仁、柏子仁、牡蛎等。食物温度要适宜，切忌太热，辛辣刺激的食物应该少吃或不吃。

（3）出虚汗一般在初睡时最多，可等宝宝熟睡后适当减去身上的盖被。

（4）要多喝水，在饮水中加入少许盐以补充汗液中失去的盐。

（5）夏天天气热，刚入睡时必然多汗，不久汗渐消失，不能因此认为是多汗症而服补药。

（6）发现出汗较多时，可用柔软的毛巾将头发、面部、身上的汗液拭干，并帮宝宝侧翻身。

健康小贴士

引起小儿盗汗的原因很多，应具体分析，辨证施治。

（7）关闭窗子，防止对流风直吹宝宝身上而着凉。

（8）参加适当的体育活动，如拍球、跳绳、跑步、踏青等，以增强体质。

小儿遗尿常发生，
调养就可轻松告别

遗尿俗称尿床，是指3岁以上的小孩在睡眠中经常小便自遗，醒后方觉的一种病症。3岁以内的小儿，由于神经发育尚未健全，排尿习惯也没有养成，如果发生尿床的情况，这不算病。若发生于3岁以上的小儿，则就得以病来论了。如果有些小孩因白天玩耍过于疲劳，夜间熟睡不易唤醒，或者睡前饮水过多，偶有遗尿也不属遗尿症。

遗尿症多见于夜间熟睡之时，也可见于白天睡眠之中，这些小儿常常睡眠较深，不易唤醒，其主要表现

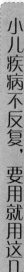

第六章　小儿疾病不反复，要就用这几招

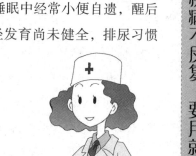

253

反复生病轻松搞定

是：睡眠中不由自主地排尿，少则数日遗尿 1 次，多则每晚均尿床或每夜尿床数次，并且白天疲劳、天气阴雨时更易发生。有遗尿症的小儿常兼有面色苍白、神疲乏力、食欲不振、四肢不温、汗多、梦多、磨牙等症状。年龄较大的儿童有怕羞或精神紧张的情况。

遗尿症的病程及伴随症状往往会持续很长时间，反复发作，缠绵难愈，可达数年或十几年。有的父母会认为，尿床没什么，不是什么病，等孩子长大了自然就好了，不必担心。殊不知，持久性反复遗尿，不仅增加了小儿精神负担，影响身心健康，而且还影响生长发育。所以，对于遗尿症，我们不能不重视。

知道 小儿遗尿的原因

小儿遗尿按病因分有原发和继发两种，原发者可能为排尿控制功能发育落后，常有家族倾向（其父母兄弟中也有类似患者），到一定年龄能自愈。继发性遗尿的原因有很多，大多数是因为大病后体质虚弱而致。当然了，也不排除以下原因：有的小孩自幼未养成随意控制排尿能力，而形成习惯性遗尿；少数患儿因骨髓或膀胱器质性疾病引起，部分小儿可由于包皮过长，包茎、蛲虫等尿道口刺激而致。

中医学认为，小儿遗尿与肾阳不足、下元虚寒、脾肺气虚、肝经郁热以及从小没有按时排尿习惯以及精神因素等有关。

遗尿多发生在 10 岁以下的儿童，一般都会自愈。但也有病情反复并延至更大年龄者，可使患儿精神抑郁，影响身心健康。因此，我们要仔细查找遗尿的原因，采取相应的治疗措施。

如果是由某些器官疾病引起的，如膀胱炎、膀胱结石，应在医生的指导下进行治疗。若由精神因素所致，则需家长耐心教育及妥善护理。若仅仅是体质因素引起的遗尿，可选择下列 1～2 种方法来调养治疗。

心理 调养法

患遗尿症的小儿大多数会有较大的心理压力，特别是随着年龄的增长易有紧张、羞怯等症状。家长应注意分析小儿遗尿的原因，排除患儿的心理压力，对于孩子要耐心教育，鼓励其消除怕羞和紧张情绪，切不可训斥、挖苦和讽刺，更不能打骂、恐吓，否则会伤害小儿的自尊心，不利于纠正小儿遗尿症。

药物 调养法

一、内服药

1. **金匮肾气丸**　若患儿面色苍白、四肢不温，可服用金匮肾气丸，每次 3 克，每日 3 次。

2. **健脾丸**　如果小儿遗尿量不多但次数较频，并伴有面色苍白，神软乏力，纳呆，大便溏薄等症，可服用健脾丸，每日 2 次，每次两药均服用 6 克。

3. **龙胆泻肝丸**　若小儿大便不畅，小便黄、腥臭，可服用龙胆泻肝丸，每次 3 克，每日 3 次。

4. **知柏地黄丸**　如果小儿遗尿次数不多且尿量也不多，但尿味腥臊难闻，尿黄，手足心热者，可服用知柏地黄丸，每日 2 次，每次6 克。

二、中药敷脐

（1）肉桂 5 克，五倍子 30 克，研粉，用患儿口水调后，敷脐，睡前每日 1 次，早晨去掉，连贴 1 周对遗尿有较好疗效。

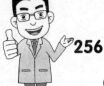

（2）生姜30克，捣成泥状，炮附子6克，补骨脂12克，共研细末合为膏状，敷于脐上，外用纱布覆盖，胶布固定，5日换约1次，2~9次可愈。

（3）用五倍子、何首乌各30克，共研末，用醋调和敷于脐部，用纱布覆盖，连敷2~3次可愈。

（4）生硫黄末45克，鲜大葱根7枚，先将葱根捣烂，加硫黄末拌匀，睡前敷脐，用纱布覆盖，胶布固定，次晨取下，次日晚再用1次。

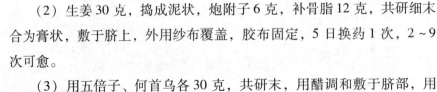

饮食 调养法

人参白术粥

方剂组成 大米100克，人参10克。

配制方法 大米先烧开，再用微火熬，同时入人参片，熬煮至熟即成。

服用方法 每日1次，宜常吃。

适应证 适用于小儿遗尿的辅助治疗。

鱼肚薏苡仁粥

方剂组成 鱼肚、薏苡仁各30克，葱、姜、酱、麻油各适量。

配制方法 把鱼肚、薏苡仁同煮成粥，起锅前加入姜末、酱、麻油，稍煮一两沸即成。

服用方法 温热服用。

适应证 适用于小儿遗尿的辅助治疗。

狗肉炖黑豆

方剂组成 狗肉150克，黑豆20克，糖或盐适量。

配制方法 狗肉和黑豆洗净入锅，加水适量，先用大火烧开，撇去浮沫，再用小火煨至极烂，加入盐或糖调味即成。

服用方法 吃肉、豆喝汤，每日分食完。

适应证 适用于小儿遗尿的辅助治疗。

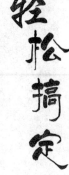

巴戟煲鸡肠

方剂组成 巴戟天 15 克，鸡肠 2 副，盐适量。

配制方法 把鸡肠剪段洗净与巴戟天一同入锅，加清水 2 碗，煎煮至 1 碗，加点盐调味即成。

服用方法 饮汤吃鸡肠，每日 1 次。

适应证 适用于小儿遗尿的辅助治疗。

肚包益智仁

方剂组成 鲜猪小肚 1 只，益智仁 9~15 克。

配制方法 先将猪小肚切开洗净，再将益智仁放入猪肚内，炖熟即可。

服用方法 食肚饮汤，1 日 1 次，连服 3 日即见效。

适应证 适用于小儿遗尿的辅助治疗。

鸡内金猪膀胱散

方剂组成 鸡内金 2 个，猪膀胱 1 只。

配制方法 鸡内金焙枯，研成细末，猪膀胱烘干，研成末，二药混合。

服用方法 在睡前用开水送服，分 2~3 日服完，连服数次。

适应证 适用于小儿遗尿。

山茱萸韭菜饮

方剂组成 山茱萸 15 克，韭菜 30 克。

配制方法 先熬山茱萸 20 分钟，再入韭菜，煮一两沸，取汁。

服用方法 随时代茶饮。

适应证 适用于小儿遗尿。

止遗羹

方剂组成 猪膀胱 1 个，山药粉、茯苓粉各 30 克，板栗仁、核桃仁各 50 克。

配制方法 猪膀胱洗净，将四药装入，焙干研末。

服用方法 每服 10 克，每日 3 次。

适应证 适用于小儿遗尿。

肉桂炖鸡肝

方剂组成 肉桂粉 3 克，公鸡肝

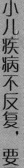

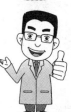

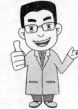

2 具。

配制方法 鸡肝用清水冲洗干净，放入带盖碗内。将肉桂末撒在鸡肝上，盖上碗盖，入锅，隔水蒸熟即可。

服用方法 佐餐食用。

适应证 适用于小儿遗尿。

龟板煮黑豆

方剂组成 龟板 200 克，黑豆 50 克，精盐适量。

配制方法 龟板冲洗干净；黑豆洗净、晾干、碾碎，一同入锅加水适量，精盐少许，用旺火烧开，再改小火煮至豆烂。

服用方法 每日服 1 剂，7 日为一个疗程。

适应证 适用于小儿遗尿。

赤豆薏米粥

方剂组成 赤小豆 30 克，生薏米 30 克。

配制方法 将赤小豆和薏米一同放入锅中，倒入适量清水熬煮至薏米熟烂。

服用方法 早晚服食。

适应证 小儿遗尿。

治疗 小儿遗尿的小偏方

（1）将九香虫炙熟，研细末，用开水冲服。每日 2 次，每次 3 克，空腹服。

（2）葱白 7 根，硫黄 10 克。捣烂，睡前敷于患者肚脐上，连敷 3 晚。

（3）益智仁 10 克，醋炒研细末，分 3 次开水冲服。

（4）乌龟 1 只，去肠肚洗净，乌鸡蛋 1 个，同炖熟每晚睡前吃，连吃 5 ~ 7 日。

（5）五倍子、何首乌各 3 克，研末，用醋调敷于脐部，后以纱布覆盖，每晚一换，连用 3 ~ 5 次。

（6）桑螵硝3克，炒焦研末，加白糖少许，每日下午以温水调服，连续服用10日。

（7）韭菜籽、面粉适量。将韭菜籽研末，与白面粉加水做成饼，蒸熟食用。

（8）患儿平卧，医者用手的示、中、环指或掌根置于患儿腹部，旋转揉摩3分钟，每晚1次。

日常 护理

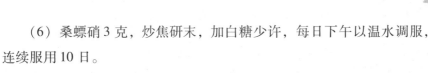

要想彻底治愈小儿遗尿症，除了进行积极的治疗外，家长还应该做好日常护理，让孩子养成良好的生活习惯。

（1）自幼儿起开始培养其按时排尿的习惯。

（2）在孩子经常遗尿的时间之前叫醒孩子，让他起床小便，坚持一段时间，就能形成条件反射。

（3）患儿晚饭及临睡前，最好不要给流质饮食，少喝水。

（4）白天不使小儿过度玩耍，以免疲劳贪睡。

（5）积极治疗各种疾病，加强锻炼，增强体质。

健康小贴士

患遗尿症的小儿多数身体虚弱，平素应注意锻炼身体，增强体质。

（6）白天让孩子多饮水，当有尿意时，让他忍住尿，每次忍尿不超过30分钟，每天训练1～2次。

（7）不要采取任何呵斥、挖苦，甚至恐吓、羞辱的做法，防止伤害小儿的自尊心而不利于纠正小儿遗尿症。

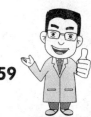

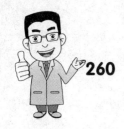

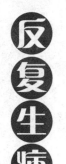

反复生病轻松搞定

婴儿夜啼，
找到原因才能有效治愈

啼哭是婴儿一种本能性反应，因为在婴儿时期尚没有语言表达能力，"哭"就是表达要求或痛苦的一种方式。如饥饿、口渴、衣着过冷或过热、尿布潮湿或者身体不舒服等，均可引起患儿哭闹。这种哭闹是很正常的。

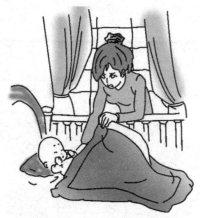

然而，在日常生活中，有的孩子白天精神很好，可一到晚上却总是哭个不停，往往要哭上半个小时，甚至更长时间。一般来说，小孩在夜里偶尔啼哭是很正常的，但是如果反复啼哭并且啼哭的时间延长，严重妨碍了孩子的睡眠，很可能患了"夜啼症"。

那么，什么是小儿夜啼症呢？

小儿夜啼是指小儿白天很正常，入夜则经常啼哭不眠。患此症后，持续时间少则数日，多则几个月。本病多见于半岁以内的婴幼儿，具体来说，有以下几种：

1. **脾脏虚寒型** 睡觉的时候喜欢采取俯卧姿势，屈腰而啼，四肢欠温，吃得较少，大便溏薄，面色青白。

2. **心经积热型** 睡觉的时候喜欢仰卧，见灯火则啼哭愈甚，烦躁不安，小便短而红，或大便秘结，面赤唇红。

3. 惊骇恐惧型　睡中时作惊恐，唇与面色一会儿青，一会儿变白，紧偎母怀。

家长如果正确对待夜啼，则一般无不良后果。有的小孩，一夜就要啼哭几次，时间长了，会影响正常的休息和发育，这要引起我们的注意。

小儿 夜啼的原因

一般来说，引起宝宝"夜啼"的原因有很多，最常见的有：宝宝尿床了或者褓褓裹得太紧，口干舌燥，饥饿、要吃东西会啼哭。如果白天宝宝睡得过久，夜里也容易哭闹。还有感冒、肠痉挛、脐炎、蛲虫病、佝偻病等疾病也会引起的小儿"夜啼"。此外，缺钙也会造成小儿夜啼。

中医学认为，小儿啼哭与脾寒、心热、惊骇、肾气不足、心气怯弱等因素有关：小儿禀赋不足或护理失慎，腹部中寒阴盛、寒凝气机不通，故入夜腹痛而啼。其因过食香燥炙焯之物，胎禀已偏，又吮母乳心火上炎，扰乱神明；或积热乘心，故见灯火愈啼；或小儿心气怯弱，又卒受惊恐，惊伤神，恐伤志，神志不宁，故梦于哭闹惊啼。或因乳食淤积，损伤脾胃，导致脾胃不和气机不利而腹痛，因痛而啼哭，哭声响亮，时哭时止。

对于小儿反复的夜里啼哭，我们要做的就是仔细观察，寻找原因，确认夜啼不是某种疾病引起的，然后可以选择以下适合的方法来调养。

小儿 夜啼用什么药

（1）六味地黄丸：如果小儿哭声低微，哭时无泪，并且体弱多病，

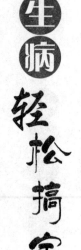

面色青白，食欲差，可选六味地黄丸，每服 1/4 丸，日服 2 次，温开水化汁送服。

（2）导赤丸：如果小儿出现面红、身热症状，并伴有白天烦躁不安，夜间啼哭不止，哭声大，泪多，眼屎多，可以选导赤丸，每服 1/3 丸，日服 2 次，温开水化汁送服；或用灯芯草 1.5 克，淡竹叶 6 克煎汤送服。

（3）儿夜啼颗粒：用于脾胃不和，食积化热所致小儿夜啼，开水冲服，1~6 岁一次 5 克，6 岁以上一次 10 克，每日 3 次。

（4）朱砂 0.5 克，五倍子 1.5 克，陈茶叶 1 克，共研细末，用水调成饼状，敷脐中，用干净纱布固定，1~3 次便可见效。

治疗 小儿夜啼的小偏方

（1）将茶叶放入口内嚼碎，涂于小儿肚脐部，用白布包好（或胶布粘住）10 分钟即止，一般需涂至少 3 日。

（2）净蝉蜕、夜交藤各 10 克，1 剂药煎 2 遍，兑在一起，约煎取半茶杯，加些白糖，分数次给小儿慢慢服用。

（3）蝉蜕（下半截）不拘多少，荷叶适量。将蝉蜕研成细面，每服少许，薄荷煎汤调服。

（4）大黄、甘草以 4∶1 配制。上药研末备用。每日服 3 次，每次 0.6 克，以适量蜂蜜调服。适用于属胃肠积滞的小儿夜啼者。

（5）浮小麦 15~30 克。水煎代茶饮。本方宁心安神，适用于小儿夜啼。

（6）牵牛籽 7 粒。把牵牛籽捣碎，研细末，用温开水调成糊状，在患儿睡前敷于肚脐上，外用纱布固定。每日 1 次。

（7）黄连 3 克，乳汁 100 毫升，白糖 15 克。将黄连水煎取汁 30 毫升，兑入乳汁中，调入白糖。

（8）取干姜 1～3 克，高良姜 3～5 克，粳米 100 克。先将干姜、高良姜放入锅中煎汁，去渣，加入粳米同煮成粥。能治疗脾胃虚寒导致的小儿夜啼。

治疗 小儿夜啼轻松按摩法

（1）从小儿剑突下至肚脐，由上而下地施行按抚。然后以肚脐为中心向右作轮状按抚。

（2）沿小儿的前臂掌面正中，从腕关节推向肘关节，做 20～30 次。

（3）从小儿的腕关节沿前臂大拇指掌侧面向肘关节推 30 次，并掐掐小儿手掌面与腕的横纹中点。

（4）按摩者先用手掌从上向下按摩患儿背部，反复 10 次；然后用手指指腹按揉背部心俞、脾俞、至阳穴，按揉力度要适中，每穴每次 1 分钟。

（5）按摩者用中指指尖沿患儿掌面推至掌根处，反复按摩 50 下。

（6）轻揉小儿头顶的百会穴 20～50 次。

（7）自下而上为小儿轻轻捏脊 3 遍。

夜啼 症的简易食疗方

荸荠饮

方剂组成 荸荠 250 克，白糖适量。

配制方法 将荸荠去皮捣烂，加水两碗调匀，加入白糖煮熟去渣，

晾凉即可。

服用方法 口渴即饮。

适应证 适用于小儿夜啼。

姜糖饮

方剂组成 生姜 10 克，红糖 15 克。

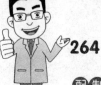

反复生病轻松搞定

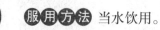

264

配制方法 生姜切片，加适量红糖，水煎服。

服用方法 当水饮用。

适应证 适用于小儿脾胃虚寒夜啼。

百合粥

方剂组成 百合 30 克，糯米 50 克，冰糖适量。

配制方法 百合剥皮去须切碎，与糯米同入砂锅内，煮至米烂汤稠，加冰糖即成。

服用方法 温热服用。

适应证 对神志恍惚、小儿夜啼等病有一定效果。

百合鲫鱼汤

方剂组成 鲫鱼 1000 克，百合 200 克，精盐、胡椒粉、生油各适量。

配制方法 鲫鱼处理洗净，经油炸后，加开水、盐煮烂；然后将鱼、百合、鱼汤放入砂锅中，旺火烧开，小火煮熟，撒上胡椒粉，调好味，盛入汤碗即成。

服用方法 吃鱼肉喝汤。

适应证 可用于辅助治疗神志恍惚、小儿夜啼等症。

葱姜汤

方剂组成 葱白 5 段，生姜 5 片。

配制方法 共煮水喝。

服用方法 温热饮用。

适应证 小儿脾胃虚寒夜啼，食欲缺乏，便溏，腹痛喜温喜按者。

葱白红糖饮

方剂组成 连须葱白 50 克，红糖适量。

配制方法 将葱白洗净，切段，放入锅内，加水煮沸 10 分钟，去渣，调入红糖即成。

服用方法 每日 1 剂，连服 7~10 天。

适应证 适用于脾寒所致之夜啼。

竹叶粳米粥

方剂组成 竹叶 5 克，粳米 25 克。

配制方法 将粳米淘洗净，竹叶洗净后放入锅内，加水煎煮成药汁，去药渣。将粳米倒入药汁锅内，加清水适量，烧沸，用小火熬煮至米熟烂成稀粥。

服用方法 取米汤频饮。

适应证 用于小儿心经积热、烦躁不安、夜啼声响亮、大便秘结、小便短赤等症。

百合龙齿饮

方剂组成 鲜百合20克，龙齿30克，冰糖适量。

配制方法 将百合洗净，与龙齿、冰糖一起用小火熬煮，到百合熟止。

服用方法 代水饮。

适应证 适用于惊恐不安夜啼者。

酸枣茯神糖饮

方剂组成 酸枣仁7个，茯神15克，白糖适量。

配制方法 将酸枣仁洗净，连核砸碎，茯神去浮灰，一起放入砂锅内，加水适量，用小火煮沸30分钟，去药渣，加入白糖调味后饮用。

服用方法 当水饮。

适应证 用于惊恐不安、虚烦不眠夜啼的患儿。

桂心粥

方剂组成 桂心末3克，大米30克，红糖适量。

配制方法 将大米煮粥，待半熟时加入桂心末，以红糖拌食。

服用方法 每日1~2次。

适应证 温中散寒，主治小儿夜啼。

莲肉桂圆大枣汤

方剂组成 莲肉、桂圆、大枣、糯米各适量，红糖少许。

配制方法 将上4味洗净后放入锅中，倒入适量清水熬成粥，调入红糖服用。

服用方法 每日1~2次。

适应证 适用于小儿惊骇啼哭。

小麦大枣茶

方剂组成 淮小麦15克，大枣6克，炙甘草、蝉蜕各3克。

配制方法 将上述材料洗净后放入锅中，倒入适量清水煎汁，代茶饮，也可调入适量白糖。

服用方法 趁温热饮服。

适应证 小儿夜啼因心热所致者。

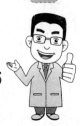

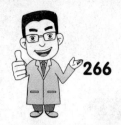

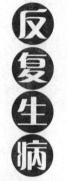

日常 护理

小儿夜啼症与平时的生活习惯、饮食习惯有密切关系，所以要预防和治疗夜啼症，我们要做好日常护理。

（1）对吃奶的小儿，应缓抱轻卧，不要吓着小儿。

（2）不可将婴儿抱在怀中睡眠，不通宵开灯，养成良好的睡眠习惯。

（3）给小儿勤换尿布，衣服和被子不要裹得太紧。

健康小贴士

婴儿无故啼哭不止，要注意寻找原因。

（4）不要养成孩子半夜吃奶的习惯。

（5）室内的温度和湿度要适宜，被褥要尽量柔软轻松。

（6）临睡前排泄好大小便，且睡前不要让宝宝吃得过饱。

（7）白天不要让宝宝玩得过于兴奋。

常保耳聪目明口腔清新，就这么简单

牙痛、鼻炎等病症，同样是难以治愈，容易反复发作的病症。其实，在很多的时候，这些病症难以治愈以及复发，只是因为我们没能找到真正的原因，和没有运用正确的治疗方法。

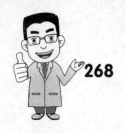

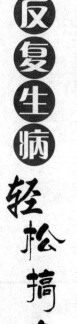

反复生病轻松搞定

牙痛，

不仅仅是止住疼痛就够了

牙痛是口腔疾病的一种常见症状，一般遇到冷、热、酸、甜等刺激时就会发作或加重。俗话说"牙痛不是病，痛起来要人命"，可见其"威力"之大。

中医学认为，牙痛多由龋病、外感风寒热邪及脏腑功能失调等导致的。在临床上常见的有风火牙痛、实火牙痛和虚火牙痛。一般来说，牙痛甚剧，牙龈红肿，兼有口臭、口渴、便秘者多为实火牙痛；牙痛隐隐，时作时止，牙齿浮动，口不臭者多为虚火牙痛。

而风火牙痛多因阳明伏火与风热之邪相搏，风火上炎所致。症见牙肉红肿，甚至溃烂流脓，自觉灼热疼痛，痛引头面，得凉则痛减。常伴有口臭、口苦、口渴及大便燥结。

无论何种牙痛，都应及时找出原因，进行针对性治疗。

牙痛 的应急方法

（1）牙痛发作时，可以取适量大蒜捣烂，温热后敷在痛点上，也可以取独头蒜去皮，放炉上煨热，趁热切开，外熨痛处，蒜凉了再换，连续数次便可有效止痛。

（2）牙痛发作时，可以切一片姜咬在痛处，疼痛可缓解。

（3）食醋100毫升，花椒10克，水煎后待温含漱，可有效止痛。

（4）取花椒 15 克，白酒 50 毫升，将花椒泡在酒内 10～15 天，滤去花椒即成。牙痛发作时，可用花椒酒漱口。

（5）将 1～2 粒六神丸，碾碎置于患齿牙龈上，5～10 分钟后牙痛即可缓解。

（6）取 100 毫升白酒放入杯中，再加 10 克食盐搅拌，等食盐溶化后烧开，然后含上一口在牙齿疼痛的地方（不要咽下去），疼痛会立即止住。

（7）取 130 毫升白酒，然后将一枚鸡蛋的蛋清打入其中，搅成糊状，一口气喝下去即可止痛。

（8）牙痛发作时，可以用冰块按摩或者用手指按摩压迫合谷穴 5 分钟。合谷穴位于第一指骨与第二指骨间陷中，即手背虎口处，具有镇静止痛的功效。

（9）牙若是遇热而痛，多为积脓引起，可用冰袋敷颊部，疼痛也可缓解。

牙痛 用什么药效果好

（1）如果牙龈红肿疼痛，或伴畏寒发热，头身疼痛，可以服用万通炎康片、冬凌草糖浆，羚羊解毒片等。

（2）如果牙痛肿胀，连及腮颊，可以用金黄散，用法是取本品适量，用茶水少许调匀，外敷肿胀疼痛处，敷料包扎，胶布固定，每日换药 1 次，连续 3～5 天。

（3）若牙龈红肿疼痛，吞咽时疼痛加剧，口干口苦，面红目赤，可以服用口炎清颗粒、银蒲解毒片或者齿痛芬达明冲剂。

（4）冰硼散：取食盐水含漱后，用本品外搽疼痛处，每日 2～3 次。适用于牙痛，牙龈肿胀疼痛。

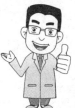

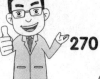
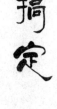

（5）牙痛水：局部常规漱口后，消毒棉球蘸药液浸透后置于患处上下牙之间咬紧，一般经过 15～30 分钟即可止痛，连续 3～5 次即可。

（6）若牙龈鲜红疼痛，咽干口渴，并伴有腰膝酸软，头晕目眩之症，可以服用知柏地黄丸、玄麦甘橘颗粒或者桑麻丸。

实火 牙痛简易食疗方

皮蛋绿豆粥

方剂组成 皮蛋 2 个，绿豆 50 克，粳米 100 克，葱花适量。

配制方法 将粳米和绿豆洗净，和切碎的皮蛋共入砂锅中，加水适量，煮沸后再用小火煮 45 分钟，调味并加葱花即成。

服用方法 早晚餐食用，连用5～7 日为 1 疗程。

西瓜皮汤

方剂组成 西瓜皮 30 克，冰糖 15 克。

配制方法 西瓜皮加水 200 毫升，煎汁一大碗，加入冰糖调匀后即成。

服用方法 每日 1 剂，经常服用。

黄瓜煮豆腐

方剂组成 豆腐 500 克，黄瓜 300 克，葱花适量。

配制方法 黄瓜洗净切片后备用。豆腐切块，加黄瓜片及水适量，烧开后加入葱花，再略煮即可。

服用方法 每日 1 剂，分次服，连用 7～10 日。

丝瓜姜汤

方剂组成 丝瓜 500 克，鲜姜 100 克。

配制方法 将丝瓜洗净，切段。鲜姜洗净，切片，两味加水共煎煮 3 小时。

服用方法 每日饮汤 2 次。

虚火 牙痛简易食疗方

白芷粥

方剂组成 白芷 10 克，粳米 100 克。

配制方法 将白芷洗净后，研细末，同粳米共入锅中，加水适量，小火煮至粥烂熟即可。

服用方法 每日 1 剂，早餐食用，连用 3 ~ 5 日。

沙参荷包鸡蛋

方剂组成 南沙参 30 克，鸡蛋 2 只，白糖适量。

配制方法 南沙参洗净切片，加清水 800 毫升，煮至 300 毫升，去渣留汁，继续烧开，打入鸡蛋，加白糖调味即可。

服用方法 分 1 ~ 2 次食蛋喝汤。

生地鸭蛋汤

方剂组成 生地片 30 克，青壳鸭蛋 2 只。

配制方法 青壳鸭蛋洗净，生地片 30 克，水 400 毫升，蛋煮熟后，取出去壳，再放入锅中煮 20 分钟。

服用方法 趁热吃蛋喝汤，分 1 ~ 2 次吃完。

鸭蛋牡蛎肉粥

方剂组成 咸鸭蛋 2 个，干牡蛎肉 100 克，大米适量。

配制方法 将鸭蛋打碎，三者同煲粥。

服用方法 趁热食用，连吃 2 ~ 3 天。

风火 牙痛简易食疗方

蜂房鸭蛋汤

方剂组成 蜂房 10 克，鸭蛋 1 只，精盐、味精、麻油各适量。

配制方法 蜂房洗净撕碎，加水

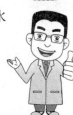

271

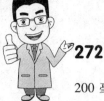

反复生病轻松搞定

200 毫升，烧开后，磕破鸭蛋煮熟，下精盐，味精，淋麻油。

服用方法 趁热食蛋喝汤。1 次服完，每日服 2 次。

草莓冰糖汤

方剂组成 新鲜草莓 200 克，冰糖 100 克。

配制方法 将草莓洗净，用凉开水浸泡片刻后，同冰糖共入锅中，加水适量，煮至草莓熟烂后即可。

服用方法 每日 1 剂，分 3 次服，连用 5～7 日为 1 疗程。

黄金瓜皮茶

方剂组成 黄金瓜 1 个。

配制方法 将黄金瓜洗净后，取皮放入保温杯中，加沸水冲泡，焖 10 分钟后即成。

服用方法 用汁水漱口，痛处须留存较长时间。

生地黄煮鸭蛋

方剂组成 生地黄 50 克。鸭蛋 2 个，冰糖 5 克。

配制方法 用砂锅加入清水 2 碗浸泡生地黄半小时，将鸭蛋洗净同生地黄共煮，蛋熟后剥去皮，再入生地黄汤内煮片刻，服用时加冰糖调味。

服用方法 吃蛋喝汤。

龋齿 牙痛的轻松治疗

牙齿被龋蚀，慢慢形成龋洞，引起病齿疼痛，称为龋齿牙痛。一般无自发性的疼痛，遇到冷、热、酸、甜时才感到疼痛，待刺激因素消除后，牙痛也随之消失。

一、简易外用方

（1）花椒数粒，将花椒置龋洞中咬紧。

（2）生地 4 克，冰片 0.4 克共捣碎，制成丸，将丸放入龋洞内。

（3）杏仁 1 个，将杏仁用火点着，吹灭后咬于痛牙处，连做 2～

3 次。

（4）蜗牛壳 30 个，将蜗牛壳烧后研细末撒在患外。

（5）雄黄 3 克，黄连 30 克，冰片 0.15 克，胆矾 0.9 克。上药研为细末，敷患处。

（6）石菖蒲 10 克，雄黄 50 克。共研细末，取少许撒在患牙处。

（7）白胡椒末塞入龋洞中。治龋痛。

二、简易食疗方

两面针绿豆粥

方剂组成 两面针、绿豆各 25 克，粳米 100 克。

配制方法 将两面针加水煎取汁液；绿豆浸泡半天，与淘洗干净的粳米一同入锅，加 1000 毫升水，用大火烧开，再转用小火熬煮成稀粥，加入两面针汁稍煮即成。

服用方法 日服 1 剂，分数次食用。

山枝瘦肉汤

方剂组成 山枝根 20 克，猪瘦肉 60 克。

配制方法 原料入锅，加清水适量煲汤，调味后喝汤吃肉。

服用方法 每日 1 次，连服 3 ~ 4 次。

柳根瘦肉汤

方剂组成 柳根 30 克，猪瘦肉 100 ~ 150 克。

配制方法 加清水适量煲汤，以食盐少许调味。

服用方法 佐餐食用。

治疗 牙痛的实用小偏方

（1）取白萝卜适量，切成碎末状，然后用干净的纱布将白萝卜末包起来，敷于牙痛的部位，待牙痛症状缓解之后取下即可。

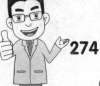
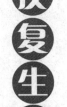

（2）将石榴花加水适量，煮沸后即成。代茶饮用，每日1剂，连用5～7日。缓解各种牙痛均有效。

（3）茉莉花5克，丁香2克，滚开水200毫升，温浸15分钟，分多次含漱慢咽服，适用于牙痛。

（4）西洋参5克。将西洋参研细末，用纱布包好，然后放入茶壶中，用沸水冲泡即可。可代茶饮。

（5）茄子200克，盐适量。将茄子切成3～4厘米长的条，加入适量盐，腌渍2小时即可。牙痛时用牙齿直接咬住茄条，疼痛缓解后吐掉。

（6）洗净脸部，取苦杏仁、大蒜各适量，捣碎成泥，外敷于太阳穴处，然后用胶布固定。此方法适用于缓解牙周炎、牙髓炎等引起的牙痛。

（7）将蒲公英根洗净，置白酒中浸泡24小时后，取白酒漱口，每日3～5次。

（8）紫金龙20克，川黄连5克，米酒100毫升。将上药研粗末，放容器内，加米酒浸泡1周，过滤，装瓶备用。每日搽患处3次，小儿酌减。

（9）用桃树皮、柳树皮各4克，酒适量，煎后热漱，酒凉吐出。既可治牙痛，对牙周炎也有一定疗效。

（10）五倍子15克，煎浓汁含漱口，每天数次，一般2天内牙痛即消。

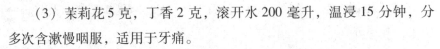

日常 护理

（1）注意口腔卫生，养成"早晚刷牙，饭后漱口"的良好习惯。

（2）正确刷牙，刷毛与牙面约呈45°，顺着牙缝竖刷，每次刷牙3分钟。

（3）合理饮食，少吃甜食，尤其不要在睡前吃。

（4）应定期检查，发现龋齿及时治疗。

（5）注意饮食的调节，不宜吃过热过冷的食物，忌食辛辣煎炒之品。

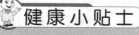
健康小贴士

良好的生活习惯可以有效预防牙痛的发生。

（6）宜多吃清胃火及清肝火的食物，如南瓜、西瓜、荸荠、芹菜、萝卜等。

（7）脾气急躁，容易动怒会诱发牙痛，故宜心胸豁达，情绪宁静。

（8）发现蛀牙应及时治疗。

慢性鼻炎，
在治疗的同时要远离过敏原

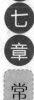

慢性鼻炎是一种常见的鼻腔黏膜和黏膜下层的慢性炎症。以鼻塞不通、时轻时重、反复发作、经久不愈，甚至嗅觉失灵为主要临床表现，少数患者可能有头痛、头昏、咽干、咽痛等症状。

在生活中，如果你出现间歇性或交替性鼻塞，黏液性或黏脓性多涕，嗅觉有不同程度的减退，说话呈闭塞性鼻音，那么就可能是患了慢性鼻炎。

慢性鼻炎主要因伤风鼻塞反复发作或治疗不彻底而致，以及分泌物长期刺激，长期处于有害气体或粉尘的生活和工作环境中及某些慢性疾病等，均可引起此病。具体来说，引发慢性鼻炎的因素有以下几方面：

（1）急性鼻炎反复发作或治疗不彻底可演变成慢性鼻炎，并且慢性鼻窦炎、慢性扁桃体炎等邻近的慢性炎症长期刺激也可引发慢性鼻炎。

（2）患感冒、贫血、糖尿病、风湿病、便秘等疾病，也会引起鼻

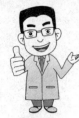

腔血管长期瘀血扩张而造成慢性鼻炎。

（3）长期慢性疾病，如内分泌失调、长期便秘、肾脏病和心血管疾病等可导致鼻黏膜长期或频繁充血或瘀血。

（4）长期呼吸不洁净的空气也是引起慢性鼻炎的重要原因，比如有水泥、烟草、煤尘、面粉或化学物质等环境。

除此之外，维生素缺乏、烟酒过度可影响鼻黏膜血管舒张而引发慢性鼻炎。

得了慢性鼻炎是一件很令人烦恼的事，反复发作，给生活和工作都带来不便，如果我们采用下文介绍的 1～2 种方法，就可以减轻和治疗慢性鼻炎。

慢性鼻炎用什么药好得快

1. **辛夷鼻炎丸**　祛风、清热解毒，用于治疗鼻炎。口服每次 3 克，每日 3 次。

2. **鼻炎片**　祛风宣肺、清热解毒，用于鼻炎。口服每次 3～4 片，每日 3 次。

3. **藿胆丸**　口服，每次 3～6 克，每日 2 次。

4. **通窍鼻炎片**　益气、祛风通窍，用于反复感冒，体虚自汗，鼻塞等症。口服每次 5～7 片，每日 3 次。

慢性鼻炎简易食疗方

丝瓜藤猪肉汤

方剂组成　近根部的丝瓜藤 1.5 米，猪瘦肉 60 克，盐、味精各适量。

配制方法　将丝瓜藤洗净，剪段；猪肉洗净切块，同入砂锅内煮汤，至肉熟，加盐、味精调味即可。

服用方法 日服 1 次，5 次为 1 个疗程，连服 1~3 个疗程。

适应证 适用于慢性鼻炎急性发作。

苍耳子粥

方剂组成 苍耳子 10 克，粳米 50 克。

配制方法 先水煎苍耳子，然后去渣取汁；再将淘洗好的粳米入药汁中煮成粥，加蜂蜜适量调匀即可服用。

服用方法 早晚各服 1 次。

适应证 适用于慢性鼻炎。

辛夷红花茶

方剂组成 辛夷花 2 克，红花 1.5 克，苏子叶 6 克，茶叶适量。

配制方法 将以上原料一同研为粗末，加入茶叶，用开水冲泡。

服用方法 代茶饮。每日 1 剂。

适应证 活血通窍，适用于慢性鼻炎。

桃仁柴胡粥

方剂组成 柴胡 25 克，桃仁、地龙各 10 克，粳米 100 克。

配制方法 将前三味水煎取汁，兑入粳米粥内，再煮沸即成。

服用方法 每日 1 剂，早晚分服。

适应证 适合气滞血瘀所致的慢性鼻炎。

桃仁鳜鱼

方剂组成 桃仁 6 克，泽泻 10 克，鳜鱼 1 条，葱、姜、精盐各适量。

配制方法 鳜鱼去鳞、腮、内脏，与桃仁、泽泻一起放入锅中，加入葱、姜、精盐调味，炖熟即成。

服用方法 食鱼喝汤。

适应证 除湿通窍，适用于慢性鼻炎患者。

山药芜荽粥

方剂组成 山药 60 克，葱白、芜荽各 10 克，粳米 100 克。

配制方法 将山药研末，同粳米煮粥；葱白、芜荽切细，粥熟时放入，搅匀，煮沸。

服用方法 分 1~2 次食用。

适应证 适用于慢性鼻炎，证见

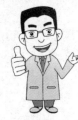

反复生病轻松搞定

鼻塞时重时轻，流稀涕。

当归生姜炖羊肉

方剂组成 当归 30 克，生姜 15 克，羊肉 250 克。

配制方法 加水适量，放入砂锅内炖熟。

服用方法 吃肉喝汤，每天 1 次。

适应证 适合慢性鼻炎患者食用。

橘红酒

方剂组成 白酒 500 克，橘红 30 克。

配制方法 橘红浸入白酒中，封固 1 个月。

服用方法 每晚睡前服一小盅（约 20 毫升）。

适应证 适用于气滞血瘀型慢性鼻炎。

白扁豆粥

方剂组成 白扁豆 30 克，党参 10 克，粳米 100 克。

配制方法 白扁豆、党参一同煎水 30 分钟，去渣取汁，加入粳米煮成稀粥。

服用方法 1 次或分次温服。

适应证 适用于慢性鼻炎患者。

椰子鸡

方剂组成 新鲜椰子肉 150 克，黑枣 20 枚，鸡肉 200 克，枸杞 50 克，精盐、料酒、葱、姜各适量。

配制方法 椰子肉榨汁，黑枣去核。鸡肉切块，枸杞洗净，同入碗内，加精盐、料酒、葱、姜隔水蒸熟，即可食用。

服用方法 佐餐食之。

适应证 适用于慢性鼻炎伴黏稠涕多、头涨重、大便溏薄的患者。

辛夷煮鸡蛋

方剂组成 辛夷花 15 克，鸡蛋 2 个。

配制方法 将辛夷花放到砂锅中，倒入清水 2 碗，煎取 1 碗；鸡蛋 2 个，煮熟去壳，刺小孔数个，将砂锅再次置于火上，倒入药汁煮沸，放入鸡蛋继续煮一会儿，喝汤吃蛋。

服用方法 佐餐食用。

适应证 适用于慢性鼻窦炎，流脓涕。

慢性鼻炎轻松外治法

（1）取辛夷、苍耳子各 10 克，白芷 9 克，薄荷、柴胡、桔梗、菊花各 3 克，将上药煎汤，趁热熏鼻。

（2）龙骨粉、白芷粉各 20 克，辛夷花粉 30 克，冰片 3～5 克，氯苯那敏 80 毫克。共研为细末，装瓶备用。用时先用硼酸洗净鼻腔，再用消毒棉球蘸此粉末涂鼻腔患部，每日 2～3 次，愈后停药。

（3）取细辛、川芎、白芷、薄荷、苍耳子、辛夷各 3 克，将上药共研成末，加入麝香 0.3 克混匀，装在布袋中，经常嗅闻。

（4）将大葱洗净捣烂取汁备用。取消毒棉球蘸汁塞于鼻孔内，每晚左右鼻孔交替使用。

（5）每天早晨起来，坚持用 20℃ 以下的冷水来洗脸，双手捧水浸泡鼻部 3～5 次，一定要使冷水充满鼻孔。这种方法要从夏天开始使用，如果能持之以恒，对于慢性鼻炎有很好的疗效。

（6）当发生流清涕和鼻塞时，用艾条采用温和灸法，取一侧或两侧外关，灸 30 分钟或更长时间。

（7）洗脚水中，加入适量的食盐，一边不断地添加热水，一边双脚交替着互搓脚心，洗至身体感到有一股热流从脚下往上涌时为好。洗脚后还会感到鼻子通畅。

治疗 慢性鼻炎轻松按摩法

（1）两手拇指微屈，其他四指轻握拳，用拇指背沿鼻梁两侧上下往复摩擦数十次，上擦到眼下部，下擦到鼻孔侧。

（2）用示指指腹按揉迎香穴，注意点按时力度要适中，每次 1 分钟。

279

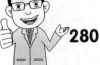

（3）取仰卧位，用双手拇指指腹从印堂穴向两侧太阳穴按推，按推时用力要稍重，反复 10 次。

（4）双手捂住脸部，左右手各自向相反方向弧形揉搓脸部，使脸上血管扩张，加快鼻腔周围血液循环。

（5）用一指尖轻按人中穴，以顺、逆时针方向各揉转 50 次。刺激人中穴可以兴奋呼吸中枢，增强鼻子的呼吸功能。

以上各法，每日早晚各做一次。只要坚持，定会收到满意效果。

治疗 慢性鼻炎实用小偏方

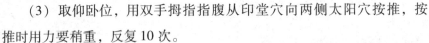

（1）将芝麻油滴入每侧鼻腔 3 滴，每日 3 次。用消毒棉球蘸取香油涂于鼻腔患处。

（2）将大蒜捣烂，用干净的纱布包好，挤压出蒜汁滴入每侧鼻孔内，用手压几下鼻翼，以使鼻孔内都能粘附到蒜汁，几次可愈。

（3）取藿香（最好是根部）30 克，猪胆 5 克，分别研成粉末，然后将两者混合，放入 3～4 颗泡煮烂熟的大枣，共捣烂至黏稠，再搓捏成小丸后服用，每天 2 次。

（4）黄芪 20 克，白术 10 克，防风、辛夷花各 6 克，苍耳子 9 克，炙甘草 5 克。每天 1 剂，水煎服。

（5）在蒜汁和葱汁中加入少许牛奶，然后把它滴入鼻腔内。三者比例视个人情况而定，以不感灼痛为宜。

日常 护理

（1）睡觉时可以将枕头稍稍垫高头部和肩部。

（2）避免吸入过于刺激的味道，如蚊香、烧香、油漆、清洁剂等。

（3）注意睡觉房间的温度要适宜，宁可偏热，不可太冷。

（4）注意气候变化，及时增加衣服，注意身体保暖。

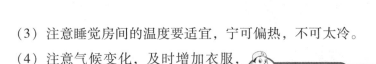

健康小贴士

慢性鼻炎的治疗，需持之以恒，而长期的全身运动，有助于鼻炎的康复。

（5）起床后可以用洗脸的温热毛巾轻捂口鼻呼吸数分钟。早晨起床刷牙洗脸宜用温水。

（6）冷天早晨出门可戴上口罩，保持口鼻的温暖湿润，减少干冷空气的刺激。

（7）每遇感冒鼻塞加重，不可用力抠鼻，以免引起鼻腔感染。

（8）每日早晨可用冷水洗脸，以增强鼻腔黏膜的抗病能力。

口臭，
最重要的是清除胃火和肝火

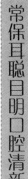

口臭，也称口气，是指口中出气臭秽，自觉或为他人所闻而言。由于口臭的原因或程度不同，历代文献记载，又有所谓"腥臭"，"口中胶臭"，"口中秽恶"等不同描述，均属本病范围。

其多表现为呼气时有明显臭味，刷牙漱口难以消除，含口香糖、使用清洁剂均难以掩盖，是一股发自体内的异味。口臭的患者还常常伴有消化不良，口干欲饮，身热烦躁等症。

口臭虽然不是什么大病，但是给人的交往带来诸多不便，甚至使人变得封闭自卑，产生心理问题。更重要的是，由于口臭的诱因在体内。有可能是身体内部器官发生了病变，如急慢性胃炎、消化不良、十二指肠溃疡、肝炎等都有可能伴有口臭发生，所以不容忽视。

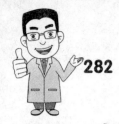

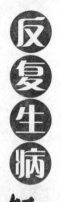

人为什么会有口臭

中医认为，饮食不节、过度劳倦等不良生活方式造成脾功能衰竭、肠胃功能减弱，影响了人体正常的消化和排泄功能，致使大量食物糟粕和毒素无法顺利排出体外而滞留在肠中。时间一长这些糟粕积滞生热产生了臭气，臭气从口腔呼出便导致了口臭。

此外，由于某些原因导致的人体肝火旺盛、心火亢盛、肺阴受损等情况也会导致浊气无法下行而从口腔排出形成口臭。

（1）好食辛热生火食物，如辣椒、辣酱、辣油、桂皮、姜、葱、韭菜、洋葱等性热食物，这类食品吃多了容易引起口臭。

（2）晚餐口味太重，吃得过饱或进食肉类、油腻食物比重过大或辛热刺激性调料用量过大等因素也可引起口臭。

（3）无论烟酒，进入口中都会产生异味，这两种都属于辛辣之品，会引起内热加重，出现便秘，从而引发口臭或者使其加重。

（4）患有龋齿、牙龈炎、牙周炎、口腔黏膜炎以及蛀牙、牙周病等口腔疾病的人，其口腔内容易滋生细菌，引起口臭。

（5）有些患者，牙石、菌斑、齿垢常年堆积在牙齿表面，自然会出现口臭，况且这些异物持续刺激牙龈，引起牙龈发炎，当然也会产生口臭。

（6）消化性溃疡、慢性胃炎、功能性消化不良等肠胃疾病，都可能伴有口臭。

（7）如果心理压力过大或经常精神紧张，会造成唾液腺分泌减少，导致口干，有利于厌氧菌生长，从而产生口臭。

另外，很少开口说话的人，易导致口腔内细菌滋生，久而久之就会引起口臭。

口臭 用什么药效果好

（1）牙龈肿痛，口气热臭，口渴喜冷饮，尿黄便干，口舌生疮等症状。可选用中成药三黄片、清火栀麦片、牛黄解毒片等。

（2）口臭如酸腐或夹有生食味，脘腹胀满，不思饮食等症状。可选用中成药保和丸或山楂丸吞服。

口臭 简易食疗方

薄荷萝卜汤

方剂组成 萝卜20克，薄荷10克。

配制方法 萝卜洗净，切碎煎汤，待烂时，加入薄荷滚一下即可。

服用方法 喝汤，每日1次，连服3天。

适应证 对治疗风热型口臭有帮助。

薄荷粥

方剂组成 鲜薄荷叶30克（干品15克），粳米50克。

配制方法 将鲜薄荷叶洗净，入锅内加适量水熬，弃渣取汁；将粳米放入锅中，加适量水煮至米熟，再倒入薄荷叶汁，煮沸温凉后即可食用。

服用方法 可常食。

适应证 具有利咽喉、降火去躁、令人口香的功效。

苦瓜凉菜

方剂组成 苦瓜适量。

配制方法 苦瓜生切，加适量盐腌制，加香油少许。

服用方法 做凉菜食用。

适应证 有清热泻火作用，适用于消除口臭。

蜂蜜白木耳汤

方剂组成 白木耳30克，蜂蜜

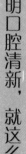

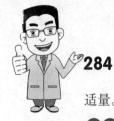

适量。

配制方法 白木耳泡发，洗净，撕成小朵，加水煎汤，调蜂蜜 10 毫升服用。

服用方法 每日 1 剂，连服 7 天。

适应证 对肾虚火浮型口臭有效。

藕节绿豆汤

方剂组成 藕节 10 克，绿豆 20 克。

配制方法 两者洗净，加水煎汤代茶饮。

服用方法 每日 1 剂，连服 5 天。

适应证 对胃火上炎引起的口臭有效。

莲芯藕节汤

方剂组成 莲芯 20 克，藕 30 克。

配制方法 两者加水煮烂，饮汤。

服用方法 每日 1 剂，7 天为 1 疗程。

适应证 对肝火上冲型口臭有效。

藿香粥

方剂组成 藿香 15 克（鲜品 30 克），粳米 50 克。

配制方法 将藿香洗净，加水煎 5 分钟，弃渣取汁；将粳米淘洗净，入锅内加水适量，煮粥，待粥熟时，加入藿香汁，再煮沸即可食用。

服用方法 趁热食用。

适应证 可以避恶气，防治口臭。

荔枝粥

方剂组成 干荔枝 5~7 枚，粳米 50 克。

配制方法 将干荔枝去壳，粳米淘洗干净，同入锅中加水适量煮为稀粥。

服用方法 1 日 1 次，3~5 日为 1 个疗程。

适应证 可温阳益气，生津养血，适用于口臭者。

佩兰粳米粥

方剂组成 新鲜佩兰 30 克，粳米 80 克。

配制方法 佩兰放入锅中，加水煎煮取汁。将粳米洗净，放入锅中，加入煎煮汁液和适量清水，熬煮成粥即可。

服用方法 趁热食用。

适应证 适用于暑湿胃热引起的口臭。

绿豆杏仁冻

方剂组成 绿豆粉150克，杏仁80克，冰糖适量。

配制方法 杏仁捣碎；冰糖加适量水熬汁。将绿豆粉、杏仁、冰糖汁混合均匀，制成杏仁冻，放入冰箱中保存。

服用方法 每日3小块。

适应证 适用于腑气不通引起的口臭。

黄瓜粥

方剂组成 黄瓜50克，粳米100克。

配制方法 黄瓜切成小片，与粳米同煮成粥，煮熟后稍作调味可服用。

服用方法 早晚服用。

适应证 适用于口臭患者。

轻松 去口臭的小偏方

（1）取生香菜少许，放在口中慢慢咀嚼，反复1~2次，可暂时消除口臭。

（2）细辛3克，白豆蔻6克，捣碎、煎汤、过滤，1日含漱数次，可去除口臭。

（3）竹皮适量，以砂锅焙干研末，用其刷牙，可去口臭。

（4）每日早晚口中含数片茶叶，慢慢咀嚼，口臭便可暂时消除。

（5）每天口含新鲜桂花或糖桂花数次。也可用桂花煎水漱口。

（6）川芎适量，细切，含在口中，可暂时去除口臭。

（7）桂花子3克。煎水漱口，日3次，可除口臭。

（8）公丁香2个，含在口中，时时含之，可除口臭。

（9）鲜石榴2个，去子，榨汁，兑入适量凉开水，当时饮用。

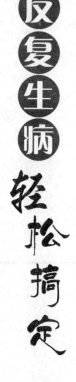

（10）取丁香 20 克，白矾 40 克烧灰，香附 1 克捣成粉末，3 种药末拌和在一起，在刷牙后取少许药末涂牙。

（11）薰衣草精油有助于治疗一般问题引起的口臭。使用时可以取 4 滴精油，放在温水里，用来漱口。

按摩 轻松去口臭

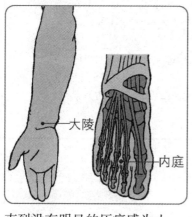

（1）大陵穴位于手腕的腕掌横纹中点处。用左手拇指按压右手的大陵穴，时间 3～5 分钟，然后左右交换。大陵穴是消除口臭的特效穴位，按摩此穴能有效消除口臭。

（2）每天搓手臂 2～3 次，每次不少于 5～10 分钟，可以分段慢慢搓，把手臂各个部位全部都搓到有热感，直到没有明显的压痛感为止。

（3）用左手拇指及示指按压右脚第二、三脚趾之间的内庭穴，时间 3～5 分钟，然后左右交换。此法可以有效治疗口臭。

日常 护理

（1）刷牙要认真，仔细彻底，将食物残渣完全清除掉。

（2）不要忘记舌面及上腭的清洁，可用牙刷轻轻地把附于其上的黏液清除掉。

（3）一定要养成餐后漱口和睡前刷牙的习惯。

（4）进餐不可过饱，尤其是晚餐，且睡前不要吃零食。

（5）饮食要相对清淡，避免吃生冷、刺激性、有异味及不易消化的食物。

（6）少吃煎炸、油腻、荤腥食品，不要多吃糖。

健康小贴士

在清洁牙齿、牙床、舌头之后，口臭依然没有明显改善时，要去医院就医。

（7）戒烟，戒酒。

（8）每天清晨空腹喝一杯温盐开水，可调节胃肠功能，有利于消除口臭。

（9）多运动。吃饭后立即睡觉或坐下工作，不利于食物消化吸收。

（10）生活作息规律，保持心情舒畅。

粉刺痤疮，
在用药的同时还要注意饮食

痤疮是一种毛囊、皮脂腺慢性炎症性疾病，以粉刺（白头、黑头）、丘疹、脓疱、结节、囊肿及瘢痕为特征的皮肤损害。好发生于面部、前额、胸背部、肩周等皮脂腺分布较多的部位。多见于青年人，青春期以外的成年人群也会反复出现痤疮，此类痤疮与内分泌失调有一定关系。

痤疮初起的皮疹与毛囊口一致，为粟粒大小的圆形丘疹，正常皮肤颜色。用手挤压可见乳白色或米黄色半固体蛆状物排出。如果继发细菌感染，可发生脓疱，有的炎症较重，发生感染时自觉疼痛。

一般来说，患者自觉轻微瘙痒或疼痛，病程缠绵，往往此起彼伏，新疹不断继发，有的可迁延数年。痤疮常常损坏面容，使人感到痛苦，尤其对患者的心理造成严重的影响。

第七章 常保耳聪目明口腔清新，就这么简单

287

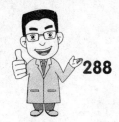

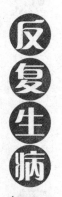

反复生病 轻松搞定

为什么 会出现粉刺痤疮

　　一般认为与雄性激素有关，青春期由于雄性激素的刺激，皮脂分泌增多并淤积毛囊内形成脂栓类物质，影响皮脂腺分泌物不易排出，形成粉刺。另外，食用过多的脂类及糖类食物，便秘、消化不良、精神因素、化学物质刺激、遗传因素等都可能引起痤疮。

　　因为精神紧张、焦虑会造成内分泌紊乱，导致肾上腺分泌的雄性激素增多，同样可以诱发或加重粉刺痤疮。

　　面部皮肤清洁不良也是造成青春痘加重的一个因素，面部清洁程度不好，易造成毛孔堵塞，不利于皮脂流失，引起发炎，加重痤疮的发作。

　　祖国医学研究表明：痤疮虽生长在皮肤表面，但与脏腑功能失调息息相关。中医认为，痤疮是青年人气血旺盛，加之阳热偏盛，脉络充盈，热气郁结体表，外受风邪所致。

粉刺 痤疮用什么药

　　（1）以外用药物为主，适用于症状较轻的痤疮，常用的药物有抗生素类药物、壬二酸、过氧化苯酰和维 A 酸类药物。

　　（2）对于丘疹、脓疱为主的痤疮，可以用连翘败毒丸、当归苦参丸、龙胆泻肝丸等中成药。

　　（3）结节、囊肿为主的痤疮，可以用散结灵、小金片等。

　　此外，还可以用清热暗疮丸、金花消痤丸、化瘀祛斑胶囊等，这些药都可以清热解毒，凉血散瘀，对粉刺痤疮很有疗效。

粉刺 痤疮轻松外治法

（1）新鲜芦荟适量，洗净，捣烂，取汁外搽，每日3~5次。

（2）黄芩100克，浸泡于75%的酒精中，1周后过滤即可。外搽患处，每日3次。

（3）鲜菟丝子适量，捣烂取汁，涂患处，每日2次。

（4）枇杷叶适量，加水煎汤，外洗患处，每日3次。

（5）云母粉、杏仁各等分，研为细末，与牛奶调成糊即可。每晚临睡前涂搽患处，晨起洗去。

（6）皂角10克，透骨草30克，加水煎煮，取汁。外敷患处，每次30分钟，每日2次。适用于结节性痤疮。

（7）大黄、黄柏、黄芩各10克。上药研成粗末，加水1000毫升，煎沸20分钟，取汁倒入盆内，淋洗患处。每次20分钟，每日1剂，洗3次，10日为1个疗程。

（8）野菊花34克，朴硝68克，枯矾、花椒各17克。上药加水1000毫升，煎沸20分钟，取汁倒入盆内，趁热熏蒸患部，待温后再用毛巾蘸药液擦洗患处。每次20分钟，每日1剂浸3次，10日为1个疗程。

（9）芫花、川椒各15克，黄柏30克，加水煮30分钟，趁热清洗患处，并用热毛巾蘸取药液热敷，每日3次。

（10）将新鲜芦荟60克捣烂取汁，涂擦患处，1日2~3次，10日为1疗程。本方适用痤疮初发期。

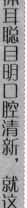

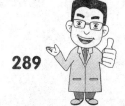

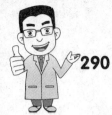

290

反复生病轻松搞定

粉刺 痤疮简易食疗方

薏米绿豆汤

方剂组成 绿豆 20 克，薏米 50 克。

配制方法 两物同煮成粥，加适量冰糖调和。

服用方法 每日分 2 次服。

适应证 有清热利湿的作用，用于粉刺痤疮。

银芍月季汤

方剂组成 金银花 15 克，赤芍、月季花各 10 克。

配制方法 将 3 药分别洗净，水煎 2 次，每次用水 400 毫升，煎半小时，2 次混合，去渣取汁。

服用方法 分 2 次服。

适应证 适用于硬结型痤疮伴有月经不调，小腹疼痛症。

枇杷叶石膏粥

方剂组成 枇杷叶 10 克，菊花 6 克，生石膏 15 克，粳米 50 克。

配制方法 先将前 3 物水煎取汁，再放入粳米煮成粥后服食。

服用方法 每天 1 剂。

适应证 适用于肺胃积热所致的粉刺痤疮。

茄汁炒藕片

方剂组成 鲜藕 300 克（切片），番茄 100 克（绞汁），调料适量。

配制方法 先将藕片用菜油煸炒，然后加入调料，将熟时加入番茄汁即可。

服用方法 佐餐食用。

适应证 清热除湿，治疗痤疮。

海带绿豆杏仁汤

方剂组成 海带 15 克，绿豆 10 克，甜杏仁 9 克，玫瑰花 6 克，红糖适量。

配制方法 将以上诸物同煮，去玫瑰花。

服用方法 喝汤，食绿豆、海带、

甜杏仁，每日 1 剂。

适应证 解瘀散结，用于粉刺痤疮。

夏枯草蜜粥

方剂组成 夏枯草加克，粳米 50 克，蜂蜜适量。

配制方法 先煎夏枯草取汁，然后下粳米煮成粥，加蜂蜜调服。

服用方法 每日 1 剂。

适应证 适用于粉刺痤疮。

杏仁荸荠羹

方剂组成 甜杏仁 10 克，玉米粉 15 克、荸荠粉 30 克，冰糖适量。

配制方法 甜杏仁去皮尖，捣烂成泥状，和玉米粉、荸荠粉，用冰糖烧成糖水冲服。

服用方法 每日服 1～2 次。

适应证 适用于结节囊肿型痤疮。

菊花杷叶石膏粥

方剂组成 菊花、枇杷叶各 10 克，生石膏 15 克，粳米 50 克。

配制方法 菊花、枇杷叶、生石膏加水煎汤，去渣取汁，再加入粳米用小火煮成粥。

服用方法 每日 1 剂，连食 2 周。

适应证 适用于丘疹和脓疱为主的痤疮。

山楂桃仁粥

方剂组成 山楂、桃仁各 9 克，荷叶半张，粳米 60 克。

配制方法 将前三味煮汤，去渣后入粳米煮成粥。

服用方法 每日 1 剂，连用 30 日。

适应证 适用于痰瘀凝结所致的痤疮。

黑豆益母草粥

方剂组成 黑大豆 100 克，益母草 15 克，桃仁、当归各 10 克，粳米 100 克。

配制方法 将益母草、桃仁、当归加水煎煮 30 分钟，滤出药汁，将黑豆放入，添适量水，煮至八成熟，下入淘净的粳米，小火煮熟后加适量红糖食用。

服用方法 趁热食用。

适应证 用于粉刺痤疮。

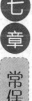
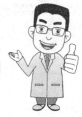

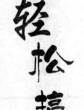

藕栗炒莴苣

方剂组成 火腿 50 克，鲜藕、鲜莴苣、鲜栗子各 100 克，调味品适量。

配制方法 火腿切片、栗子去壳切片同炒，至半熟时加入切好的藕片，炒至将熟时，加入莴苣，调味即可。

服用方法 佐餐服食。

适应证 用于粉刺痤疮。

治疗 粉刺痤疮的小偏方

（1）白花蛇舌草 30 克，水煎取汁，代茶频饮，每日 1 剂。

（2）白果适量洗净，切开，绞汁，取汁频涂患部，干后再涂，直至汁尽，每日用 2~3 粒。本方解毒排脓，适用于痤疮患者。

（3）每晚临睡前先洗净患处，取生白果仁 1 粒，切成两半，用切面搽患处。

（4）普通护肤霜中加入少量芦荟汁，外涂患处，每日 3 次。

（5）土瓜根 60 克，捣细为散，以浆水和研成膏，瓷盆中盛贮，临卧洗面后涂之。

（6）丹参、白花蛇舌草各 20 克，紫草 10 克，大黄 9 克，神曲 15 克，水煎服，主治痤疮。

（7）山慈姑适量，研成细末，与食醋调成糊，每晚临睡前涂敷患处，晨起洗去。适用于囊肿、结节为主的痤疮。

（8）菟丝子 15~30 克，水煎成汤剂，每日数次，趁热温洗局部。

（9）苦参 15 克，玉米、甘草各 12 克。水煎，趁热洗患处，日 1 剂，分 2 次洗。

（10）冬瓜子仁、桃仁晒干磨成细粉，加蜂蜜混合成膏状，每晚睡觉前涂在痤疮上。次日早晨洗净，连续用 3 周后见效。

日常 护理

（1）少吃或不吃辛辣、油腻、甜食、海鲜等食物，少喝酒。

（2）多吃新鲜蔬菜和水果。

（3）经常用硼酸皂和温水清洗颜面，每天可多洗几次脸，但不要用力揉搓皮肤。

（4）尽量不用化妆品，尤其是粉饼和油质化妆品，以免堵塞毛孔。

（5）发病期间不要用手挤压患部，以免继发感染，形成凹陷性瘢痕。

（6）保持与皮肤接触的物品清洁，如被子、床单、枕头、洗脸毛巾等，要常洗，常晒。

（7）已形成瘢痕疙瘩者，切忌用冷冻、激光、手术或激素封闭的方法治疗，否则常常会使病情恶化。

（8）精神放松，心情舒畅有助于本病的预防。

健康小贴士

患者要注意，少吃甜食，因为糖分最容易造成痤疮；另外，花生等果仁类也应尽量少吃。

慢性咽炎，
大多是由于肺肾阴虚

慢性咽炎是咽部黏膜、黏膜下及淋巴组织的弥漫性炎症，常为上呼吸道慢性炎症的一部分，多见于成年人，病程长，症状顽固，反复缠绵，较难治愈。

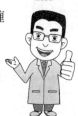

第七章　常保耳聪目明口腔清新，就这么简单

293

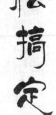

后放入锅内，加水 300 毫升，用小火煎煮沸，浓缩至 100 毫升时去渣，留汁加白糖适量即可饮用。

服用方法 每次服 20 毫升，每日服 5 次。

适应证 用于风热证咽喉炎，症见咽喉部红肿、疼痛等。

竹蜂猪瘦肉汤

方剂组成 咸竹蜂 10 只，猪瘦肉片 150 克，夏枯草 10 克，食盐、味精、麻油各适量。

配制方法 咸竹蜂、夏枯草水煎 2 次，每次用水 300 毫升，煎半小时，两次混合，去渣。再将猪瘦肉片 150 克和精盐一起放入，继续煮至熟透，下味精，淋麻油。

服用方法 分 1~2 次趁热食肉喝汤。

适应证 适用于急、慢性咽炎、声音嘶哑，咽痛，吞咽困难。

葱白甘草汤

方剂组成 葱白 2 根，桔梗 6 克，甘草 3 克。

配制方法 将桔梗、甘草去杂质，切片，放入锅内，加水适量，用小火煮沸，煎 5~7 分钟，加入葱白，焖 1~2 分钟。

服用方法 趁热饮用。每日早晚各 1 次。

适应证 用于咽喉炎，症见吞咽不顺、咽红不肿、恶寒微热、咽痛等症。

橄榄芦根茶

方剂组成 橄榄 4 枚，芦根 30 克。

配制方法 橄榄、芦根共放砂锅中，加水 2 碗，煎至 1 碗，去渣。

服用方法 代茶饮用。

适应证 适用于慢性咽炎。

竹蜂豆腐汤

方剂组成 干竹蜂 15 克，水豆腐 1 块（重约 200 克）。

配制方法 干竹蜂、水豆腐 1 块放于砂锅中，加水 300 毫升，煮至豆腐呈蜂窝状，加精盐、味精，淋麻油。

服用方法 趁热食豆腐喝汤。

适应证 适用于口腔糜烂，咽喉肿痛。

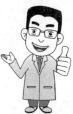

295

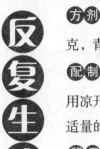

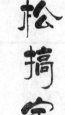

反复生病 轻松搞定

凉拌苏叶菜

方剂组成 紫苏叶 60 克，葱 30 克，青椒 10 克，盐、香油各少许。

配制方法 将紫苏叶、葱、青椒用凉开水洗净，一起切成碎末，用适量的食盐、香油等调拌匀。

服用方法 作为凉菜食用。

适应证 用于风寒证咽喉炎。

麦莲冰糖饮

方剂组成 麦冬、白莲子各 15 克，冰糖适量。

配制方法 将麦冬、白莲子用清水洗净，放入锅中，添入适量水，用小火煮烂，加入冰糖融化即成。

服用方法 代茶饮用。

适应证 用于治疗咽喉干燥不适等慢性咽炎。

生姜萝卜汁

方剂组成 生白萝卜 500 克，白糖 20 克，生姜片 10 克。

配制方法 生白萝卜、生姜片绞汁，加入白糖，混合均匀。

服用方法 饮服。每日 2 次。

适应证 适用于慢性咽炎，症见咽喉灼热疼痛，咽中痰多，不易咳吐干净。

白萝卜炖青果

方剂组成 白萝卜 250 克，青果 5 个。

配制方法 将白萝卜、洗净切片，青果打碎，加水 1 碗煮熟即可。

服用方法 每天 1 剂，连服 10 ~ 15 剂。

适应证 适用于慢性咽炎。

凉拌鱼腥草

方剂组成 鱼腥草 100 克，食盐、酱油各适量。

配制方法 龟腥草用清水洗净，切成小段，放入沸水中稍烫后迅速捞出，加入食盐，酱油少许调味.拌匀后即可食用。

服用方法 每天 1 次，连服 1 周。

适应证 适用慢性咽炎，症见咽喉灼痛、痰多、色黄或白。

枸杞粥

方剂组成 枸杞 15 克，糯米

150 克。

配制方法 将糯米、枸杞分别洗净，加水放置 30 分钟，以小火煮至成粥即可食用。

服用方法 每天服用 1 碗。

适应证 适用于慢性咽炎、咽喉干燥者。

慢性 咽炎按摩疗法

（1）用拇指与示指、中指揉咽喉部两侧 20 ~ 30 次。

（2）用拇指指压天突穴 10 ~ 15 次，建议最好每日早晚 1 次，按摩以后就会感到咽部舒适、通气畅通。

（3）用拇指、示指捏揪咽喉部皮肤 20 ~ 30 次，以局部发红、咽喉发热为佳。

（4）将中指、示指、无名指三指并拢，沿前臂背侧反复上下推拿数次。力度中等均匀，动作应柔和、缓慢。

（5）于喉结旁开 1 ~ 2 寸，亦可沿颈部第 1 ~ 7 颈椎旁开 1 ~ 3 寸，按摩，用示指、中指、无名指沿纵向平行上下反复轻轻揉按，每次 10 ~ 20 分钟，10 次为 1 个疗程。

慢性 咽炎实用小偏方

（1）罗汉果 1 个，打碎，放入杯中，用开水冲泡，代茶频饮。

（2）将茶叶用小纱布袋装好，置于杯中，用沸水泡茶，凉后加蜂蜜，每隔 30 分钟用此溶液漱口并咽下。

（3）鲜芝麻叶 3 片，洗净，嚼烂慢慢咽下，每日 2 次。

（4）金银花 2 克，茶叶 1 克，用开水冲泡，代茶饮用。

（5）青果 2 枚，菊花、麦冬、沙参、板蓝根各 6 克，玉蝴蝶、生甘

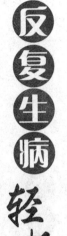

草各3克，开水冲泡代茶饮。

（6）藏青果5克，元参、桔梗各6克，生甘草1.5克，加水煎汤。分2次饮用，每日1剂。

（7）白残花、菊花各3克，甘草、麦冬各6克，煎汤代茶。适用于咽干，咽异物感者。

（8）丝瓜200克，茶叶5克。将丝瓜洗净，切片，加盐煮熟，倒入茶汁，拌匀食用。

（9）蜂蜜20克，用凉开水冲化饮用，每日早、晚各1次。

（10）百合15克，去皮香蕉2个，冰糖适量，加水同炖，徐徐饮用。

（11）金银花30克，玄参12克，麦冬、生甘草、胖大海各15克，桔梗10克，大青叶20克，置茶缸中，用沸水冲泡，代茶饮用，每日1剂。

日常护理

（1）尽量不要接触干燥、灰尘多、有毒的空气，以防引发该病。

（2）寒冷时节注意保暖，以防感冒。

（3）平时多饮淡盐水、白开水。

（4）避免烟、酒、辛辣、过冷、过烫等刺激性食物。

（5）注意口腔卫生，养成饭后漱口的习惯，使病菌不易生长。

健康小贴士

一旦患了急性咽炎应及时治疗，防止其转为慢性炎症。

（6）保持室内空气流通。

（7）不要长时间讲话，更忌声嘶力竭地呐喊。

（8）最好减少干咳等清嗓动作，避免加重病情。

（9）锻炼身体，增强体质，预防呼吸道感染。

（10）加强劳动保护，避免粉尘和有害气体刺激。

经常耳鸣，
要从肾脾胃上找原因

耳鸣是患者在耳部或头内感到的一种声音，如闻蝉声，嘶嘶声、铃声、振动声等各种各样的单一或多种声音并存的响声。耳鸣的表现多种多样，有的为单侧性耳鸣，有的则为双侧性；有的间歇性出现，有的持续不停。

耳鸣的原因很多，但并不是所有的耳内有响动都是耳鸣。如果在安静的环境下，人体侧卧，将耳部紧贴在枕头上，也能感到体内血液的流动声、心跳声等，都是正常的生理现象，不是耳鸣，对人体也无不良影响。

耳鸣多数情况是耳听力下降的表现，轻者安静时方觉耳鸣，重者工作时也感吵闹不安，一些响度较高的持续性耳鸣常常令人寝食难安。

了解 耳鸣的原因

长期耳鸣会引起患者产生烦躁、焦虑、紧张、害怕或者抑郁的情绪，而不良的情绪状态可加重耳鸣，造成耳鸣与不良情绪之间的恶性循环。

耳部的疾病，如外耳道炎、中耳的急慢性炎症、鼓膜穿孔、耳硬化症等都能引起耳鸣；不仅如此，高血压、低血压、贫血、糖尿病、营养不良等疾病都会引起耳鸣，因此 60 岁以上的人耳鸣发病率高达 30%。

长期的噪音刺激也可能造成耳鸣，比如拖拉机司机、交警、武装警

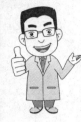

察、迪厅的工作人员，以及各类设备的操作人员等比较容易患耳鸣。

过量使用对耳有毒性作用的药物如庆大霉素、链霉素或卡那霉素等，也可出现耳鸣和听力下降。

中医认为，耳鸣多与风热之邪侵袭，肝火上扰清窍，痰火郁结耳窍，肾精亏损失养，脾胃虚弱失运等有关。对耳鸣的治疗首先寻找病因，除了常规药物治疗以外，还有许多调养方法应对此病症。

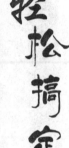

耳鸣 简易食疗方

肉苁蓉炖羊肾

方剂组成 羊肾 1 对，肉苁蓉 30 克，胡椒、味精、食糖各适量。

配制方法 将羊肾洗净，切细丁，和肉苁蓉一起放入砂锅内，加水适量，小火炖熟，加胡椒、味精、食盐调味服食。

服用方法 趁热喝汤。

适应证 适用于肾虚所致的耳鸣。

竹茹陈皮粥

方剂组成 竹茹、陈皮各 10 克，粳米 50 克。

配制方法 陈皮切细丝备用，竹茹加水煎煮，去渣取汁，用其汁与粳米一起煮粥，待粥将成时，撒入陈皮丝，稍煮即可。

服用方法 早晚分食。

适应证 适用于耳鸣症。

天麻菊花汤

方剂组成 天麻、菊花各 10 克，鲜芦根、冬瓜皮各 30 克。

配制方法 所有材料加水煎汤。

服用方法 每日服 1~2 次。

适应证 有清肝、聪耳明目的作用，用于耳鸣。

枸杞黄精汤

方剂组成 枸杞、黄精、冰糖各 10 克。

配制方法 将黄精研制成粗末和枸杞、冰糖用开水冲泡。

服用方法 代茶饮，每日 1 次，连服 15 日。

适应证 适用于肾虚所致的耳鸣之症。

夏枯龙胆茶

方剂组成 夏枯草 10 克，龙胆草 6 克，番泻叶 5 克。

配制方法 上三味沸水浸泡，

服用方法 代茶饮。

适应证 适合肝火上炎之耳鸣耳聋。

杜仲乌鸡粥

方剂组成 杜仲 20 克，乌鸡 1 只，粳米 100 克，葱、姜、盐适量。

配制方法 将杜仲煎煮，取汁去渣，把收拾干净的乌鸡、粳米一起煮粥，粥熟后加入葱、姜、盐，待沸即可。

服用方法 每日 2 次，空腹食用。

适应证 适用于肝肾不足所致的遗精、耳聋、小便频数。

猪肝当归补血汤

方剂组成 当归 6 克，黄芪 30 克，猪肝片 150 克，精盐、味精、麻油适量。

配制方法 水煎两次，每次用水 200 毫升，煎半小时，两次混合，去渣，继续烧开，加入腌好的猪肝片，煮熟，下精盐、味精，淋麻油即可。

服用方法 趁热食猪肝喝汤。

适应证 适合肾虚耳鸣、耳聋、腰膝酸痛。

合欢黑豆小麦汤

方剂组成 合欢花 30 克，黑豆、小麦各 15 克。

配制方法 同煎两次，每次用水 300 毫升，煎半小时，两次混合，去渣取汁。

服用方法 分 1～2 次服。

适应证 适合精神恍惚、失眠多梦、耳鸣耳聋等症。

黄精聪耳粥

方剂组成 黄精、茯苓各 15 克，葛根 10 克，糯米 150 克。

配制方法 将以上四物加水浸泡 30 分钟，用小火煮成粥。

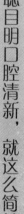

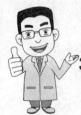

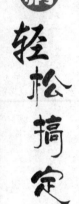

服用方法 早晚分食。

适应证 适用于耳鸣耳聋之症。

杞地山药粥

方剂组成 生地黄 20 克，山药、枸杞各 50 克，大米 100 克。

配制方法 将生地黄切碎，山药捣碎，和枸杞、大米共放锅内加水适量煮粥。

服用方法 代早餐食。每日 1 次。

适应证 适用于耳鸣症。

推拿 法轻松治疗耳鸣

1. **按听宫穴** 用示指在听宫穴上下来回推 20 次，以局部有酸胀感为宜。

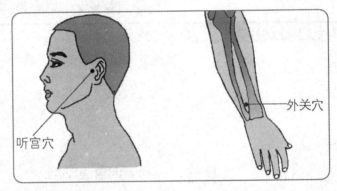

外关穴

听宫穴

2. **按外关穴** 将一手示指指腹放在对侧的外关穴上，用力按压 1 分钟，双手交替进行，力度以局部有酸胀感为佳。

3. **梳抹后脑** 双手十指形如箆状由前发际梳向脑后，梳到后部时两掌心贴住耳郭后部，两手分别向左右两侧抹耳郭至面颊为 1 次，连续梳抹 30 次。

4. **鸣天鼓** 将两手掌心紧贴两耳，两手示指、中指、无名指、小指对称横按在枕部，两中指相接触到，再将两示指翘起重叠在中指上面，然后把示指从中指上用力滑下，重重地叩击脑后枕部，此时可闻宏亮清晰之声如击鼓。先左手24次，后右手24次，最后两手同时叩击48次，每天可以多次施行。

5. **拉耳垂** 双手握空拳，用拇指、示指捏住耳垂向下拉。拇指在后，食指弯曲往前，共拉38次。

6. **提拉耳屏** 双手示指放在耳屏内侧后，用示指、拇指提拉耳屏，自内向外提拉，手法由轻到重，牵拉的力量以不感觉疼痛为宜，每次3~5分钟。此法可治头痛、头昏、耳鸣等疾病。

7. **搓弹双耳** 双手轻捏两耳垂，再搓摩至发红发热，然后揪住耳垂往下拉，再放手让耳垂弹回。每天2~3次，每次20下为宜。

8. **屏气法** 定息静坐，咬紧牙关，以两指捏鼻孔，怒睁双目，使气窜入耳窍，至感觉轰轰有声为止。每日数次，连做2~3天。

治疗 耳鸣的小偏方

（1）三七花10克，酒酿50克，同装于碗中，隔水蒸熟。分1~2次连渣服，连服7天。

（2）白果10克，枸杞30克。水煎服，每日2~3次。

（3）芥菜籽30克，研细末，分别装在药棉球里，分塞耳朵内，每晚睡前使用，次日更换。

（4）葵花子壳15克，放入锅中，加水1杯煎服。日服2次。

（5）将盐炒热，装入布袋中。以耳枕之，袋凉则换，坚持数次，即可见效。

（6）生核桃，每天临睡前吃2~3个，坚持1年，甚至更长，有补肾助聪作用。

（7）用荷叶、苦丁香、菊花、夏枯草、蔓荆子、石菖蒲各等份，制成枕芯，经常枕之，有聪耳明目之效。

（8）葱白数茎。将葱白放入炭火中煨热，纳入耳中，每日更换3

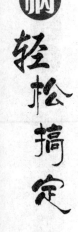

次。本方适用于耳鸣、耳聋。

（9）葱汁适量，每次滴入耳内 2 滴。本法适用于因外伤瘀血结聚所致的耳鸣。

（10）芹菜100克，槐花、车前子（包）各20克，水煎服。每日 2 次。对耳鸣有一定的食疗效果。

日常 护理

（1）过度疲劳及睡眠不足者应注意休息、保证足够的睡眠。

（2）克服用指甲或者其他不洁物品掏耳朵的习惯。

健康小贴士

患者应调整心态，不要把耳鸣太在意，不要过度紧张，必要时应及时就医。

（3）如果耳痒难忍，可以用棉棒蘸酒精擦拭，但不要插入太深。

（4）平时游泳时最好也用耳塞，头部仰起，高于水面。

（5）少食过甜、味重的食物，防止动脉硬化产生内耳缺血，导致听力减退。

（6）平时要多参加力所能及的锻炼，如郊游、散步、打太极拳等。

（7）远离噪声污染。

牙龈出血，
在治疗的同时注意口腔保健

牙龈出血是指血液自牙缝或牙龈渗出，而非外伤引起的症状。在正常情况下，牙龈依靠上皮紧紧地附着牙骨质和表面牙釉质，抵御外界的摩擦。如牙龈上皮完整性遭到挤伤破坏，就会出现牙龈出血。

人们在刷牙时，偶尔会引起牙龈出血，这是正常现象。但在吃东西时，牙龈出血较多，刷牙时出血更多，且在牙龈出血时伴有牙龈肿痛，平时口腔中常有血腥味，这就是异常牙龈出血了。轻者在刷牙、吮吸、咬硬物或剔牙时出血，重者在轻微刺激或没刺激时也会出血。

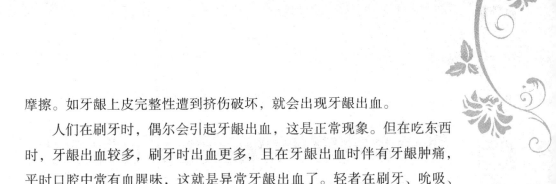

牙龈 出血的原因

生活中，有很多人在刷牙、吮吸或者压迫牙龈时常有出血情况，这是为什么呢？一般情况下，常见的牙龈出血主要有以下因素：

（1）由于长期缺乏维生素 C，牙龈组织的毛细血管脆性增加，渗透性提高，容易造成出血。

（2）口腔卫生不良、不合适的假牙和牙结石的刺激等，都可以引起牙龈炎症而发生出血症状。

（3）牙龈外伤，如肉骨、鱼刺戳入，或刷牙用力、牙签使用不当，损伤了牙龈的时候，也会造成短暂的牙龈出血。

（4）牙龈组织增生也可能引起牙龈出血，表现为牙龈隆起、肿大，压时感觉松软。这些增生的牙龈有时覆盖牙面，将牙垢、牙石盖在增生的牙龈下面，常引起出血现象。

（5）某些全身性疾病，如急性或慢性白血病、血友病、肝硬化、脾功能亢进等导致的凝血功能低下，都可能出现牙龈出血症状。

由此可见，造成牙龈出血的原因有很多。一旦发现牙龈经常反复出血，我们应该找出原因，对症治疗。对于口腔疾病引起的牙龈出血，我们可以采用以下的 1~3 种方法来治疗。

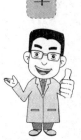

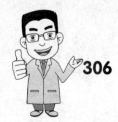

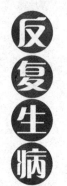

牙龈出血用什么药

1. **银翘解毒丸（片）** 口服，每次1丸或每次3片，每日3次。

2. **知柏地黄丸** 口服，大蜜丸每次1丸。小蜜丸每次9克，每日2次。

3. **二至丸** 每服15克，日2次。连服15天为1疗程，服药1~2疗程。

4. **牛黄解毒丸（片）** 口服，丸剂每次1丸，每次2~3次，片剂每次3片，每日3次。

牙龈出血轻松外治法

（1）用水银粉5克，黄连50克，共研为末，搽患处。

（2）用蚯蚓末、枯矾各5克，麝香少许，研匀，搽患处。

（3）把绿矾放入锅中，用炭火煅红，加醋拌匀。如此3次，取剩余料研细，再放入少许麝香，调匀后敷患处。用苦参50克、枯矾5克，共研为末。一天搽齿3次。

（4）用凝水石粉150克、丹砂10克，甘草、脑子各少许，共研为末，干敷患处。

（5）将适量橄榄核仁烧炭存性研末，敷于患处。解毒清热，生津除烦。适用于齿龈炎、齿龈出血等症。

（6）用豆大的雄黄7粒，每粒包入一个去了核的淮枣中，再用铁丝把枣子穿成一串，烧干研为末。每次取少量搽患处，让口水流出。搽药至病愈为止。

（7）将适量荠菜秆烧灰存性，研为细末，涂抹患处。清热，消肿，止痛。适用于牙龈发炎红肿疼痛或齿龈出血。

牙龈 出血简易食疗方

黄花菜藕地粥

方剂组成 黄花菜60克，鲜藕节30克，生地15克，粳米100克。

配制方法 将黄花菜、鲜藕节、生地水煎取汁，与粳米同煮为粥。

服用方法 每日1剂，早晚服用。

适应证 适用于牙龈出血。

补骨脂大枣粥

方剂组成 补骨脂20克，大枣6枚，粳米100克。

配制方法 将补骨脂水煎沸15分钟，去渣取汁，加米，枣煮粥。

服用方法 趁热食用。

适应证 适用于牙龈出血不止、牙齿松动、咀嚼无力等症。

花生大枣汤

方剂组成 带红衣花生30克，红枣15个。

配制方法 将花生、大枣洗净，放入锅内，倒入适量清水，用小火

煎至30分钟，即可服用。

服用方法 喝汤食花生、大枣，每日1剂，分2次温服。

适应证 适用于牙龈出血。

两花茶

方剂组成 金银花、野菊花各30克，白糖适量。

配制方法 将2药水煎沸5分钟，或用沸水冲泡，温凉后加糖。

服用方法 代茶饮。

适应证 清热生津，解毒消肿。适用于牙龈出血症。

荠菜大枣藕节汤

方剂组成 鲜荠菜60克，大枣10枚，藕节25克。

配制方法 将荠菜洗净切碎，备用。大枣、藕节共入锅中，加水适量慢炖30分钟，加入荠菜再炖5～10分钟即成。

服用方法 吃枣喝汤，每日1剂，

307

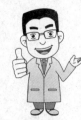

连用 7~10 日。

适应证 适用于牙龈出血。

菠菜荠菜饮

方剂组成 菠菜、荠菜各 250 克。

配制方法 菠菜和荠菜分别洗净后，切碎绞汁。将二汁合并，加热饮用。

服用方法 每日 1 剂，连服数剂。

适应证 适用于牙龈出血。

地黄粥

方剂组成 熟地、生地各 15 克，粳米 50 克。

配制方法 将生、熟地水煎沸 10~15 分钟，去渣留汁，加米煮粥。

服用方法 作为日常膳食．

适应证 适用于虚热内生而致的牙宣齿动、齿疏齿豁、齿龈出血等症。

马兰头拌豆腐

方剂组成 马兰头 250 克，嫩豆腐 150 克，酱油、精盐、味精、麻油各适量。

配制方法 将马兰头洗净后，入沸水中烫一下后，捞起沥干切末。豆腐装盘中，加入酱油、精盐、味精、麻油拌匀后，把马兰头末铺在豆腐上即成。

服用方法 佐餐食用。经常食用有效。

适应证 适用于牙龈出血。

枸杞麦冬饮

方剂组成 枸杞 15 克，麦冬 10 克，白糖适量。

配制方法 将 2 药水煎沸 15 分钟，取汁加糖饮用。

服用方法 经常饮用。

适应证 清热生津，适用于牙龈出血。

花生煲大蒜

方剂组成 花生 100~150 克，大蒜 50~100 克。

配制方法 花生、大枣放瓦煲内煲熟后服。

服用方法 可隔天煲 1 次，连服 2~4 次。

适应证 适用于脾虚寒湿所致的慢性牙龈出血等症。

鲜藕鸭梨汤

方剂组成 鸭梨2个，鲜藕250克，白糖适量。

配制方法 鸭梨切成块，鲜藕切片，共同用水煎，加入白糖适量即可。

服用方法 每日1剂，连服3～4剂。

适应证 适用于牙龈出血。

西瓜子粥

方剂组成 西瓜子15克，花生衣3克，粳米60克。

配制方法 西瓜子洗净后，同花生衣、粳米共入砂锅中，加水适量，共同煮粥。

服用方法 每日1剂，连服数剂。

适应证 适用于牙龈出血。

治疗 牙龈出血的小偏方

（1）取鲜仙鹤草根30克洗净，放在砧板上用刀背将其充分捶烂后，倒入口盅内，用第2次米泔水浸泡30分钟以上。用浸泡液100毫升反复含服，每日4次。

（2）荷叶、槐花各10～15克，水煎代茶饮。

（3）柿叶、黑枣叶各10～15克，水煎代茶饮。

（4）鲜鸡蛋1个打入碗里用滚水冲熟，加50克鲜梨汁调匀服食，每天1～2次。

（5）生白菜100克洗净，剁碎挤汁，加入白糖20克溶化服下，每天2次。

（6）大枣10个，猪蹄1只，与枣共炖至烂熟，喝汤吃肉和枣。

（7）每天早、晚洗漱时，取少许盐末刷牙。

（8）白矾3克敲碎，煎水含漱。

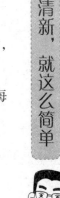

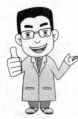

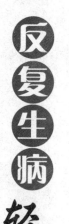

（9）仙鹤草 15 克加水煎沸，代茶饮。适用于因胃热所致的鼻干口臭，鼻腔、齿龈出血等症。

日常护理

（1）平时营养要全面，尽可能多地补充维生素 C。

健康小贴士

若口腔局部没有炎症，但牙龈长时间渗血，且量不多，不易止住时，要考虑到是否有全身性疾病。

（2）戒烟酒，忌食辛、辣、炸、炒等热性之品。

（3）养成良好的口腔卫生习惯及个人生活习惯，每餐后立即用软毛牙刷刷牙。

（4）定期到医院洗牙是最好的牙齿保健方法。

口腔常常出现溃疡，
偏方、食疗显奇效

口腔溃疡是生活中的常见病，可以出现在舌、唇、颊、腭等处，往往反反复复地发作，这里痊愈了，那里又起。有的从前一次的口疮痊愈到后一次的口疮发作，间隔时间较长，可达几个月之久，也有的这一块还未痊愈，别的地方又已开始发作，从不间断。一般情况下，一处口腔溃疡 10 天左右可自愈，不留瘢痕。

口腔溃疡有周期复发和明显的灼痛感，其临床主要表现为：初起为小红点，伴有灼热不适感，逐渐扩大为直径 2～3 毫米的形或卵圆形浅溃疡，微凹，溃疡周围充血呈红晕状，有的表现为剧烈的烧灼样疼痛。

通常，口腔溃疡经过休息、饮食调节、保持大便通畅等可以自愈，部分患者仅需局部用药或服用数帖中药而痊愈，一般不会对全身产生严重不良后果。但是如果一个或数个口腔溃疡反复发作，甚至此起彼伏，疼痛难忍，影响我们的饮食和说话，给生活和工作带来了诸多不便。那么，怎么办呢？怎样才能治愈口腔溃疡呢？我们不妨试试下面的方法。

口腔 溃疡为什么老复发

口腔溃疡虽是小病，却常常令人痛苦不堪，甚至坐卧不宁，寝食不安，情绪低落。引起口腔溃疡的原因有很多，比如经常进食辛辣食物，饮食中缺乏维生素，或者长期精神紧张等，均与口腔溃疡的发病有关。具体来说，口腔溃疡经常复发与以下因素有关：

（1）腹胀、腹泻或便秘等消化系统疾病及功能紊乱，均可引起口腔溃疡。

（2）在精神紧张、情绪波动、睡眠状况不佳的情况下，很容易发生口腔溃疡。

（3）如缺乏微量元素锌、铁、叶酸、维生素 B_{12} 等，可降低免疫功能，增加口腔溃疡发病的可能性。

（4）口腔溃疡也被认为与遗传、荷尔蒙等因素有关，例如有些女性每逢经期或行经前后就会出现口腔溃疡，用药治疗只能暂时缓解，下月行经时依然如故，还常伴有口干、心烦、易怒和大便干结等症状。

中医认为，口腔溃疡的发病原因为嗜食辛辣炙热之品，心脾积热，蒸腾于口腔；或阴虚有热，虚火上炎。常见证型有心火上炎和阴虚内热。

心火上炎证发病急骤，溃疡数目多，大小不等，可融合成片，伴有

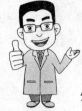

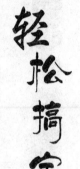

烧灼样剧痛。溃疡表面呈黄白色，周围鲜红，肿胀明显。常常伴有口干口苦，心中烦热，失眠，大便干燥，小便黄赤等症。

阴虚内热证溃疡数目少而散在，表面呈灰黄色，周围有红晕，肿胀不明显，局部灼热疼痛，此起彼伏，缠绵不断，并伴口干唇燥，五心烦热，失眠，盗汗，耳鸣，眩晕等症。

口腔溃疡用什么药

（1）口腔溃疡患者可以口服导赤丸，每次1丸，每日2次；栀子金花丸，每次6~9克，每日2~3次；或者五福化毒丸，每次2克，每日2次。

（2）云南白药粉剂：将云南白药粉剂少许撒在口腔溃疡面上，闭口10~15分钟。用药后1小时内不宜漱口和进食，早、晚各换药1次。

（3）冰硼散：先用淡盐水漱口，然后取冰硼散药末适量吹于患处溃疡疮面上，每天换药3次。一般用药4~5天可愈。

（4）六神丸：取六神丸1支（30粒）碾碎成粉，用凉开水浸透成稀糊液，棉签蘸上六神丸液涂于溃疡面，以餐前10~15分钟用药为佳，每天3次。

（5）小檗碱：每次漱口后，将鞣酸小檗碱药膜放在溃疡患处，每天换药3~4次。一般4天就可愈。

口腔溃疡轻松外治法

（1）细辛适量，研粉，每次取2克，与蜂蜜调成糊，放于纱布中，贴脐，胶布密封。每日换药1次，连用1周。

（2）鸡蛋3个，煮熟后取蛋黄放铁勺内，先用小火煎烤至蛋黄出油，去渣取油，装瓶备用。患部用 1 : 5000 高锰酸钾液轻轻涂抹，再用淡盐水冲洗，然后涂搽蛋黄油，每日 2 次。

（3）蜂蜜 30 克，硼砂末 3 克，拌匀涂患处。每日 3 次，连用 3 ~ 5 天。

（4）黄柏、黄芩、黄连、栀子、细辛、干姜各等份，研为细粉备用。每次取 3 克，与水调成膏，外敷脐部，每日换药 1 次。

（5）川黄连末 6 克，蛋黄油适量，两味调和，涂口腔溃疡处。

（6）醋炒吴茱萸、炮姜各 15 克，木鳖子 5 个（去壳），共研细粉备用。每次取药粉 2 克，与冷水调成糊，外敷脐部，外贴油纸，用胶布固定，每日换药 1 次。

（7）黄柏 9 克，吴茱萸 4.5 克，共研细末，与鸡蛋清调成药饼，贴敷两足心，外裹以纱布，每日换药 1 次。

（8）吴茱萸 100 克，研为细末，每晚用 20 克，与醋调匀，外敷两足心涌泉穴，连敷 5 ~ 10 日。

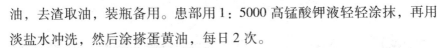

口腔溃疡简易食疗方

大青番泻叶茶

方剂组成 大青叶 10 克，番泻叶 3 克，白糖适量。

配制方法 先将大青叶、番泻叶洗净，切碎，沸水冲泡后，加糖和匀溶化后，代茶服饮。

服用方法 代水频饮。

适应证 用于心胃热毒炽盛、口疮口糜等症。

萝卜汁绿豆汤

方剂组成 绿豆 50 克，萝卜 1 个，白糖适量。

配制方法 将萝卜洗净切片，捣取汁液。绿豆洗净，去杂质，用清水浸泡 20 分钟；将绿豆放入锅内，加水适量，烧沸，用小火煮至豆熟烂，加入白糖，冷却后倒入萝卜

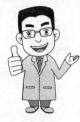

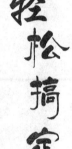

汁，搅匀即可。

服用方法 频频饮用。

适应证 用于口疮红肿疼痛、郁而化火、心胃火盛等症。

甘草糯米粥

方剂组成 炙甘草10克，糯米50克。

配制方法 甘草切段，放入锅内加水适量，用小火烧沸，去药渣，留汁液；将糯米倒入药汁锅内，加入清水，用小火烧沸，直至米熟烂成稀粥。

服用方法 温热服用。

适应证 用于发于唇咽部、舌下的口疮，口疮色淡、边缘水肿。

淡竹叶粥

方剂组成 淡竹叶30克，粳米50克，冰糖适量。

配制方法 先将淡竹叶加水煎汤，去渣，用淡竹叶汤代水，加入淘净的粳米，煮至粥将成时加入冰糖拌匀，继续煮至粥汁稠粘，凉后食用。

服用方法 早晚食用。

适应证 适用于口腔溃疡。

萝卜鲜藕汁

方剂组成 生萝卜数个，鲜藕500克。

配制方法 生萝卜、鲜藕洗净切碎捣烂绞汁。

服用方法 取汁含漱，每日数次，连用3～4天。

适应证 可治疗心火旺盛所致的口腔黏膜溃疡。

莲子栀子饮

方剂组成 莲子3克，栀子9克，连翘、甘草各6克。

配制方法 所有材料加开水浸泡代茶饮。

服用方法 每剂泡饮数次，连用2～3天。

适应证 适用于有灼热、疼痛的口腔黏膜溃疡患者。

绿豆粥

方剂组成 绿豆100克，小米50克。

配制方法 将绿豆用小火炖熟，

再加小米，炖至极烂，放白糖适量。

(服用方法) 早晚各喝2碗。

(适应证) 用于治疗口腔溃疡。

苦瓜炒肉

(方剂组成) 猪肉100克，苦瓜500克。

(配制方法) 先将猪肉炒熟，再放入新鲜苦瓜和一点点盐，炖半小时即可。

(服用方法) 佐餐食用。

(适应证) 用于治疗口腔溃疡、口腔炎。

干胡萝卜汤

(方剂组成) 晾干的胡萝卜100克。

(配制方法) 胡萝洗净切片，注入清水400毫升，煎至200毫升，去渣取汁。

(服用方法) 1次服完，连服3天。

(适应证) 适用于口腔炎症。

苹果胡萝卜汁

(方剂组成) 苹果250克，胡萝卜200克。

(配制方法) 苹果、胡萝卜分别洗净，绞汁混合均匀。

(服用方法) 分2～3次服。

(适应证) 适用于口舌生疮，口腔糜烂。

阳桃蜜汁

(方剂组成) 阳桃100克，蜂蜜适量。

(配制方法) 阳桃洗净切片，加水400毫升，煎至200毫升，加入蜂蜜，煮沸即可。

(服用方法) 分1～2服用。

(适应证) 适用于牙痛，口腔溃疡。

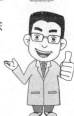

第七章 常保耳聪目明口腔清新，就这么简单

治疗 口腔溃疡的小偏方

（1）萝卜洗净，切碎，捣烂取汁。以汁漱口，每日数次，具有除

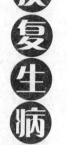

热毒、散瘀血、消积滞功用。

（2）西瓜半个，挖出西瓜瓤，挤取汁液，瓜汁含于口中，2～3分钟后咽下，再含新瓜汁，反复数次。

（3）将维生素C药片1～2片压碎，撒于溃疡面上，闭口片刻，每日2次。

（4）鲜马兰头250克，洗净，捣烂取汁，分2次用温开水冲服，每日1剂，连服1周。

（5）蒲公英、甘草各30克，黄连15克，水煎。每日1剂，分2次服。

（6）鲜石榴1个，去皮，捣烂，用开水浸泡，过滤，待凉后频频含漱。

（7）经霜茄子（以小个为佳），切片，晒干，研成极细粉末，涂患处。每日3～5次，直至痊愈。

（8）浓茶（以绿茶为佳）水适量，用消毒棉球蘸涂患处，每日3次。

（9）西红柿汁含口中，每次含数分钟，每日多次。

（10）从柿饼上取柿霜，用开水冲服或加入粥中服用。

（11）桑汁（用刀切开桑树总干，其汁从刀痕处渗出）适量，涂抹患处，每日3次。

（12）芭蕉叶：采鲜芭蕉叶适量，将其用火烤热贴敷于口腔溃疡处，每日2～3次。

（13）每天取核桃壳10只左右，用水煎汤口服，每日3次，连续3天，就可治愈口腔溃疡。

（14）取鲜苦瓜160克（干品80克），开水冲泡，代茶饮。每日1剂。一般连用3～5日可显效。

（1）辣椒、葱、姜等辛温升阳的食品，在口疮、口糜发作期不宜食用。

（2）炸、烤、煎等炙烤的食品易助热生燥，影响口疮愈合，故应忌食。

（3）多食新鲜蔬菜和水果，多饮水。

（4）注意口腔卫生，养成早晚刷牙、饭后漱口的好习惯。

（5）戒烟戒酒。

（6）避免精神紧张及过度劳累。

（7）保证充足的睡眠。

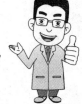

317